数字化转型时代

精准医学创新研究与产业发展报告

2023年第3册

精准医学前沿技术与应用实践

王兴鹏　葛延风　宋瑞霖　何　萍　主编

清华大学出版社

北京

图书在版编目（CIP）数据

数字化转型时代：精准医学创新研究与产业发展报
告. 2023年. 第3册, 精准医学前沿技术与应用实践 / 王
兴鹏等主编. -- 北京：清华大学出版社, 2024. 8.

ISBN 978-7-302-67174-9

Ⅰ. R-12

中国国家版本馆CIP数据核字第2024LA9157号

责任编辑：孙　宇
封面设计：钟　达
责任校对：李建庄
责任印制：沈　露

出版发行：清华大学出版社
　　　　网　　　址：https://www.tup.com.cn，https://www.wqxuetang.com
　　　　地　　　址：北京清华大学学研大厦 A 座　　　　邮　　编：100084
　　　　社 总 机：010-83470000　　　　　　　　　　　邮　　购：010-62786544
　　　　投稿与读者服务：010-62776969，c-service@tup.tsinghua.edu.cn
　　　　质量反馈：010-62772015，zhiliang@tup.tsinghua.edu.cn
印 装 者：北京博海升彩色印刷有限公司
经　　销：全国新华书店
开　　本：185mm×260mm　　　　印　　张：18.75　　　字　　数：373 千字
版　　次：2024 年 8 月第 1 版　　　　　　　　　　　印　　次：2024 年 8 月第 1 次印刷
定　　价：198.00 元

产品编号：108679-01

编委会名单

主　审　张宗久　饶克勤　王　波

主　编　王兴鹏　葛延风　宋瑞霖　何　萍

副主编　夏　寒　钟力炜　陈　昶　陈　童　周行涛　刘胜兰
　　　　张　勇

编　委　（按姓氏拼音排序）

边妗伟　陈　昶　陈　霆　陈　童　葛延风　韩　早

何　萍　黄　茹　金　鸽　金思渊　刘胜兰　任　用

宋瑞霖　苏春霞　王　珏　王　振　王海峰　王慧新

王兴鹏　吴　巍　吴嘉文　夏　寒　谢诗蓉　阎　慧

叶正强　张　勇　张天宏　张洋洋　赵莉娜　钟力炜

周行涛

总 前 言

精准医学是建立在人类个体基因、环境及生活方式差异基础上对疾病开展预防的治疗的一个新兴医学领域，涉及多学科融合，面临着基础研究、临床应用、技术开发、产业化、投资等多方面的需求和挑战。在数字化转型的大背景下，我国政府高度重视积极推动精准医学发展，"十三五"期间，启动了国家重点研发计划"精准医学研究"重点专项，取得了多项研究成果，推动精准医学创新研究、成果转化和产业发展，很大程度上满足了人民群众日益增长的医疗卫生服务需求，并在抗击新冠疫情中发挥了重要作用。

为了及时了解全球科技、数字经济和精准医学发展具有重大影响的技术突破和未来发展方向，归纳和梳理我国精准医学的进程，为政策制定、学科创新和产业发展提供咨询依据，在国家卫生健康委员会、科技部和中华医学会的指导下，由上海医学创新发展基金会、清华大学医院管理研究院、上海医疗质量研究中心、上海广慈转化医学研究发展基金会和源墨健康研究院等单位发起，组织了由16位中国医疗行业权威专家院士领衔、140位多领域研究人员参与完成了《数字化转型时代：精准医学创新研究与产业发展研究报告》（2022年版，上、中、下三册）。报告从重大疾病原创研究、重点领域原创研究、前沿科技分析、产业发展分析、研究案例和文献检索六大方面系统展现精准医学前沿技术的发展，系统阐述和研究了精准防诊治的策略。报告发布后引起了强烈反响，收获了认可。

在各界朋友的关心和鼓励下，《数字化转型时代：精准医学创新研究与产业发展报告》（2023年版）得以成功与大家见面。2023年版报告由17个课题组团队共同完成，内容上，在2022年报告基础上有更新及延伸，囊括了最新的前沿技术发展及应用、重大疾病精准防诊治，同时，结合我国精准医学研究和产业发展的现状，明确关键发展领域并构建用以支持精准医学可持续发展的生态体系。17个课题于2023年年初立项，6月召开中期研究进展会，10月底召开结题会，12月所有课题提交成果报告，17个课题组团队历时10个月完成了研究任务。2024年第一季度，出版社完成合稿，总计17份研究报告分为4个分册：《精准医学体系建设及关键领域发展》《精准医学前沿创新科技发展》《精准医学前沿创新科技应用》及《重大疾病精准防诊治》，从理论探索到应用实践，深入剖析了我国精准医学的发展之路及未来趋势。

2023 年第 1 册《精准医学体系建设及关键领域发展》中包含 4 个课题内容："医疗服务创新及个体化医疗发展的体系及平台系统建设""医保政策研究""大数据有效挖掘及关键数字技术应用""智慧医院建设"；第 2 册《前沿创新科技发展》包含 5 个课题："提高情感与认知障碍诊疗技术的数字化创新""阿尔茨海默病（AD）早筛早诊的研究进展""细胞免疫治疗创新研究与产业发展""影像技术在精准诊断中的应用""基于生物标志物的疾病精准防诊治方案研究"；第 3 册《前沿创新科技应用》包含 3 个课题："前沿创新科技在医院的应用场景研究""前沿创新科技在基层健康服务中的应用场景研究""成果转化的生态建设及投融资机遇"；第 4 册《重大疾病精准防诊治》中包含 5 个课题："老年眼底病精准防诊治""中国多发性硬化精准诊疗能力提升思路与实践""精神与心理疾病精准防诊治""脑肿瘤的精准防诊治""儿童遗传性疾病精准防诊治"。各分册内容按其内在逻辑编撰成册，内涵丰富，欢迎大家共同学习。

在此，感谢参加课题的领域牵头专家（按姓氏拼音排序）：

陈文祥（国家卫生健康委临床检验中心）

陈晓春（福建医科大学附属协和医院）

董　强（复旦大学附属华山医院）

董家鸿（中国工程院院士　清华大学长庚医院）

代　涛（国家卫生健康委统计信息中心）

葛延风（国务院发展研究中心）

黄　钢（上海医疗质量研究中心）

黄　河（浙江大学医学院附属第一医院）

金春林（上海市卫生和健康发展研究中心）

陆　林（中国科学院院士　北京大学第六医院）

罗小平（华中科技大学同济医学院附属同济医院）

毛　颖（复旦大学附属华山医院）

饶克勤（中国卫生经济学会　清华大学医院管理研究院）

宋瑞霖（中国医药创新促进会）

王　波（上海医学创新发展基金会）

王兴鹏（上海申康医院发展中心）

许　迅（国家眼部疾病临床医学研究中心）

张　勇（源墨健康研究院）

张宗久（清华大学医院管理研究院）

在此，也对各位牵头专家带领的课题组研究成员的辛苦付出表示感谢。

课题研究工作得到了来自产业界合作伙伴的帮助和支持：罗氏集团、渤健生物、先声药业、桑瑞思科技、迪安诊断、昂朴生物。

感谢上海医疗质量研究中心和源墨健康研究院对课题的管理工作并助力课题成果出版！

最后，编委会在本书编撰过程中倾心审校，但可能仍存有疏漏，不正之处，还请读者批评指正。

本书编委会

2024 年 3 月

目　录

第一章　精准医学前沿技术的发展现状及趋势分析

第一节　精准医学概念及发展历程

精准医学（precision medicine）是对医学知识和临床医疗实施的新愿景，是一种利用个体的表型和基因型特征（如分子图谱、医学成像、生活方式数据）来为患者量身定制治疗策略、确定疾病易感性及提供有针对性的预防措施的医学模式。它强调从"一刀切"的诊断和治疗方法，转变为更早、更精确的诊断，选择实现最佳疗效的个性化疗法，或预测疾病的易感性。这种医学模式代表了一种转变，即从传统的通用诊断和治疗方法，转变为基于个体特征的精准诊疗和预防策略。

在全球范围内，精准医学的定义和其实施路径、支撑体系有所不同。

欧盟主要使用"个性化医疗"这个概念。2010—2011 年，欧盟委员会组织了多次有关个性化医疗的研讨会，筹备建立欧洲个性化医疗合作伙伴（European Partnership for Personalised Medicine，EP PerMed），并资助个性化医疗（PerMed）项目，为个性化医疗领域的参与方创造交流平台。2015 年，欧盟理事会在关于为患者提供个性化医疗的决议中提出了个性化医疗（personalized medicine，PM）的定义，强调利用个体表型和基因型特征，在正确的时间为正确的人制定正确的治疗策略及预防措施。欧盟的个性化医疗模式体现了以患者为中心的理念，强调医疗系统需要更好地响应患者的需求。

美国主要使用"精准医学"这个概念，在精准医学领域也有显著的发展。2011 年，美国国家科学院在《迈向精准医学：构建生物医学研究知识网络和新的疾病分类体系》报告中，对精准医学的概念和措施做了系统的论述。2015 年年初，时任美国总统贝拉克·奥巴马在国情咨文中正式提出"精准医学计划"（precision medicine initiative，PMI），将精准医学上升为国家战略。美国的精准医学计划重点布局"百万自然人群队列"项目，旨在根据人群基因特征、社会环境及生活方式的个体差异，寻求最大化疾病治疗和预防效果的新手段。受此影响，全球范围内各国纷纷开始开展符合自身国情的精准医疗计划。

我国学术界和政策制定者通常更倾向于使用"精准医学"的概念。许多与精准医学相关的现代概念最初是在2006年成功实施肝切除术这样的精确手术背景下引入的，当时的概念强调患者在生物学和社会特征上的显著差异。精准医学集合了诸多现代医学科技发展的知识与技术体系，是生物技术、信息技术、医学研究的交汇、融合与应用。自"十一五"规划伊始，中国在"863"计划等项目中布局了相关研究课题；"十三五"时期，中国科学技术部系统设计并部署了国家重点研发计划"精准医学研究"重点专项，于2016年正式启动，重点在生命组学技术、大规模人群队列、大数据平台、疾病精准防诊治方案、临床应用示范推广体系五大领域开展研究。

总体而言，精准医学正在彻底改变生物医学和临床研究，同时改善医疗服务的提供方式，其主要特点体现在个性化、预测性、精确。基因组学、生命组学技术、生物信息学和大数据分析等科学技术的突破，使基因测序和分析更加高效和低成本，同时促进了高通量测序技术、精确医学成像技术和分子诊断工具的发展，跨学科的合作和融合，更是加速了新技术和新方法的开发和临床应用，为精准医疗提供了强大的技术支撑。在需求侧，随着慢性病和复杂疾病（如癌症）发病率的上升，传统的"一刀切"治疗方法已无法满足个体化医疗的需求。患者和医疗提供者越来越期望能够根据个体特征制定更精准的治疗和预防策略，以提高治疗效果和减少副作用。医疗需求的变化推动了对个性化、精确治疗方案的迫切需求，成为精准医疗发展的重要驱动力。此外，政府和科研机构的政策支持与资金投入，以及社会经济的发展，对精准医疗的发展起到了重要的催化作用。美国、欧盟和中国等国家和地区相继推出了一系列精准医疗计划和专项研究，提供了政策和资金保障。同时，社会大众对健康关注度的提高和对高质量医疗服务的需求，推动了精准医疗的普及和推广。

本章将从生命科学技术、临床医学技术、医工交叉前沿技术、信息科学技术四个方面，对精准医学技术在全球及我国的研究及应用进展、挑战与机遇进行综述。通过深入分析这些技术领域的最新发展，揭示精准医学在不同层面的具体实现路径与应用场景，并探讨未来发展方向及潜在的创新机遇，以期推动精准医学技术在全球及我国的广泛应用和深入发展，实现精准预防、精准诊断和精准治疗的目标，最终提高医疗质量和患者健康水平。

第二节　生命科学技术

精准医学的实践离不开底层的创新，而生命科学技术是探究生命起源、发展、进化的基础学科，为精准医学的临床实践不断迭代新型生命解析技术和工具。生命科学技术不断发展壮大，已经成为现代医学领域中必不可少的一部分。其中具有代表性的技术（如多组学技术、免疫治疗技术、液体活检技术、干细胞技术、基因编辑技术、基因检测技术）已经被成功应用在临床治疗上，并取得了许多显著成果。

一、多组学技术

多组学技术是指同时使用基因组学、转录组学、蛋白质组学和代谢组学等多种组学手段研究人体的生命系统，并将多个层面的数据进行整合和分析的系统技术。这些技术可以帮助医生更好地了解疾病的发生机制和进展情况，从而更加准确地制订治疗方案。

由于遗传信息在生命中的传递遵循"中心法则"，依次按照 DNA 到 RNA 再到蛋白质的层次进行传递，最终会决定物质在生物体内的代谢（图 1-2-1）。

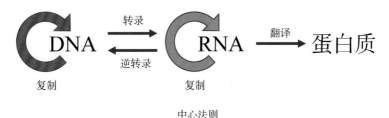

中心法则

图 1-2-1 "中心法则"图示

（一）多组学技术简介

在生命信息传递的每一层次，因为生物大分子的固有性质各不相同，就会形成"横看成岭侧成峰"的奇妙世界。这是一种因角度不同而反映不同的生物学现象。因此，从某一个角度出发，均能看到生物的内在，但都不够充分：基因组学可以了解基因的编码和突变信息，这也是最本质的遗传信息；表观基因组学则在基因组学的基础上，增加了修饰调控基因表达活性的内容，关系到衰老的进程和疾病的发生；转录组学可以了解基因表达以及沉默的情况；蛋白组学可以获得翻译层面和基因功能层面的信息；代谢组学可以得到代谢物与生理变化的相对关系（图 1-2-2）。

基因组学是研究生物体完整基因组的学科，包括 DNA 序列、基因结构和功能、遗传变异以及它们对生物表型的影响等方面，主要关注基因组的组成、结构、演化和功能，并利用高通量测序技术、生物信息学工具和其他分析方法来解析大规模基因组数据。

表观基因组学是研究基因组中影响基因表达和细胞命运，但并不改变 DNA 序列的遗传信息，主要关注表观遗传信息的生成、调控和功能。这些变化可以通过 DNA 甲基化、组蛋白修饰、非编码 RNA 等机制来实现。

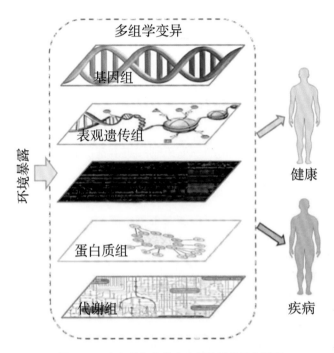

图 1-2-2　多组学与人类疾病相关性的概念模型

转录组学是研究生物体在某个时间点或条件下，所有基因的转录产物（mRNA）的总和及其表达调控机制的学科。它通过高通量测序技术和生物信息学方法，对细胞或组织中的 RNA 进行全面的检测和分析，并揭示这些 RNA 在基因表达调控、信号传递、代谢调节等方面的作用。

蛋白质组学主要研究细胞、组织或生物体蛋白质组成及其变化规律，其目的是从整体的角度分析细胞内动态变化的蛋白质组成成分、表达水平与修饰状态，了解蛋白质之间的相互作用，揭示蛋白质功能与细胞生命活动规律。

代谢组学是参考基因组学和蛋白质组学的研究思想，对生物体内所有代谢物进行定量分析，并寻找代谢物与生理病理变化的相对关系的研究方式，是系统生物学的组成部分。

既然被称为"组学"，表明在每一个层次，都蕴含着丰富甚至是海量的信息，如何使用技术手段把这些信息挖掘出来，考验的是对各种仪器平台的综合应用。多组学技术平台主要有 3 种类型：①基于测序技术的测序平台，主要应用于基因组学、表观基因组学、转录组等的研究；②基于质谱技术的质谱平台，主要应用于蛋白质组学、代谢组学等；③基于测序数据及质谱数据的多组学整合分析平台。多组学技术平台除了核心设备测序仪及质谱仪外，还应包含其他配套设备，如样品制备、分离纯化等设备，以及用于代谢组学研究的磁共振波谱仪、用于结构蛋白质组学领域分析天然蛋白结构的冷冻电镜等。

在获得了多组学的数据之后，接下来的核心问题是如何将这些庞大的信息整合到一起，对数据进行注释直至得到有价值的信息。可以借助的工具有公共数据库，如癌症基因组图谱计划（TCGA）已经可以对30余种人类肿瘤做基于基因组、转录组、蛋白质组及代谢组的系统的整合分析。

（二）国际研究进展与应用

如今，多组学技术已经不再局限于象牙塔，而是向更加纵深的场景覆盖应用。多组学技术对于精准医疗的实践至关重要，它是医疗工作者"视力"的延伸，能够透过分子层面的分析综合了解患者的病理、生理变化，更好地辅助诊断和治疗。

在疾病领域，多组学技术从实体瘤到急性髓系白血病（AML）等都在推动癌症研究。通过同时检查基因型和表型变化，研究人员可以更深入地了解癌症的复杂性。对于一些罕见病，如脊髓性肌萎缩症（SMA），研究人员可以通过肌肉活检的基因组学和转录组学分析相结合来确诊。

（三）我国研究进展与应用

以罕见肿瘤为例，在特殊分子类型肾癌的研究中，四川大学华西医院泌尿外科曾浩教授团队对 *TFE3-tRCC* 这一罕见高异质性的肾癌开展了基因组与转录组的整合分析。全面深入地阐述了该癌种的发生发展在基因组层面和转录组层面的变异特征，明确了 SCNA 对其进程发展的促进作用，揭示了 *TFE3* 基因融合模式的预后价值，并将 *TFE3-tRCC* 归类为 5 个分子亚型。结合临床信息，初步提示免疫联合抗血管生成靶向治疗可能成为 *TFE3-tRCC* 的潜在治疗方案。又比如延胡索酸水合酶缺陷性肾细胞癌（FH-RCC），是由编码延胡索酸水合酶的 *FH* 基因发生功能缺失性突变所导致的一种罕见的高侵袭性肾癌亚型，该团队首次揭示了 FH-RCC 转移病灶的基因组、表观基因组和转录组特征，描绘了 FH-RCC 的早期进化轨迹，为探索转移性 FH-RCC 的系统治疗方案提供了新证据。

在微生物的研究上，人们从单一菌株研究，到微生物群落研究，然而随着科学研究的发展过程，微生物与宿主，环境之间的整体性和复杂性，单一的微生物组学研究已很难系统地阐释其生物过程的发生机制与发展变化。而多组学技术的每个组学的研究具有不同广度和深度，不同组学结果可以相互补充和印证，所以多组学对于微生物群落研究至关重要。同济大学生物信息系朱瑞新教授团队基于多组学技术，在2021—2023 年先后发表了三篇研究论文，先后实现了基于粪便微生物标志物的结直肠癌真正早筛，即结肠腺瘤（colorectal adenoma，CRA）阶段的筛查和结直肠癌的多界微生物诊断，并系统评估了多模态微生物标志物对早期结直肠腺瘤的诊断效能，揭示微生物单核苷酸变异（single nucleotide variant，SNV）是结直肠癌早筛的最佳单模态诊断标志物。

（四）多组学技术的挑战与机遇

多组学技术产生的数据量非常大，所以需要高效的计算和分析方法来处理、整合和理解，所需投入的设备和实验成本较高，需要大量的资金和技术支持。且数据具有复杂性和多样性，对项目人员的生物信息学知识和技能要求较高，目前人才储备仍相对稀缺。最后，多组学技术涉及大量的个人生物信息，需要在保护个人隐私和数据安全的同时，促进数据共享和合作，以便更全面地分析和利用这些数据。

虽然多组学技术仍面临诸多挑战，但由于其可以提供更全面的生物信息，应用于疾病诊断和治疗时，可通过对不同类型样本的分析，发现疾病的分子机制和潜在的治疗靶点，为药物研发和个性化治疗提供支持。同时，多组学技术可以促进科学研究和技术进步，推动生物信息学、生物工程、医学等领域的发展，为人类健康和社会发展提供支持。

二、免疫治疗技术

免疫治疗技术是一种利用人体自身的免疫系统来治疗疾病的方法。这种治疗方式主要包括癌症免疫治疗和自身免疫性疾病治疗两种类型。通过激活或抑制免疫系统的功能来达到治疗疾病的目的，是目前最热门的肿瘤治疗方法之一。

（一）免疫治疗技术简介

18 世纪末 19 世纪初，爱德华·詹纳开始使用牛痘疫苗预防天花，这是人类历史上首次成功的免疫接种实践，奠定了现代免疫学的基础。20 世纪初，美国纽约纪念医院的外科医生威廉·科利将细菌注射到肿瘤患者中治疗癌症，开肿瘤免疫治疗先河，随着这项技术的不断发展和进步，它已经成为现代医学中一个重要的领域。

（二）国际研究进展与应用

近年来，免疫治疗技术获得了极大的进展，并且已经被广泛应用于多种类型的癌症治疗中。其中最重要的是检查点抑制剂（checkpoint inhibitors）和 CAR-T 细胞疗法（chimeric antigen receptor T-cell therapy）两种技术。免疫检查点抑制剂通过抑制癌细胞附近的免疫细胞上的免疫检查点分子，使其能够识别并攻击癌细胞。这项技术已经成功地应用于多种类型的癌症，如黑色素瘤、非小细胞肺癌、肾癌等。而 CAR-T 细胞疗法则是一种新型的个性化治疗方法，通过提取患者自身的 T 细胞并对其进行人工改造，使其能够识别并攻击肿瘤细胞。CAR-T 细胞疗法已经成功地应用于治疗某些血液肿瘤，如淋巴瘤和急性淋巴细胞白血病等。除上述两种方法外，还有其他多种免疫治疗技术也在不断发展中，如肿瘤疫苗、特异度免疫细胞（如 NK 细胞）和微生物治疗等。这些方法都是在利用人体自身的免疫系统来消灭癌细胞或其他异常细胞（图 1-2-3）。

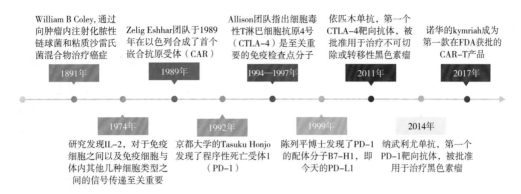

图 1-2-3　肿瘤免疫治疗里程碑

免疫检查点抑制剂：免疫检查点抑制剂已经被应用于多种恶性肿瘤的治疗中，如黑色素瘤、肺癌、肾癌、膀胱癌和头颈部鳞状细胞癌等。对于某些患者来说，免疫检查点抑制剂甚至可以成为一线治疗方法。早在 2011 年，首个获批临床的免疫检查点抑制剂依匹单抗用于治疗黑色素瘤，自此免疫检查点抑制剂的使用深度改变了许多疾病（尤其是恶性肿瘤）的诊疗路径和临床实践。

CAR-T 细胞疗法：CAR-T 细胞疗法已经获得美国 FDA 批准用于治疗急性淋巴细胞白血病和非霍奇金淋巴瘤。该疗法也正在进行其他类型的癌症治疗方面的研究。

T 细胞受体工程：T 细胞受体工程被应用于治疗多种癌症，包括乳腺癌、结直肠癌、黑色素瘤和淋巴瘤等。

疫苗治疗：疫苗治疗已经用于预防宫颈癌和肝癌。疫苗也被用于治疗前列腺癌和黑色素瘤等恶性肿瘤，但疗效尚未得到广泛认可。

（三）我国研究进展与应用

免疫检查点抑制剂的研究和应用：我国自主研发的 PD-1 抑制剂派安普利单抗在 2022 欧洲肿瘤内科学会免疫肿瘤学大会（ESMO-IO）公布的 AK105-302 研究更新结果显示，对于晚期鳞状 NSCLC，无论是短期缓解率（如 ORR）、无进展生存期（PFS）或是目前正在随访的长期生存，与单纯化疗相比，派安普利单抗联合化疗显示出显著的疗效优势。此外，PD-L1 抑制剂阿得贝利单抗也在非小细胞肺癌治疗中获得了批准。

细胞免疫疗法的研究和应用：我国在细胞免疫疗法方面也取得了一些进展。例如，我国自主研发的 CAR-T 细胞疗法阿基仑赛和瑞基奥仑赛分别于 2021 年和 2022 年获得国家药监局的批准，用于治疗大 B 细胞淋巴瘤和难治性大 B 细胞淋巴瘤。此外，我国还有一些针对实体瘤的细胞免疫疗法正在临床试验阶段。

疫苗的研究和应用：疫苗是预防癌症的重要手段之一，我国在疫苗研究方面也取得了一些进展。例如，我国自主研发的 HPV 疫苗（人乳头瘤病毒疫苗）馨可宁于 2022 年获得国家药监局的批准，可用于预防宫颈癌、外阴癌和肛门癌等癌症。此外，针对其他癌症的疫苗也在研发和临床试验阶段。

（四）免疫治疗的挑战与机遇

在免疫治疗领域，科研工作者及临床专家们仍面临着诸多挑战，其中最主要的十大挑战包括：构建可转化为人类免疫系统的临床前模型；确定癌症免疫的主要驱动因素；了解器官特异度肿瘤的免疫背景；揭示免疫检查点抑制剂治疗初次和二次免疫逃逸的重要分子和细胞驱动因素；阐明内源性免疫与合成免疫的优势等。

而攻克这些挑战，需要研究者、临床专家、产业等多方协调和合作，推动治疗反应评估、治疗指南、不良事件管理和诊断方法的建立。未来，随着这项技术的不断发展和进步，相信它将会在更多方面得到应用，为人类健康事业作出更大的贡献。

三、液体活检技术

液体活检技术，也被称为无创诊断技术，是指通过血液、唾液、尿液等体液对疾病进行诊断的技术。其原理是肿瘤细胞或肿瘤细胞释放出的 DNA 和 RNA 等物质可以通过循环系统到达血液或尿液中，从而可以被采集和检测。与传统的组织活检相比，它具有简单化、便捷化、经济实惠和可重复性强等优点。该技术已经成功地被应用于多种恶性肿瘤的辅助诊断和复发监测中。

（一）液体活检技术简介

液体活检的概念是由德国汉堡大学医疗中心的克劳斯·潘（Klaus Pantel）与卡特琳·阿利克斯 - 帕纳（Catherine Alix-Panabières）在 2010 年共同提出的。Pantel 认为，循环肿瘤细胞是一种可能存在于肿瘤患者的血液中的异常细胞，通过对这些细胞进行分析可以得到有关肿瘤的重要信息。在此之后，液体活检技术迅速发展，并应用于多种类型的肿瘤诊断和治疗中，如乳腺癌、前列腺癌、肺癌等。液体活检不仅可以减少对患者的伤害和不适，同时也可以降低医疗费用和时间成本，为肿瘤治疗带来了新的思路和方法（图 1-2-4）。

说到液体活检，一定要提到液体活检的"三驾马车"，它们是液体活检最主要的分析标志物，即循环肿瘤细胞、循环肿瘤 DNA 和外泌体。

循环肿瘤细胞（CTC）是指从实体瘤中脱离出来并进入外周血液循环的肿瘤细胞。CTC 的发现具有较为久远的历史，在 1869 年，澳大利亚籍医生 Ashworth 就发现血液中的一种细胞同尸检发现的肿瘤细胞相似，基于此，首次提出循环肿瘤细胞的概念。CTC 可以被称作为癌症转移的元凶，而且与外泌体和 ctDNA 不同，CTC 的一大价值是，它通常是具有活性的细胞，而且可以在体外进行细胞培养，所以 CTC 具有对肿瘤患者进行体外药敏实验的潜力。但是 CTC 数目往往很少，要想检测 CTC，关键在于根据其物理学（大小、密度、电荷、可变形性）和生物学（表面抗原、侵袭性等），来实现 CTC

从血液中的识别和富集。目前美国 FDA 和欧洲 NMPA 均有批准的 CTC 检测产品，均是根据肿瘤细胞特定抗原对 CTC 进行计数，利用血液中 CTC 数目提示疗效、预后等信息。

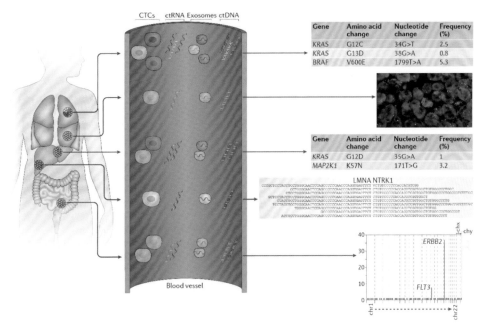

图 1-2-4　液体活检概念示意图

循环肿瘤 DNA（ctDNA）是目前在临床中应用最广泛的液体活检标志物，指坏死或凋亡的肿瘤细胞释放的，带有肿瘤信息的 DNA 片段，是血浆游离 DNA（cell free DNA，cfDNA）的一部分。相比于 CTC 和外泌体的提取困难，ctDNA 的最大好处是提取方便。基于血液样本，在离心获得血浆后，使用 cfDNA 提取试剂盒进行提取，即可进行高通量测序的建库。不过，ctDNA 在 cfDNA 中的比例波动范围较大（0.01%～90%），受肿瘤分期、转移等影响，故 ctDNA 检测需要的技术灵敏度较高。目前比较适用的技术包括数字 PCR 技术和结合单分子编码的 NGS 技术，灵敏度分别可以达到 0.01% 和 0.05% 左右。对于晚期肿瘤，灵敏度均可达 90% 以上，可以进行靶向药物指导、疗效监测、耐药监测等分析。

DNA 甲基化是 ctDNA 检测中的重要应用，是一种表观遗传调控机制 DNA 甲基化状态的改变会导致染色体的不稳定或基因表达的异常，如原癌基因的表达和抑癌基因的失活，与肿瘤的形成密切相关。在肿瘤的早期诊断方面，相对于 ctDNA 突变，甲基化不仅可修饰位点多，并且具有组织 / 癌种特异度，可以兼顾信号丰度和信号强度，与其他指标相比具有明显优势。

外泌体（exosome）是包含了 DNA、RNA 和蛋白质等分子的小膜泡（30～150nm），由活细胞分泌而来，几乎所有类型的细胞都能分泌，广泛存在于血清、血浆、尿液等各种体液中。其主要来源于细胞内溶酶体微粒内陷形成的多囊泡体，经多囊泡体外膜与细胞膜融合后释放到胞外基质中。2013 年的诺贝尔生理或医学奖颁给了三位科学家，他们分别是美国科学家 James E. Rothman 和 Randy W. Schekman，德国科学家 Thomas C. Südhof，以表彰他们发现细胞内部（外泌体等）运输调控机制，使外泌体的研究达到全新的高度。外泌体携带了参与细胞内信号转导的蛋白、miRNA、lncRNA、circRNA、mRNA 以及其降解片段，参与细胞活动的重要调控；在肿瘤转移、免疫调控机制、疾病发生发展、阿尔茨海默病和免疫疾病等疑难杂症的治疗方面崭露头角，有望成为多种疾病的早期诊断标志物。

液体活检的取材在整个检测流程中十分重要。液体活检的取材主要是指从体液中获取生物标志物进行分析的过程。常见的体液包括血液、尿液、脑脊液、胸腔积液等。其中，血液是最常用的体液来源，因为它可以通过简单的采集过程得到，并且含有大量的循环肿瘤细胞和其他生物标志物。

（二）国际研究进展与应用

多篇综述显示，液体活检在早期检测结直肠癌、胰腺癌、乳腺癌及黑色素瘤等疾病中都有丰富的应用场景。其中，结直肠癌和黑色素瘤的应用中，都涉及 ctDNA 和 CTC 的使用。

而在外泌体的应用上，世界首款由 Exosome Diagnostics 公司研发生产的癌症诊断产品于 2016 年 1 月 21 日通过 FDA 认证，该检测试剂是通过分析血液中的外泌体 RNA 可以灵敏、准确、实时检测非小细胞患者的 EML4-ALK 突变。可以帮助医生确定哪些非小细胞肺癌患者可用 ALK 抑制剂靶向治疗，尤其是对那些不能或者不愿进行组织活检的患者。

（三）我国研究进展与应用

临床研究表明，对于肺癌患者而言，使用液体活检技术能够提高早期诊断的准确率和灵敏度。此外，在治疗过程中，液体活检技术还可以帮助医生随时监测肿瘤的进展情况和治疗效果，并调整治疗方案。同时，液体活检技术还被证实可以用于筛查一些具有遗传倾向的肿瘤。例如，BRCA1 和 BRCA2 基因的突变会增加乳腺癌和卵巢癌的患病风险，通过进行液体活检分析，人们可以了解自己是否携带这些基因的突变，并采取必要的预防措施。

在 DNA 甲基化应用方面，目前多家企业已经获得了检测血液、粪便、肺泡灌洗液中 ctDNA 甲基化的三类医疗器械试剂盒，适用于肺癌、结直肠癌的早期筛查，目前基于尿液中基因甲基化检测的产品也在如火如荼地研发和申报当中，这对尿路上皮癌的早期诊断具有极其重要的价值。

液态活检技术由于无创或创伤极小的特性，非常适合如肿瘤等疾病的早筛早诊场景。从产业端看，不同企业也基于各自的技术特点及数据积累充分地开展了相关探索，如博尔诚、诺辉健康的结直肠癌检测，仁东医学的尿路上皮癌检测，至本医疗的骨肉瘤检测，泛生子基因的脑胶质瘤检测等。也有一些企业选择了泛癌种筛查路径，如贝瑞基因和燃石医学。相对而言，单癌种诊断在产品转化上的难度会小于泛癌种诊断。

（四）液体活检的挑战与机遇

临床专家们指出，液体活检是一项跨学科的检测技术，要求知识和技术交叉融合，需要检验医技与临床部门密切配合，还需要与病理和影像部门协作。一方面对人员的专业种类及专业要求很高，具体操作时可能涉及临床检验、临床肿瘤学、遗传学、分子生物学及生物信息分析学科背景的多类跨学科的人员，而报告签发更需由经培训合格的实验室医师和临床医生共同完成。另一方面，对实验室的"自动化、规范化、标准化"也提出了更高的要求。由于核酸提取过程复杂，实验室最好使用自动化核酸提取设备，减少对人员操作的依赖。后续的建库测序等工作也很烦琐，需要规范化和标准化。还有一个经常被忽略的问题，就是高通量测序的数据量很大，实验室还需要更高配置的服务器。

当然，随着相关医学的研究及临床数据的积累，伴随着检测技术的不断完善和优化，并与相关其他标志物检测结合，期待液体活检在未来多种肿瘤的早期筛查、诊断和鉴别诊断、疗效（用药和手术）评价及预后判断作为重要证据进入相关指南/共识中。未来10年，相信随着更多新技术的开发，以及临床数据和临床实践的积累，液体活检将成为一项常规检测技术写进临床诊疗指南。

四、干细胞技术

干细胞又称为"万能细胞"，是一种能够分化为不同类型细胞的多能性细胞，具有自我更新和再生的特性，并且可以在体内参与组织发育和修复。干细胞技术是指利用体内外的干细胞转化为各种不同种类的细胞，以达到修复受损组织或器官的目的。

（一）干细胞技术简介

干细胞技术已经在疾病治疗、组织工程和药物筛选等方面得到了广泛应用。按照分化潜能分类，干细胞可分为全能干细胞、多能干细胞、单能干细胞。全能干细胞具有无限自我更新和分化形成完整个体的潜能，能分化成所有组织和器官的干细胞。如胚胎干细胞。多能干细胞具有分化出多种细胞组织的潜能，但失去了发育成完整个体的能力，发育潜能受到一定的限制。如间充质干细胞、皮肤干细胞等。单能干细胞的方向分化单一，只能向一种类型或密切相关的两种类型的细胞分化。如上皮组织基底层的干细胞、肌肉中的成肌细胞。从发育阶段类型上讲，干细胞主要分为两类：胚胎干细胞（embryonic stem cells，ESCs）和成体干细胞（adult stem cells，ASCs）。胚胎干细胞是从早期胚胎中提取的多能性细胞，可以分化为几乎所有体细胞类型。这种干细胞技术具有非常广阔的应用前景，在神经退行性疾病、心血管疾病、癌症和器官移植等领域有着重要作用。成体干细胞是存在于人体成员中的多能性细胞，包括造血干细胞、神经干细胞和肌肉干细胞等。这种干细胞技术可以在体内参与组织修复和再生，因此在治疗一些损伤性疾病和退行性疾病中也具有非常重要的作用。

（二）国际研究进展与应用

干细胞的用途非常广泛，涉及医学多个领域（图 1-2-5）。目前，科学家已经能够在体外鉴别、分离、纯化、扩增和培养人体胚胎干细胞，并以这样的干细胞为"种子"，培育出一些人的组织器官及药物。

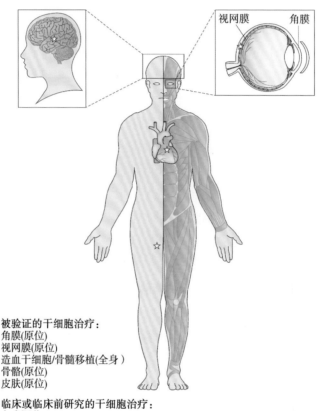

图 1-2-5 正在开展的干细胞治疗

（1）细胞替代治疗：利用间充质干细胞、生殖干细胞、神经干细胞等成体干细胞，对神经系统疾病、糖尿病、生殖系统疾病等进行修复治疗。

（2）系统重建：利用造血干细胞和间充质干细胞，可以重建机体的造血系统和免疫系统，可以成为白血病、再生障碍性贫血等血液疾病及免疫系统缺陷亢进疾病的一种常规治疗手段。

（3）组织工程：利用成体干细胞，在体外培养形成一些组织器官，用来替代人体病变的组织器官，培养形成的组织器官也可以用来作为疾病模型和药物检测模型。

（4）基因治疗：干细胞作为基因治疗的理想靶细胞，可以为目的基因后续的稳定表达创造环境，基因治疗尚需要进一步研究一些问题，如提高基因转移效率、使基因稳定表达、防止基因整合导致的肿瘤发生。

（5）抗衰老保健：利用多向分化和修复力，对衰老的机体进行修复，从基因水平改变机体的衰老状态，重建损伤和衰老的组织器官，达到抗衰老保健的目的。

（三）我国研究进展与应用

中国干细胞临床研究，已处于世界领先水平。干细胞是全球的焦点和热点，是生命科学的前沿，是治疗重大的难治性疾病新的技术手段。对于干细胞的发展，国家高度重视和支持，在基础研究、临床研究、专利申请和科研论文的发表上，都取得了重大的突破。

截至目前，中国医学研究登记备案信息系统和卫生健康委公布的干细胞临床研究备案项目已达111项，批准设立的干细胞临床研究备案机构已达133家（含部队医院）。截至2022年5月，国内共有38款干细胞药物临床试验申请获得受理，其中29款获准默许进入临床试验（IND）。自2016年以来，我国陆续颁布多项干细胞技术扶持政策，从临床科研到产业发展，政策的覆盖面越来越广，为干细胞行业发展新格局营造了良好的环境。"干细胞研究与器官修复"列入"十四五"国家重点研发计划，第一批启动6个重点专项：包括干细胞命运调控、基于干细胞的发育和衰老研究、人和哺乳类器官组织原位再生、复杂器官制造与功能重塑、疾病的干细胞、类器官与人源化动物模型。这预示着干细胞技术在临床的应用将驶入"快车道"，期待着在基础医学和转化医学中产出更多干细胞技术的成果，造福更多患者人群。

（四）干细胞技术的挑战与机遇

挑战主要包括两方面：一是干细胞的培养条件较为苛刻，需要严格控制环境条件，如温度、湿度、营养等，以保证干细胞的稳定性和功能性。二是伦理问题，如胚胎干细胞研究涉及的伦理、宗教、道德、法律等问题，尚存在争议，这在一定程度上阻碍了干细胞技术的研究和应用。

然而，干细胞技术有助于解决人类面临的重大疾病问题，如癌症、神经退行性疾病等。同时，干细胞技术也有助于解决组织器官的再生和修复问题，如脊髓损伤、肝损伤等。所以，干细胞技术虽然面临着一些挑战，但也存在着巨大的机遇。随着科学技术的不断进步，相信这些挑战将会被逐步解决，干细胞技术也将在未来的医学领域中发挥更加重要的作用。

五、基因编辑技术

基因编辑技术是一种利用人工编辑 DNA 序列来实现更改基因表达和功能的技术。基因编辑技术可以用于治疗遗传性疾病、癌症等疾病。例如，利用 *CRISPR-Cas9* 系统对某些患者的造血干细胞进行基因编辑，可以使其免疫系统正常工作，从而治疗某些遗传性免疫缺陷病。

（一）基因编辑技术简述

基因编辑技术是一种利用人工干预细胞基因组的方法，可以精确地修改 DNA 序列，从而改变细胞的遗传信息和表型特征。随着科学技术的发展和研究的深入，基因编辑技术已经在医学、农业、生物制药等领域得到了广泛应用（图 1-2-6）。

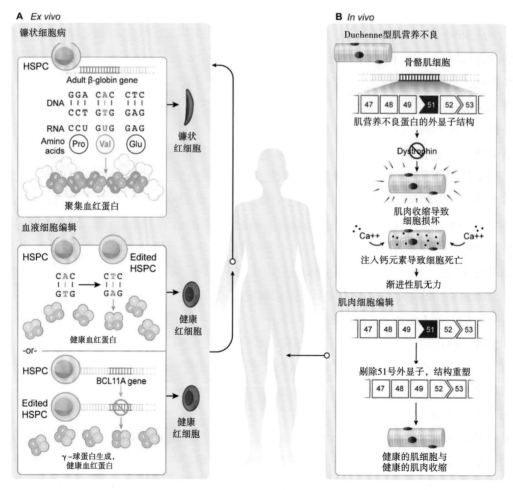

图 1-2-6　体外和体内基因编辑技术用于治疗疾病

目前，主流的基因编辑技术主要有三种：锌指核酸酶（ZFN）、TALEN（transcription activator-like effector nucleases）和 CRISPR/Cas9。

锌指核酸酶是第一代基因编辑技术，它可以针对靶基因进行定点切割，从而实现基因的修饰或删除。不过这种技术需要专门设计蛋白质结构，因此设计难度较大，在实际应用中受到了限制。

TALEN 技术是第二代基因编辑技术，与锌指核酸酶类似，也可以实现基因的定点切割、替换和修饰。相比于锌指核酸酶，TALEN 技术具有更高的效率和灵敏度，并且设计难度相对较小，因此在基因编辑领域得到了广泛应用。

CRISPR/Cas9 技术是当前最为先进和最常使用的基因编辑技术之一。它可以实现对靶基因进行精确的切割、修改和替换，并且具有操作简单、效率高和成本低的优点，因此在医学、农业、生物制药等领域都取得了重要的应用进展。

（二）国际研究进展与应用

从 1996 年对 ZFN 第一次进行体外验证到 2012 年 CRISPR/Cas9 技术的出现和之后的蓬勃发展，基因编辑技术发展迅速，编辑效率和精确性不断提高，应用领域也不断拓宽。不仅可用于表达调控和基因功能的研究、细胞动物模型的构建、癌基因和药物靶点的筛选，在基因治疗中更是具有巨大的发展前景，为单基因遗传病、癌症等疾病提供了新的治疗方法。基因编辑技术已经在多个疾病治疗领域得到了广泛的应用。下面列举几个基因编辑技术治疗疾病的案例。

β- 地中海贫血：β- 地中海贫血是一种遗传性血液疾病，患者会出现贫血、疼痛和骨髓增生等症状。为了治疗这种疾病，科学家们使用了 CRISPR/Cas9 基因编辑技术，将正常的 β- 珠蛋白基因导入患者造血干细胞中，从而实现对疾病基因的修复。初步结果显示，这种基因编辑技术可以显著提高患者造血干细胞的功能，并且有效缓解了患者的症状。

胆囊癌：胆囊癌是一种较为罕见的恶性肿瘤，目前缺乏有效的治疗手段。近年来，科学家们利用 CRISPR/Cas9 基因编辑技术，成功实现对胆囊癌相关基因的靶向切割和修饰。通过这种方式，可以阻断癌细胞的生长和分裂，从而实现对肿瘤的治疗。

免疫缺陷病毒（HIV）感染：HIV 感染是一种全球性的传染病，目前缺乏有效的治疗手段。科学家们运用 CRISPR/Cas9 基因编辑技术，将众多抗 HIV 的基因导入到人体免疫细胞中，从而使这些细胞对 HIV 具有更强的免疫力。实验结果显示，这种基因编辑技术可以显著提高患者的免疫能力，并且有效阻止了病毒的复制和传播。

基因编辑应用于肿瘤治疗，主要是与免疫治疗相结合，尤其是与 CAR-T 细胞，该方法在白血病、淋巴瘤和部分实体瘤中有巨大的发展前景。CARs 包括肿瘤细胞特异抗原的胞外单链可变片段和细胞内嵌合信号域，可以激活 T 细胞和杀伤肿瘤细胞。

Ren 等使用 CRISPR/Cas9 系统同时破坏多个基因位点，产生的 TCR（T cell receptor）和 HLA-Ⅰ（HLA class Ⅰ）缺陷的 CAR-T 细胞可作为通用的 CAR-T 细胞，用于免疫治疗；除了产生通用的 CAR-T 细胞，基因编辑技术也可通过敲除编码 T 细胞抑制受体或信号分子的基因，如 PD1（programmed cell death protein 1）和 CTLA4（cytotoxic T lymphocyte-associated protein 4），用于产生增强型 CAR-T 细胞。

（三）我国研究进展与应用

2016 年，四川大学华西医院卢铀团队开展了 CRISPR 基因编辑技术的临床实验，从转移性非小细胞肺癌患者中分离出 T 细胞，并使用 CRISPR/Cas9 技术敲除细胞中的 PD-1 基因，在体外扩增到一定量后再重新输回患者体内，达到杀死肿瘤细胞的目的但是简单地敲除 T 细胞的抑制因子是一把双刃剑，真正投入临床使用还需要进一步研究敲除这些抑制因子是否会引起细胞的不可控制的增殖或者产生严重的自身免疫。

（四）基因编辑技术的挑战与机遇

不过，基因编辑技术目前主要的是在实验室中的研究，在临床的应用和推广还需要克服一些障碍，比如效率较低（当前基因编辑技术的效率较低，需要进行大量的细胞培养和筛选，以获得所需的编辑结果）、安全性较差（基因编辑技术可能会导致意外的副作用，如出现不良基因改变、遗传毒性、免疫反应或癌症等，这些问题需要在技术发展过程中加以解决）、脱靶效应（基因编辑技术需要准确识别和定位目标基因，同时避免对其他基因的编辑造成影响，这对于复杂基因组的生物而言难度很大）、伦理问题（基因编辑技术涉及许多伦理问题，如是否应该编辑人类胚胎的基因、对社会和环境产生的影响，这些问题需要得到专业机构和公众的认真讨论和审议）。技术的发展和进步绝不会是一帆风顺的，假以时日，基因编辑技术的强大作用定会在临床得到证明。

第三节　临床医学技术

一、精准医学大队列研究

（一）精准医学大队列研究简介

（1）大型队列资源平台建设是实现精准医学的基石：大型人群队列是精准医学的核心领域。随着数据驱动的科学研究范式的不断深化、精准医学研究的持续推广，队列建设已呈现覆盖多样化人群、全生命周期和健康相关所有信息，以及大型化、一体化、共享开放的特点。在精准医学发展的新阶段，大型人群队列已不仅仅是流行病学研究的主要方法，还能够汇集海量人群数据和生物样本资源，发挥研究平台功能，已成为国民健康水平提升和生物医药创新的关键基石。因此，全球队列建设与研究加速发展，由国家主导建设标准化、规范化、系统化、共享开放的国家级大型人群队列已成为其发展的主要模式，这一新趋势为精准医学的发展和实现奠定了关键基础。精准医学就是在个体基因特征、环境以及生活习惯的基础上找出对疾病进行干预和治疗的最佳方法，并向临床实践提供科学依据。精准医学的精髓在于对疾病重新分类的基础上，对具有相同病因、共同发病机制的患者亚群，实现精准的预测、评估、诊断、治疗和预防，辅助患者恢复健康并实现患者治疗价值的最大化。现代医学发展已进入知识及数据呈指数级增长的时代，精准医学模式将各渠道数据整合成知识网络，运用到个体化的健康管理与疾病治疗中，将改变目前的诊疗模式，因此将会成为未来医学发展的"拐点"。在这个过程当中首先要对个体或者群体进行信息采集，检测特定变异，再看这些变异跟疾病是否有关，然后根据这些关系去确定临床路径。而分析变异需要知道健康人的数据、疾病患者群的数据，健康人群和疾患者群的数据主要来自队列研究。因此，队列资源平台建设是实现精准医学的基石。

（2）队列研究为循证医学提供高质量证据：循证医学（evidence-based medicine，EBM）的理念由加拿大学者 Gordon Guyatt 等于 1992 年在 JAMA 上正式提出，此后在全球得以迅速传播。其基本定义为"决策应基于当前可得的最佳研究证据，同时结合临床经验及患者偏好与价值观"。其中，"最佳研究证据"需要综合考量多项指标，然而其主要判定依据之一即为研究设计类型，目前被学界普遍采用的"证据金字塔"展示了从下至上证据等级依次升高的研究设计，队列研究是仅次于随机对照研究（randomized controlled trial，RCT）的临床试验设计类型（图 1-3-1）。

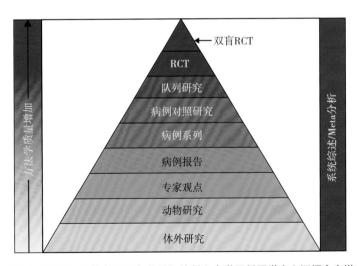

图 1-3-1　证据金字塔（2001 年美国纽约州立大学下州医学中心证据金字塔）

队列研究（cohort study）是流行病学最基本的观察性研究设计之一，是一种将人群按照是否暴露于某可疑因素及其暴露程度分为不同的亚组，追踪其各自的结局，比较不同亚组之间结局频率的差异，从而判定暴露因子与结局之间有无因果关联及关联大小的观察性研究方法。根据人群进入队列的时间，可分为固定队列和流动队列；根据人群资料收集的时序关系，可分为历史性队列研究、双向性队列研究以及前瞻性队列研究；从研究目的和研究对象角度，可分为自然人群大型健康队列和重大疾病专病队列。

当以检验病因假说为目的时，队列研究可以探讨有害暴露的致病作用，基于人群构建的队列（population-based cohort）可以用来研究多种暴露因素和多种健康结局的关系，研究结果外推性好，这些都是优于随机临床试验的特点。队列研究中先因后果的时间顺序相对明确，受一些偏倚的影响小，证据强度更高，优于其他观察性研究设计。队列研究尤其适用于某些暴露和疾病结局的研究，如亚临床疾病期长、发病时死亡风险高或病程短的疾病，致病潜隐期较长的暴露因素，会因个体疾病状态、治疗或生活方式改变而变化的暴露因素，容易发生回忆偏倚的暴露因素等。队列研究也特别适合研究具有共同暴露因素的多种疾病结局。总之，队列研究在病因学研究中具有不可替代的地位和作用。在传统的流行病学研究范式中，队列研究的局限性之一是不适用于发病率很低的疾病病因研究，因为需要数量很大的研究对象，开展可行性受限。然而，近年来，随着人们对复杂性疾病病因研究的不断深入，从单纯的检验环境因素或遗传因素的病因假说，发展到关注基因 - 基因、基因 - 环境的复杂交互作用；即使不是罕见病，研究者对样本量的需求也越来越高。建立大型前瞻性人群队列资源平台是解决复杂疾病病因探索和积累高质量循证证据的先决条件。

（3）大型队列研究的定义：大型前瞻性队列（大型队列，mega cohort）是 20 世纪中叶以来随着对慢性病发病机制研究的不断深入，而逐渐兴起的现代病因研究项目。它是基于人类对复杂性疾病病因研究的客观需求，在理论、实践、信息技术、生物医学技术、资金人力及其他可利用资源都相对成熟的条件下，形成的一种开放、友好且可持续发展的大规模综合平台，包括研究工具平台、生物资源平台和数据信息平台等。人们发现大多数疾病，尤其是慢性疾病（肿瘤、心血管疾病等）的发病机制复杂，不单纯由某一先天遗传特征或后天环境暴露引起，而是由基因、环境、行为等多因素联合作用导致。此类疾病已成为现代社会最主要的疾病负担，并造成巨大的健康和经济损失。深入揭示上述因素在慢性病发生、发展中的单独和交互作用，以寻求适当的干预环节，已成为现代病因研究的重要课题。流行病学有多种病因研究设计，但并非所有都适用于上述疾病。当疾病的潜隐期（latency period）较长、出现明显临床症状的进展较慢（数年甚至数十年）时，若开展病例对照研究，则回忆偏倚对研究结果的干扰较大且难以排除；当疾病在人群中的发生率极低时，则普通规模的队列研究在相当长时间内均无法累积足够数量病例，尤其是在研究基因 - 环境交互作用时。故对于此类疾病，只有用足够大的样本、随访足够长的时间，才能捕捉到足量病例；且只有在疾病发生之前就采集到准确的暴露信息，并及时、全面掌握研究人群中真实的结局信息，方能使基本无偏的基因、环境、基因 - 环境交互研究成为现实，此为大型队列的设计初衷。在流行病学研究设计的分类体系中，大型队列仍属于队列研究，但绝非普通规模队列的简单放大。

多大规模称为"大型队列"，目前尚无定论。就研究设计而言，具体研究的规模大小，应根据研究目的、内容而定，一些学者、组织和机构也提供了推荐的样本量，如对于建立生物样本库（biobank），P3G（Public Population Project in Genomic and Society），大规模人群生物样本库（large population-basd biobank）的最低样本量要求为 1 万名健康人群（p3gconsortium.org）；对于研究遗传、环境因素于慢性病的弱效应及其交互作用，美国国家人类基因组研究所（National Human Genome Research Institute）的推荐样本量为 50 万。目前公认的大型队列研究样本量多在 5 万 ~ 50 万，其中以 10 万以上居多。

大型队列按其来源可分为两类。一类为在已有较小规模（相对大型队列而言）的研究基础上，采取合并、协作、追加样本量等方式建立的队列，如欧洲的 European Prospective Investigation into Cancer and Nutrition（EPIC）；另一类是新建的队列，如英国的 UKBiobank、美国的 Nurses' Health Study（NHS）、中国的 China Kadoofie Biobank（CKB 或 Kadoorie Study of Chronic Disease in China）。具体操作模式分为三种，即分散模式（decentralized）、集中模式（centralized）和单一中心（single site）。建立在已有研究基础上的大型队列多为分散模式，新建的大型队列多采用后两种模式。

分散模式：即传统的多中心联合 / 协作研究（multisite consort）。研究设有一个协调中心（Coordinating Center）以及若干分中心，根据分中心所在位置划分为若干地理区域。协调中心负责总体设计、质控、培训、数据汇总及核查等；各区域内的研究，如研究对象招募、基线调查、随访、重复调查等，均交由分中心独立完成，包括采样及检测。所需人员和仪器多由分中心自行筹措和管理，所得的数据和样本也多由分中心各自保存。此模式的实施前提为符合资质的机构（分中心）愿意加入本项研究。其优点是可以充分发挥分中心的作用，以及建立协调中心的投入相对较小；缺点为难以保证数据的标准化和可比性，总费用高昂。此种模式的范例为 EPIC 研究。

集中模式：集中模式的大型队列也设有一个协调中心和若干分中心，但职责划分与分散模式有很大不同。集中模式的分中心是实地开展问卷调查、体格检查和采样的场所，虽然有可能建立于某机构内，但对于研究而言只是临时设置，即根据研究需要，临时指定，由协调中心提供设备、派出或在当地雇佣人员，任务完成后本项目的人员和设备即撤除。该模式的特点是分中心不储备数据和样本，所有调查数据实时或在完成调查后短期内即传送至协调中心，样本采集后也及时转运至协调中心或指定实验室。协调中心在集中模式中发挥了至关重要的作用，负责设计、执行和全程管理，同时也是数据和样本的保管中心。虽然该模式建立和维护协调中心的费用较高，但由于分中心的运行成本低，因此节约了总成本。集中模式的范例为 UK Biobank 研究，我国 CKB 研究也借鉴了此模式。

单一中心：由一个机构负责所有的招募、基线调查、随访、重复调查以及采样检测等。以此种方式建立的大型队列，势必依托于某一成熟、强大的研究机构或医疗集团，如美国 Kaiser Permanente Research Program on Genes，Environment，and Health（RPGEN）。

与传统队列研究相比，现有大型队列研究具有如下特点：

（1）所研究疾病多为肿瘤、心血管疾病、代谢性疾病等慢性病，尤以发病率低的肿瘤居多。突破了队列研究"不适于发病率很低的疾病病因研究"的传统认识。

（2）样本量巨大（数万甚至数十万）即"超大规模队列"，是大型队列的最突出特点。庞大的样本量，提高了大型队列在研究低发病率疾病时的研究效能，并使其成为强大的研究平台，诸多子课题可在其中孕育、实施。

（3）随访时间长，如十数年、数十年，甚至终身随访。超长的随访期一方面考虑到研究疾病的潜隐期长，即只有随访足够长时间才能发现病例；另一方面，长期随访也使研究者有机会直接观察到生命全程中的多种健康结局。但这不可避免地会带来失访增多、组织难度加大、经费难以为继等问题。因此大型队列往往分阶段开展，将计划样本量和相应工作分不同阶段完成。

（4）多建立生物样本库。生物样本库指长期保存研究对象的血、尿、DNA 等样本，并将来自同一个个体的样本检测信息、与其暴露和发病等信息进行关联。生物样本库拓展了大型队列研究的应用价值，除支持当前的研究外，还为未来提供了丰富的研究资源，如部分暴露因素可能在研究初期尚未得到充分认识或无法准确检测，但随着时间推移，一旦建立了适宜方法，则可对生物样本库中存储的样本进行检测，从而直接获得研究人群在历史时点的真实暴露水平。

（5）广泛应用现代 IT 技术。突飞猛进的 IT 技术在很大程度上改变了流行病学研究的实施方式。在研究对象招募阶段，除传统的寄送邀请函外，越来越多的研究开始尝试采用电子邮件、手机短信、社交媒体以及网络招募等方式。在问卷调查阶段，除纸笔问卷调查和电话调查外，基于便携式设备的计算机辅助调查以及在线调查已逐渐成为主流。并有研究（如 UKBiobank）在体格检查中应用计算机程序辅助诊断，可在体检现场快速得出初步结论，有助于提高受试者的参与意愿。但是，IT 技术虽然革新了信息获取、传送和存储方式，却对数据安全（尤其是个人隐私信息安全）提出了新的挑战，如何控制新兴调查方式（如在线调查）可能产生的选择偏倚和信息偏倚也有待重视和研究。

（6）注重研究人群的多样性（diversity）。当大型队列的研究目的并非对全人群发病或患病率进行无偏估计，而是揭示疾病与暴露之间的关系时，只要研究涵盖各种特征（年龄、性别、种族、职业、社会经济地位等）人群，即使研究人群对于全人群不具备足够的代表性，在达到必需的样本量后，辅以恰当的统计分析，也足以揭示不同人群中疾病与暴露之间的关系。基于此，出于节省成本的考虑，在一般人群中建立大型队列通常会放弃对于高应答率（high response rate）的追求（即致力于让每一个目标研究对象都参与调查，以提高研究人群对于全人群的代表性），而改为着力保证入选研究对象的多样性，即高招募率（high recruitment rate）。

（7）越来越多地以信息关联的方式获取结局信息。传统的前瞻性研究一般通过定期主动随访，从研究对象直接收集发病、死亡信息。此种方式虽然准确度较高，但对于超大规模队列而言，组织、实施难度极大。因此在有条件的地区，信息关联逐步成为获取结局信息的主要方式。所谓信息关联，指使用个体唯一性标识（身份证号、医疗或社会保险号、驾照证号等），从疾病登记、监测等卫生信息系统，门（急）诊、出入院等医院信息系统，以及医疗保险赔付等健康相关信息系统中提取研究对象的发病、就诊、死亡信息。UKBiobank 以及我国 CKB 均已采取此种方式进行结局追踪。

（8）高度重视成本控制。成本控制是大型队列研究最重要的考虑因素，堪称决定成败的关键。上述集中模式、IT 技术、信息关联等均可视为成本控制措施。在建立生物样本库的过程中应用工业化流程，其目的之一也是控制成本。

（二）国际大型队列研究进展

国外早期最经典的前瞻性人群队列研究当属 1948 年开始的美国弗明汉心脏研究（Framingham Heart Study，FHS），历经三代人群列（起始时间分别为 1948 年、1971 年和 2002 年），确定了心脏病、脑卒中和其他疾病的重要危险因素，带来预防医学的革命，改变了医学界和公众对疾病起源的认识。

自 20 世纪 70 年代起，一些欧美发达国家陆续开始建立长期随访的人群队列。早期队列的规模相对不大，多数队列中仅采集了少部分队列成员的生物学样本。截至目前，这些人群队列多已随访 20 年以上，为帮助人们了解各种暴露因素（尤其是生活方式和环境暴露）与主要慢性病的长期发生风险间的关联产出了大量有影响力的研究证据。一些人群队列每隔若干年向队列成员邮寄问卷进行随访；如著名的美国 NHS 及 NHS Ⅱ，每隔两年随访一次，每轮调查的应答率都在 90% 左右，对了解各种暴露因素的长期变化及对远期慢性病风险的影响有不可替代的作用。另外，随着随访时间的延长，很多人群队列的成员已经陆续步入老年。因此，研究内容上也逐渐从早年的肿瘤、心血管疾病、2 型糖尿病等主要慢性病拓展为老年期的神经退行性疾病及衰老问题。自 20 世纪 90 年代以来，各国基于各种研究目的建立的人群队列如雨后春笋。仅《国际流行病学杂志》（*International Journal of Epidemiology*）自 2005 年起连续刊载的全球不同类型的人群队列简介（cohort profile）就有 200 余项。新建立的人群队列的规模越来越大。其中，达到 50 万左右规模的人群队列有：欧洲 10 国的 European Prospective Investigation into Cancer and Nutrition（EPIC，52.1 万）、美国的 NIH-AARP Diet and Health Study（NIH-AARP，56.6 万）、英国的 Million Women Study（MWS，130.0 万）、UK Biobank（UKB，49.8 万）、法国 Nutrient-Sante 研究以及瑞典生命基库（Life Gene）〔科学网：瑞典正式启动生命基因研究项目（sciencenet. cn）〕。而美国在 2015 年初宣布启动的"精准医学行"中也计划建立一个 100 万以上规模的美国人群研究队列。另有一些前瞻性人群研究是利用国家或地区的人口普查资料、征兵系统、死亡监测系统、医院信息、医疗保险数据等匹配并获取更大数量居民的基本人口社会学信息和健康结局信息，但是缺乏个体生活方式和环境暴露等信息。如 Swiss National Cohort（680 万）、Scottish Health and Ethnicity Linkage Study（465 万）、1991 Canadian Census Cohort（273 万）、中国台湾全民健康保险研究资库（230 万）、Kaiser Permanente Southern California（KPSC）Childrens Health Study（92 万）、Danish Conscription Database（DCD，72.8 万）等。

另外，自 20 世纪 90 年代初期以来，"成人疾病胎源说"越来越受到关注，越来越多的出生队列建立起来。英国在早年相隔一段时期就会建立一些规模相对较小的出生队列，如 1958 Birth Cohort Study（1.7 万出生于 1958 年者）、1970 British Cohort Study（BCS70，1.7 万出生于 1970 年者）、Longitudinal Study of Young People in England（LSYPE，1.6 万出生于 1989—1990 年者）、Millennium Cohort Study（MCS，1.9 万出生于 2000—2001 年者）。目前，规模比较大的是丹麦的 Danish National Birth Cohort（DNBc，10.1 万妊娠早期孕妇及其生产的 9.7 万婴儿）和挪威的 Norwegian Mother and Child Cohort Study（MoBa，7.2 万个家庭，包括孕妇及其孩子和配偶共 27.0 万人）两个出生队列。英国学者近期又提出一项更为艰巨的计划，要随访 8 万名婴儿，实现"从摇篮到坟墓"的终身观察，特别要收集母亲妊娠期和婴儿出生第一年内的详细信息，储存各种组织样本，如尿液、血液、粪便、胎盘组织等。

随着生命科学与现代信息技术的迅猛发展，近 10 年来建立的人群队列都注意采集和长期保存队列成员的生物学样本。截至目前，国外人群队列中生物学样本库规模较大的是英国的 UKB（49.8 万份血液和尿液）和欧洲 10 国的 EPIC（38.8 万份血液），其次是挪威的 MoBa（34.0 万份血液）和美国的 Cancer Prevention Study-Ⅱ Nutrition Cohort-3（CPS-3，30.4 万份血液）。今后，这些人群队列通过整合基因组学、表观组学、蛋白组学、代谢组学等多个水平上的生物标志物，结合传统流行病学宏观研究的暴露组学，可以更好地理解疾病发生、发展的生物学机制。这就是传统流行病学与现代高通量组学技术结合后的学科发展方向，即系统流行病学（systems epidemiology）。

在宏观暴露组学的评价上，传统的人群研究受技术和成本的限制，多依靠调查对象自报，能够获得的暴露信息粗略不精准。近年来，智能手机、移动互联网、可穿戴健康设备的快速发展，为医学研究中个体信息的收集提供了前所未有的契机，可以帮助收集个体运动、睡眠、生理指标、社交活动、环境暴露等更为详尽、精确的数据。相比传统的流行病学调查研究，这些数据的获取与整合极大地丰富了可研究的暴露和结局内容，降低了数据采集成本，提高了研究效率。英国的 UKB 已经开始利用健身腕带对队列成员的每日体力活动、静坐行为和睡眠进行监测，目前已经采集到 800 万小时的行为数据，数据采集工作仍在进行中。美国国立卫生研究院近年来开始支持针对移动终端、可穿戴健康设备的研发、评价和应用研究，并计划在即将启动的美国百万人群队列研究中，应用这些设备和配套的应用程序采集队列成员的行为和健康信息。

当然，更大规模的人群队列建立时间不久，仍需要一段时间的抚育期。为了满足短期研究的需要，近年来，国外学者利用规模虽然较小、但是已经随访了较长时间的人群队列组建研究协作组，将不同人群队列的数据汇集，增加统计学效力，加强研究结果的外部真实性。

（1）美国弗明汉心脏研究（Framingham Heart Study，FHS）：1948 年 10 月 11 日，在美国 Framingham 小镇，第一位研究参与者正式开始接受官方的调查研究，标志着一个划时代的研究——FHS 正式拉开帷幕。从 1948 年到 2018 年，70 年来全球医学技术飞速发展，人类疾病谱发生变迁，流行病学研究在阐明病因和疾病预防方面发挥着越来越重要的作用。FHS 作为医学研究领域的典范，为人们探索疾病病因、认识疾病发展过程，以及指导临床实践，提供了大量宝贵的科学资料和证据支持（图 1-3-2）。

Framingham 位于美国马萨诸塞州东部，紧邻哈佛医学院和波士顿大学，有美国最权威的医疗机构作为技术后盾。20 世纪 40 年代的 Framingham 已由农业社区转变为工业城镇，是美国中产阶级的典型代表。Framingham 的居民共约 2.8 万人，大部分为白色人种，人口相对稳定，便于进行长期随访。同时，Framingham 曾于 1918 年成功参与过一项近 30 年的肺结核防治研究，小镇居民极具合作的研究精神。

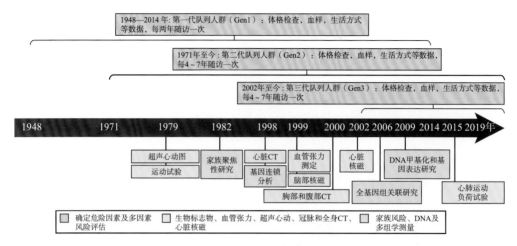

图 1-3-2　FHS 研究时间线

FHS 从 1948 年开始建立第一代队列人群，招募没有发生心血管疾病及其他重要疾病的居民，共纳入 5209 名研究对象，每间隔 2 年随访 1 次，调查信息包括人口学资料、体格检查、血液指标、心电图、影像学资料等。1971 年 FHS 开始建立第二代队列人群，共招募 5124 人，每间隔 4 ~ 7 年随访 1 次，引入新的测量技术与方法，如超声心动图、颈动脉斑块测量、运动试验等。2002 年 FHS 开始建立第三代队列人群，共招募 4095 人，每间隔 4 ~ 7 年随访 1 次，致力于开展有关心血管疾病风险基因多态性研究和全基因组关联分析（图 1-3-3）。

2007 年，美国国家心、肺、血液研究所启动 SNP-Health Association Resource（SHARe）项目，支持 FHS 在 9300 名研究对象中，进行全基因组分型研究，分析基因多态性与疾病的关联性。此后，FHS 借助新的检测技术，开始在基因表达水平、微小 RNA 表达水平、DNA 甲基化、蛋白组学等多个方面，深入开展分子流行病学研究。

FHS 在 1951 年发表了第一篇研究论文《Epidemiological approaches to heart disease：the Framingham Study》。截至 2019 年 5 月，基于 FHS 发表的文章已经达到了 3842 篇，文献发表数量呈现几何速度增长，FHS 对包括心血管疾病领域在内的各个疾病领域都产生了深远的影响（图 1-3-4，图 1-3-5）。

1961 年 FHS 发表 6 年随访结果，首次提出冠心病危险因素（risk factor）概念，成为此后心血管疾病流行病学研究的奠基石。FHS 相继报道年龄、血压、胆固醇、吸烟、肥胖等多种危险因素的作用，制定心衰临床诊断标准，促进临床开展房颤抗心律失常和抗凝治疗，建立冠心病 10 年及终身风险预测评分工具，研究内容已延伸至多个疾病领域。FHS 拥有世界上样本量最多、观察时间最长的人群家族研究资料，研究对象涉及三代人群，70 年来参加 FHS 的总人数已达到 15447 人，第一代参与者的失访率不到 4%，已有 802 人同意为 FHS 后续研究捐献大脑作为宝贵的研究标本。

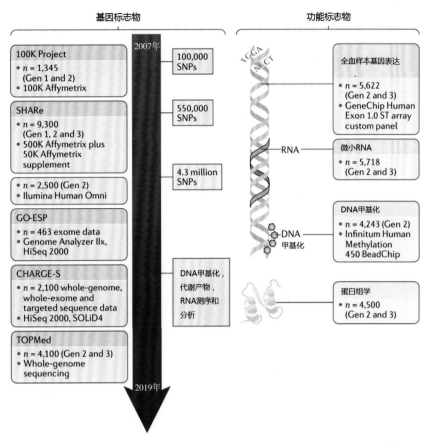

图 1-3-3　FHS 分子流行病学发展历程

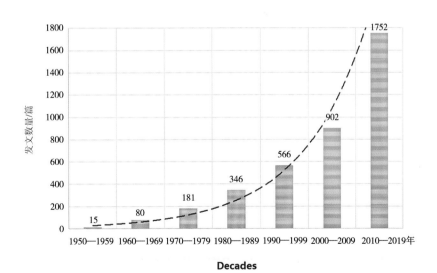

图 1-3-4　FHS 发表文章数量

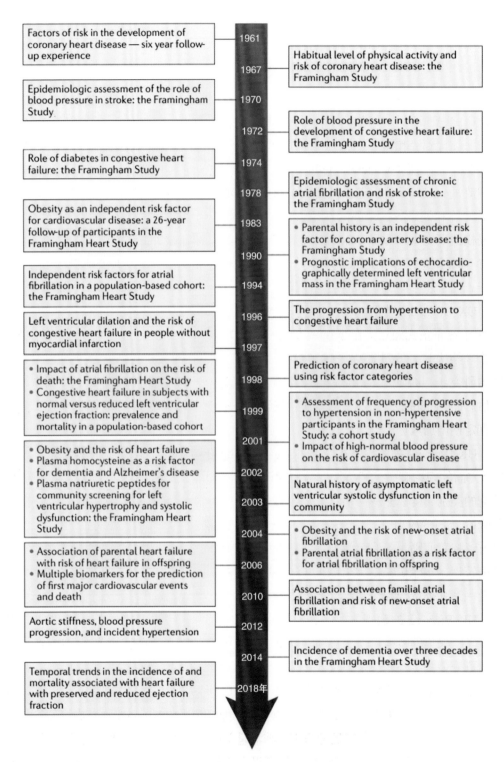

图 1-3-5　FHS 历年发表的重要文章

（2）英国生物银行：又称英国生物样本库，是一个大型前瞻性队列研究及生物医学数据库，该数据库由英国政府发起，由英国医学研究委员会、英国卫生部、苏格兰政府、英国西北地区发展局以及维康信托基金等多个机构赞助建立而成。

UK Biobank 的宗旨是通过构建大规模的人类信息资源库来探求基因、生活方式和健康之间的关系，提高对一系列严重和威胁生命的疾病（如癌症、心脏病、脑卒中、糖尿病、抑郁症和痴呆等）的预防、诊断和治疗；同时为统计学家、伦理学家、遗传学家和人工智能（artificial intelligence，AI）领域的研究者提供平台，以促进研究方法的改进，最终达到改善公共健康的目的。UK Biobank 中包括 50 万参与者的遗传、生活环境和健康数据，并跟踪记录参与者数十年的健康医疗档案信息，可供全球获得授权的研究人员和科学家访问。截至 2022 年 5 月，UK Biobank 已收到国际上超过 90 个国家和地区的申请访问且访问量仍在继续增长，累计发表研究论文超过 2300 篇，对于人们了解健康与疾病的关系以及改善公共卫生现状具有重要贡献。

UK Biobank 的概念于 1998—1999 年提出，其研究框架历经多次讨论和修改，于 2003 年宣布正式确立。在 2003—2006 年，该项目逐步完成了实验设计、伦理审批以及管理架构等一系列准备。于 2005 年 2—3 月进行了 UK Biobank 的预实验。正式的主体研究于 2006 年 2 月启动，至 2010 年 6 月顺利完成了 50 万基线参与者的招募与评估。UK Biobank 自 2012 年 1 月起开始向全球研究者发布已完成的数据资源，之后一直定期增加数据，目前已增至 2021 年。

UK Biobank 的建立：在 UK Biobank 数据库设计阶段，研究者们主要完成了以下 7 个方面的理论调研，即数据库的宏观目的、样本量的估计、调查问卷的种类、体格检查的类别、生物样本的采集、项目实施的规划及参与单位的管理职责。在数据库发展阶段，研究者们进一步解决了以下 9 个方面的具体问题，即 UK Biobank 的宏观战略、参与者招募原则、基线评估规范、样本处理细则、数据库增强计划、长期随访方案、数据管理、访问策略以及组织架构。最终，UK Biobank 发展成为一个由董事会指导的、接受一系列委员会和专家咨询小组支持的制度完善的生物样本数据库。

UK Biobank 的数据概况：UK Biobank 目前共招募了全英国 40 ~ 69 岁 50 万名参与者，采集的数据量庞大且种类丰富，按照数据采集时间的先后顺序和功能的不同大致可分为基线数据、增强数据和随访数据三大类。

基线数据：基线数据是指初次接触参与者时所采集的数据，包括知情同意书、调查问卷、认知功能测试、面试者问卷、血压、身体测量数据（身高、臀围、腰围、生物电阻抗测量、握力、左侧足骨超声、肺活量）以及生物样本（血样、尿样）采集等。随后入组的 20 万参与者的基线数据除了以上指标之外，还增加了心理评估、部分专家建议的问题（如家庭供暖情况、私人医疗等）、听力测试、脉搏、双侧足骨超声以及饮食问卷。最后入组的10万～15万参与者的基线数据进一步增加了视觉相关数据、体力测试、新增的生物样本（2～3 mL血液、2～4 mL唾液）采集以及7 d内的活动量记录。

增强数据是为了增强基线数据的可用性而采集的数据，其主要作用除了校正基线数据的准确性之外，也增加了可供分析数据的丰富性，以减少研究偏倚。增强数据的采集并非针对全部参与者，而是选择部分有代表性的亚组进行评估，随着研究亚组的增多，增强数据可持续增加。目前，除了复查基线时所采集的信息之外，增强数据还包括对部分参与者基线信息的随访、24 h回忆饮食问卷、职业健康问卷、家庭位置调查、视网膜眼底照片，以及最重要的20万参与者的外显子组数据、10万人的全身影像数据（包括颅脑、心脏及腹部MR检查、全身双能X线检查及颈动脉超声）等。

随访数据至关重要，因所有的基线和增强数据都是为分析患者的健康变化而服务的。因此，详尽的随访数据是分析一切临床问题的前提。在获得参与者的知情同意后，UK Biobank可以调阅参与者在英国医保系统中所有详尽的健康医疗记录，包括家族史、各种检查报告（如影像报告、血液检查等）、各种暴露因素（如服药史、职业健康等）以及各种健康相关事件，如入院、出院、癌症或死亡等。在随访中，英国国家健康服务系统为UK Biobank随访工作提供了强大的支持和保障。

研究者们在UK Biobank平台上海量数据的支持下，发表的文章超过2300篇，涵盖众多的研究领域，包括基因与疾病的关系、基因与环境的交互作用对疾病的影响、影像学研究、AI分析以及新型冠状病毒肺炎（COVID-19）相关研究。UK Biobank的数据由英格兰、苏格兰和威尔士共3个地区的不同数据机构提供，从2012年开始公布50万人的基线信息，至今一直在定期更新数据。目前死亡数据、住院患者数据以及COVID-19测试结果数据通常每月更新1次，可供申请者使用；全科医生记录（初级保健数据）通常每季度更新1次，但此数据仅可用于COVID-19的相关研究。UK Biobank的未来计划包括发布更多的遗传信息数据、COVID-19相关数据以及癌症数据等。根据UK Biobank的计划及随访工作的进展，越来越多的基因、环境、生活习惯以及人体影像学数据将被采集并发布。此外，随着全球科技的发展和医疗卫生事业的进步，更多的有利于探索健康与疾病关系的新项目也会出现在UK Biobank的未来计划之中。总之，UK Biobank数据库的运行模式证实，将遗传学、广泛而深入的生物学特征与健康记录联系起来并将数据共享，再结合大规模的人群研究可以实现巨大的科研和社会价值，为今后开展基于人群的研究提供了非常宝贵的经验。相信随着这类数据库的增多和发展，其相关资源将极大地推动并增进人们对人类生物学和疾病的理解，最终达到改善公共健康的目的。

（3）美国"我们所有人研究项目"（All of Us Research Program）：2015年1

月底，时任美国总统奥巴马在"2015 年国情咨文"演讲中宣布了一个生命科学领域新项目"精准医学计划"，致力于治疗癌症和糖尿病等疾病，目的是让所有人获得健康个性化信息。2015 年 2 月 11—12 日，美国国立卫生研究院（National Institutes of Health，NIH）举行了一个研讨会，讨论了为实现奥巴马总统"雄心勃勃"的精准医学计划而建立一个大型的研究队列所面临的机遇与挑战，各领域的专家、公众、研究参与者通过不同的方式参与了讨论。NIH 主任 Francis Collins 提到精准医学计划包括两方面内容：短期目标——癌症治疗，为肿瘤提供精准的治疗；长期目标——健康管理，建立一个综合性的科学知识环境，把精准医学计划实践规模扩大，提升对疾病的风险评估、疾病机制把握以及疾病最佳治疗方案的预测，为健康和卫生保健等诸多领域带来最大利益，为此，推出"一百万人的美国全国队列研究"，即"精准医学先导队列项目"（Precision Medicine Initiative Cohort Program），以推动对健康和疾病的认识。在 2016 年 10 月 12 日 NIH 在官方网站发布消息，将"精准医学先导队列项目"更名为"我们所有人研究项目"。"我们所有人研究项目"试图通过建立一个由 100 多万美国人组成的国家研究队列，将精准医学研究范围扩展到所有疾病。所有的参与者将是伙伴关系，不是患者，也不是受试者。"我们所有人研究项目"的目标有 7 个方面：开发一系列基于环境、基因和两者相互关系的方法检测疾病风险；找出个体对常见药反应不同的原因；找出常见病发病风险提高或降低的生物学标记；利用移动医疗（e-health）监测行为、生物调控措施和环境暴露对健康的影响；研究新的疾病分类和关系谱；基于数据和信息，使参与者改善健康；为靶向治疗建立一个平台。"精准医学先导队列项目"的更名，反映了精准医学计划的策划者对疾病、健康的认识有了较大的变化，他们意识到疾病、健康，不仅主要取决于基因，而且与环境、社会、心理诸多因素密切相关，尽管原先的计划也反映了这些方面的因素，但仍是以基因为基础的，仍有基因决定论的身影。"我们所有人研究项目"与"精准医学先导队列项目"相比，就更贴近客观现实了。名称的更改，意味着将基因的作用置于人体生命和健康整体全方位因素中思考，意味着要从基因与环境、心理、社会相结合的视域看待疾病与健康，是从生物医学迈向生物心理社会医学的重要一步。

"我们所有人研究项目"将招募由至少 100 万美国人构成的多样化人群，从而加速生物医学研究和改善健康。该研究项目的目的是使参与者能够获得研究结果，而且目前正在开发用于生成数据、访问数据以及使经过批准的研究者能够广泛获得数据的新方法。"我们所有人研究项目"从 2018 年 5 月开始招募参与者，目前在 340 多个招募中心构成的网络中招募 18 岁或以上的参与者。方案中包括以下要素：健康问卷、电子健康记录（EHR）、身体测量值、数字健康技术以及生物样本的采集和分析。截至 2019 年 7 月，已有 175000 多名参与者提供了生物样本。其中有 80% 以上的参与者是来自既往生物医学研究中未得到充分代表的人群。该研究项目已经在 34 个中心收集了 112000 多名参与者的 EHR 数据。"我们所有人研究项目"数据库有助于研究者考虑生活方式、社会经济因素、环境和生物特征的个体差异，从而推进精准诊断、预防和治疗。

纵向队列研究通过明确疾病自然史、识别危险因素和揭示新生物标志物等方式改善了人类健康。基因组学和生物传感器的进展为疾病的精确分类奠定了基础，这可能有助于指导预后、改进现有疗法并协助开发新疗法。最重要的是，基因组分析领域的进展有助于识别个体患者疾病的基础病因。然而，许多努力受到了以下几方面的阻碍：样本量不足和参与者缺乏多样性，数据访问方面的限制性规定，或者未能全面收集基因型和表型数据。总体而言，这些困难拖延了取得医学发现的步伐、降低了研究结果的普遍适用性、阻碍了结果的再现性并导致了错误解读。人群研究需要大样本量和高粒度表型数据，此类研究得益于接触到了不同血统的患者人群。"我们所有人研究项目"将努力提供这些数据。该项目的核心目标是招募至少 100 万参与者，这些参与者要同意以下几点：共享电子健康记录数据、提供用于基因组学和其他实验室评估的生物样本、对调查作出回复以及接受标准化的身体测量。参与者还将有机会提供来自传感器和移动式医疗设备的数据，并有机会参与未来的研究。因此，"我们所有人研究项目"将为前瞻性、回顾性和横断面分析提供数据。该项目于 2018 年 5 月启动；一年后，招募人数已达到 100 万人这一目标的 1/5 以上。

参与者特征："我们所有人研究项目"努力从既往和目前在生物医学研究中未得到充分代表的人群招募参与者；这些人相对而言通常较难获得良好医疗。因此，人种、族群、年龄、性别、性别认同、性倾向、残疾状况、医疗服务可及性、收入、受教育程度和地理位置都是考虑因素。因为人种和族群身份的含义超越了基因构造层面的意义，因此努力收集决定健康的其他社会和行为因素。来自未得到充分代表的人群的参与者在本项目中将优先进行身体测量和生物样本采集。对于采集生物样本的参与者，在人员构成方面设定了以下目标：45% 以上来自少数人种和族群，75% 以上来自未得到充分代表的人群。

"我们所有人研究项目"并不关注任何特定的疾病或健康状况。纳入一系列疾病的患者将有助于在各种环境、社会、基因组和经济背景下系统性地研究疾病结局、药物疗效以及其他治疗方法（表 1-3-1）。

"我们所有人研究项目"的初始概念提出之后，参与者一直参与了该计划的成形过程。在先导性研究的指导下，该项目资助了一个由 22 个社区合作伙伴组成的网络，旨在吸引不同的人群和医务人员。"我们所有人研究项目"目前正在招募有能力提供知情同意的成人（≥ 18 岁），并且正在制订使儿童和青少年以及认知障碍者也可参与该计划的研究方案。

表 1-3-1　纳入的疾病类型及估计的患病率和发病率

Disoase	Estimatedprevalent cases	Estimated incident cases		Total in 10years
		5 years	10 years	
Essential hypertension	360794	99963	231165	591959
Type 2 Diabetes	135658	40411	94493	230151
Depression	110091	40133	91893	201984
Atrial fibrillation	78272	35047	56292	134564
Chronic renal failure	74700	28944	49926	124626
Congestive heart failure	73723	21315	40322	114045
Asthma	62149	17292	44036	106185
COPD	48728	15396	33584	82312
Rheumatoid arthritis	45835	11466	23875	69710
Myocardial infarction	39273	14981	27112	66385
Epilepsy	33426	4161	11248	44674
Thrombosis	26746	11559	21169	47915
Breast cancer（female）	20470	12068	21382	41852
Stroke	16016	8969	15598	31614
LupuS	14659	3283	6738	21397
Prostate cancer	13861	6241	13848	27709
Dementia	13373	7028	9656	23029
Lung cancer	11432	2866	4828	16260
Colorectal cancer	9407	3745	6844	16251
Abdominal aortic aneurysms	8729	2451	5518	14247
Melanoma	6109	2727	3873	9982
Parkinson's disease	4311	2127	4032	8343

　　研究方案概述：参与者通过"我们所有人研究项目"网站（https://joinallofus.org）或智能手机应用程序进行数字化注册。电子同意书模块包括解释性视频，以及简短文本、图解和形成性问题（formative question）。并且会向答案不正确的参与者提供正确答案（包括解释）。完成同意书模块并注册后，参与者将接受几项基线健康调查，每项调查预计可在约 15 min 内完成（表 1-3-2）。适合的情况下，调查采用了来自其他大型队列调查的、经过验证的工具和问题。所有问题在应用之前均通过认知测试和在线测试的方式在不同人群中进行了评估，相关研究方案之前已经发表 11。调查有英文和西班牙文两种版本，提供给参与者的所有内容都是针对五年级阅读水平。

表 1-3-2　研究者可从"我们所有人研究项目"获得的数据 *

数据来源	详细说明
目前的数据来源	
健康调查	初始调查包括关于社会人口统计学特征、总体健康、生活方式和用药情况的信息，后续模块涵盖个人病史和家族史以及医疗服务可及性
身体测量	研究方案中列出的测量项目包括血压、心率、体重、身高、体质指数以及臀围和腰围
生物样本†	血液和尿液样本（用于检测 DNA、RNA、无细胞 DNA）、血清和血浆。如果无法获得血液样本，则采集唾液样本
电子健康记录	初始采集的结构化数据包括计费代码、用药史、实验室结果、生命体征和来自医疗机构的就诊记录。记录涵盖的范围将扩大到描述性文件。先导性研究目前正通过 Syncfor Science 和其他医疗数据收集机制对数据收集进行测试
数字健康信息	数据可从参与者所拥有的兼容装置（如 Fitbit 运动手环）采集。对其他装置及与健康应用程序之间的链接所做的先导性研究目前正在探索中
未来的数据来源	
健康调查	正在开发其他模块，包括对健康状况的社会行为决定因素所做的调查
生物检测	对基因型分型和全基因组测序所做的先导性研究预计将于 2020 年年初开始。计划对生物检测开展更多先导性研究
医疗理赔数据	正在开发理赔数据（包括计费代码和用药数据）的应用系统
地理空间和环境数据	这些数据包括地理空间与天气、空气质量、污染物水平和普查数据等指标之间的链接。正在考虑对暴露水平进行检测和传感器测定
其他来源	正在考虑来自社交网络（例如推特信息）的自愿提供的数据，以及其他生物样本

　* 表中列出了该队列在每个时间段的预期参与者人数。每个单元格中的加号数量表示在估计的时限内，每项目标的预计相对实现程度。

　† 示范研究计划是"我们所有人研究项目"开展的科学研究，旨在证明"我们所有人研究项目"数据集和平台的质量、效用、效度和多样性。在这些研究计划中，将进一步明确人群和数据特征，并对数据进行评估，从而确定已知的关联可否再现。

　　"我们所有人研究项目"取得成功，前提是对参与该计划的各方均有价值：参与者、医务人员和研究者。与参与者建立真正的合作并使该研究计划对其有价值是参与者长期留在该计划中以及从不同人群继续招募参与者的关键。"我们所有人研究项目"必须抵御网络攻击，并有效传达在法律和程序上采取的隐私保护措施，如《21 世纪治愈法案》中的保护措施。该计划还必须在提供丰富资源和有效工具的同时尽可能降低对医务人员和研究者的负担。

　　英国生物样本库、百万退伍军人计划（Million Veteran Program）、中国嘉道理生物样本库（China Kadoorie Biobank）等国家资源和其他研究团队已经展示了非常大型的研究队列在取得生物医学发现方面的能力。"我们所有人研究项目"也从美国国家儿童研究（National Children's Study）面临的挑战中吸取了教训。这些挑战包括需要明确的科学目标和领导力，需要对具体模块进行先导性研究并在研究完成后迅速实施，以及需要明确的招募目标。"我们所有人研究项目"的独特之处包括关注多样性、全国性规模和可及性，以及向参与者返回数据。通过从 EHR "被动"收集数据，并与其他数据源建立链接的方式，我们应该能够收集到丰富的信息，并以较高的成本效益确认参与者的结局。

有可能的情况下，"我们所有人研究项目"的软件和资源都将免费供其他研究者使用。研究环境和访问模式旨在推动开放、协作和可再现的科学研究。"我们所有人研究项目"正在各中心和 EHR 供应商之间协调 EHR 数据，并且核对其他数据（如经验证的调查和研究指标），从而形成一个通用数据模型，以便加快研究的互操作性，并推动大规模研究（如机器学习应用）。

"我们所有人研究项目"面临着实质性挑战。要接触到居住在农村地区或远离招募中心的人，可能需要另外的招募方案，如不再采集血样分析 DNA，而是邮寄试剂盒，并通过试剂盒采集唾液样本。从直接志愿者收集 EHR 数据的技术还处于初级阶段。对 EHR 数据各要素的协调可能面临一定挑战，但也有成功的先例。

自 2015 年以来，美国国会已经为"我们所有人研究项目"拨款 10.2 亿美元；其中包括为以下各项提供的资金：截至 2019 年的现有全部资源、初始基因组测序、初始生物检测，以及为返回结果的参与者建立的全国范围的遗传咨询资源。《21 世纪治愈法案》授权截至 2026 年再追加 11.4 亿美元。

一些研究者提出了该计划面临的其他挑战，或者对该计划的效果以及更广泛的精准医学表示了质疑。因为"我们所有人研究项目"在设计时并未采用正式的统计抽样方法，因此它在一些流行病学研究中的应用可能有限。EHR 数据可能零散、不完整和不准确；然而，在某些情况下，此类数据已被证明是获得新发现的强大而高效的工具。不太可能将生物学和环境学发现迅速转化为健康改善，并且"我们所有人研究项目"也面临着不属于其直接涵盖范围的挑战，如医疗服务和不同的医疗保险。因此，正在开展旨在达到以下目的的研究：评估测量结果、指导方案的制订，以及检查数据的质量和实用性。这些示范研究计划将比较不同中心和不同类型数据（如 EHR 和调查信息）提供的信息，并将已知的基因型 – 表型和疾病 – 暴露关联作为阳性对照进行检验。

存在关联不一定意味着存在因果关系；然而，如果将前瞻性收集的测量结果与孟德尔随机化和全基因组多基因风险评分等方法相结合，可能有助于了解因果关系，并且对于未来的临床试验具有医学实用性，而未来的临床试验也可以利用"我们所有人研究项目"来招募参与者。怀抱以下期望：明确危险因素和生物标志物（包括环境暴露、习惯和社会决定因素）之后，可以通过更高效且准确的诊断和筛查、对多样化人群的更深入了解、现有疗法的更合理应用和新疗法的开发来改善人群健康。

（三）我国大型队列研究进展

我国的前瞻性人群队列研究起步较晚，数量不多，研究分散，规模多数较小，且缺乏长期、稳定支持，随访时间短。20世纪90年代起陆续开展了一些前瞻性队列研究，其中具有一定规模的人群队列如下。①重点关注肿瘤：上海纺织女工乳腺癌自检试验队列、林县一般人群试验队列、浙江省饮水与结肠直肠癌研究队列等；②重点关注心脑血管疾病：第三次全国高血压调查随访研究队列、中国多省市心血管病前瞻性队列研究、江西农村中老年人群脑血管疾病队列等；③重点关注特殊职业暴露：苯暴露与肿瘤研究队列；④重点关注出生缺陷、儿童早期生长发育：基于"中美预防出生缺陷和残疾合作项目"的三省围产保健监测系统建立的出生队列。目前，上述队列多数已停止随访。

近10年来，我国陆续建立起若干前瞻性人群队列，规模更大、研究内容更为广泛。其中具有一定规模且随访一段时间的队列多以常见病为主。①重点关注主要慢性病：分别于1986年和1996年建立的上海男性健康队列（6.2万人）和上海女性健康队列（7.5万人）、1992年建立的11省区市心血管发病前瞻性队列（2.7万人）、2004年启动的中国慢性病前瞻性研究（China Kadoorie Biobank，CKB）（51.3万人）、2007年启动的泰州大型人群健康队列（20万人）等；②重点关注老龄化相关问题：中国健康与养老追踪调查（China Health and Retirement Longitudinal Study，CHARLS）（1.7万人）；③重点关注营养健康：1989年开始的中国健康与营养调查队列（China Health and Nutrition Survey，CHNS）（1.9万人）；④重点关注生命早期环境暴露与出生缺陷、儿童发育和疾病：中国安徽出生队列（1.3万人）、湖北同济出生队列（2.4万人）等。总的来说，基于中国人群开展的前瞻性研究仍然较少，现阶段随访时间仍然较短，可产出的高质量人群病因学证据仍然有限，大多数国人相关的病因学证据仍然停留在病例对照研究、病例系列研究和横断面研究等因果证据强度较低的设计。近年来，在国际有影响力的学术期刊上发表的人群流行病学研究论文多数是基于前瞻性人群队列；而我国相当一部分研究工作和科研经费的投入仍然处于低水平重复，直接限制了我国的学科发展和研究成果的国际影响力。

（1）中国慢性病前瞻性研究：2004年，中国疾病预防控制中心（项目Ⅱ期改为中国医学科学院）与英国牛津大学合作启动了一项大型的中国慢性病前瞻性研究项目。项目目标为调查主要慢性病及相关危险因素状况，通过长期随访，探讨环境、个体生活方式、体格和生化指标、遗传等众多因素对复杂慢性病或症状的发生、发展的影响。

项目现场包括农村和城市各5个地区，所选研现场全面考虑了地方疾病谱、风险因素暴露、人群稳定性、死亡及疾病登记质量、健康保险覆盖度以及当地政府的配合度和管理能力。2004—2008 年完成募集和基线调查，年龄在 30~79 岁、具有知情同意书和完整基线调查数据的调查对象共 512891 人。项目于 2008 年和 2014 年对约 5% 的队列成员各完成一次重复调查，了解结局影响因素的长期变化趋势。针对全部队列成员的长期结局随访监测工作在队列成员参加基线调查后 6 个月开始；截至 2015 年，已经累计观察 400 余万人年。除了利用各地卫生部门现有的常规疾病死亡和发病报告体系及委托社区工作人员主动接触外，项目还通过与医保数据库连接，系统了解特定随访期间内发生的所有住院事件。医保系统信息收集已经成为补充常规发病、死亡监测的重要且有效的途径。为了保证长期结局事件监测工作的质量，项目还陆续启动了主要慢性病病种发病事件的病例复核工作，通过收集病历资料，判断报告和诊断的准确性，了解病例的真实性。

作为世界上生物学样本存储规模居于领先地位的 CKB 项目样本库，存储着项目 51 万余人的基线调查和两次重复调查的全部样本，存储规模达到 58.8 万份。项目样本库质量安全管理体系日益完善。建库以来，样本库严格按照样本储存空间、温度、电源、网络、报警、监控等各项标准进行基础部署，实时对每台样本存储设备的温度变化进行记录和监控，建立突发情况应急处理预案，保证样本存储安全始终处于合理可控范围，从而实现样本安全存储和质量管控。项目实现了样本存储管理的全程电子化，通过样本采集、分装、转运跟踪、接收、定位、储存等一系列电子化程序和软件系统对项目所有样本实施全方位监管，从而最大限度减少人工操作产生错误的可能性。

CKB 项目具有 50 余万人的超大规模，建立有存储量世界领先的生物样本库，覆盖我国东北、西北、华东、华南和西南具有不同经济发展水平、社会文化背景以及暴露谱和疾病谱的城乡地区，与当地疾病和死亡监测系统有机整合，极大提高了疾病监测能力。CKB 项目为我国转型期社会人群健康状况的发展和变化、疾病谱的改变及影响因素研究提供了宝贵的人群现场；如果可以得到足够的经费支持、长期维持队列，随着随访时间的延续，必将成为我国人群复杂疾病机制及防治研究不可或缺的重要基础性资源，为制定重大慢性病防治策略和指南提供本土高质量的病因学证据。

（2）泰州人群健康跟踪调查：泰州人群健康跟踪调查（Taizhou Longitudinal Study，TZL；简称"泰州队列"）于 2007 年在江苏省泰州市中国医药城启动，是由我国著名流行病学家俞顺章教授和遗传学家金力教授等领衔，以泰州全市 500 万居民为框架人群，建设而成的大型自然人群队列及人类遗传资源库，旨在探索中国经济转型期重大慢性疾病流行病学队列研究需要解决的关键问题，阐明环境和遗传因素与疾病的发生、发展、治疗和转归的关系，为制定慢性病预防和控制对策，开发新的治疗和干预手段提供科学证据。队列目前已招募了 20 万志愿者，平均随访时间超过 10 年，今后将继续建设成一个使泰州人群受益，为转化医学服务，促进中国人群健康的公共科研平台。

泰州市地处南北人群交会点，人群稳定、大小适中，一方面包含了中国人群代表性遗传结构的特征，另一方面也反映了我国经济转型期的环境与社会特点，是理想的队列研究地区。"泰州队列"在建设过程中得到了复旦大学和泰州市政府长期的大力支持，在中国医药城成立了复旦大学泰州健康科学研究院，现已建成了 50 余人的稳定团队，专注于队列建设、研发与管理，保障了队列能够长期稳定发展，对队列建设和队列质量的提高具有重要意义。

目前"泰州队列"已在泰州市下辖的海陵区、医药高新区 / 高港区和泰兴市等区域采集了 20 万人群规模的表型数据以及 200 余万份的生物样本。"泰州队列"是我国完全独立拥有知识产权、人类遗传资源使用权，不依赖于国外技术力量的大型中国人群研究队列，具备了"人类遗传资源采集、收集、买卖、出口、出境审批"资质，并被纳入国家"十三五"精准医学研究计划，成为中国百万人群队列计划的主要组成部分。

基线调查："泰州队列"采用三阶段分层抽样的策略招募人群（图 1-3-6）：首先，选取泰州市三个区县（海陵区：以城镇人口为主、医药高新区 / 高港区：以城乡接合部人口为主、泰兴市 – 以农村人口为主）的乡镇和街道；其次，从选择的乡镇街道内选取部分社区 / 村庄；最后，对所选取社区 / 村庄内 20 ~ 80 岁符合纳入标准的居民进行招募和基线调查。预调查及第一阶段基线调查（2007—2011 年）完成研究对象招募约 10 万人，队列持续至今已累计完成 20 万人群规模的基线调查，并进行持续随访调查。

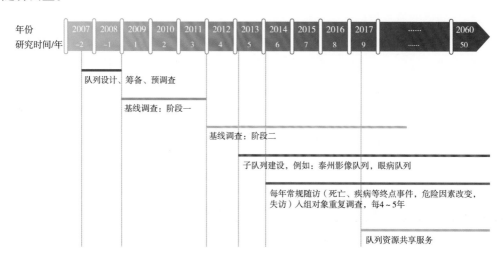

图 1-3-6 "泰州队列"采用三阶段研究时间线

基线调查中表型收集内容和流程主要包括：①查对象受访登记，签署知情同意书；②生物样本采集：血液、尿液、粪便、唾液等；③体格检查：身高、体重、血压、腹部超声等；④流行病学问卷调查：一般信息、居住史、饮食、体力活动、睡眠精神方面、疾病史、家族史等；⑤实验室检测：生化检查、粪便隐血等；⑥向调查对象反馈检测报告。

随访监测："泰州队列"构建了实时、高效的随访系统，通过对接医疗卫生、公安、民政等信息系统的常规监测途径，以及主动调查访视的模式收集全队列调查对象在随访期间的疾病发病、死亡、户籍变动和环境暴露等情况，分析和评估居民期望寿命、生命周期健康状况、过早死亡率等指标，为实施慢性病综合防控战略提供支撑（图1-3-7）。

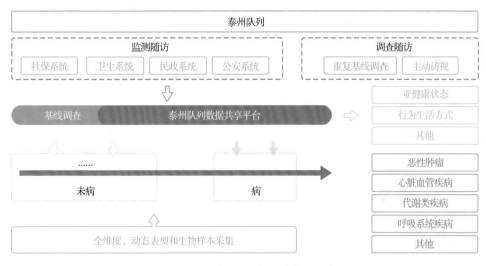

图 1-3-7　"泰州队列"随访监测系统

泰州脑影像队列（Taizhou Imaging Study，TIS）为开放式前瞻性队列研究，以代表性农村地区健康中老年人群为研究对象。重点关注痴呆、脑血管病、骨质疏松等慢性病，研究内容包括但不局限于：描述中国农村中老年居民轻度认知障碍、痴呆和大脑结构改变（包括脑小血管病）、骨质疏松的患病率，监测事件的发生、发展、转归；探索上述疾病的危险因素、病因、生物标志物、早期识别及干预措施。TIS 收集了调查对象的多维表型数据，包括详细的流行病学问卷、体格检查、神经认知评估、嗅觉与运动功能评估、多种临床检查（如多模态脑 MRI、颈动脉超声、心电图、动脉硬度和骨密度），多种类型生物样本并产出了包括基因组、代谢组和宏基因组在内的多组学数据，并按照每 5 年进行一次重复调查、每 1 ~ 2 年进行一次认知等功能评估，对他们进行持续跟踪调查。TIS 为监测自然人群脑动脉硬化与认知衰老进程、评估生活方式、多组学特征改变等与疾病进展的关联、探索血管病变在认知障碍中的机制、开展临床干预实验等提供了资源支撑与研究现场，作为痴呆和脑血管疾病研究的一个新范式，以精细的流行病学、社会文化、神经影像学和组学数据，为中国人群的痴呆研究提供了宝贵资源（图1-3-8）。

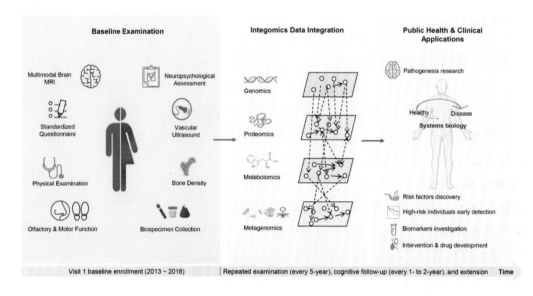

图 1-3-8　泰州脑影像队列研究设计框架图

我国是"肝病大国"，以慢性乙肝为代表的慢性肝病给我国造成了严重的疾病负担。近年来，随着居民生活方式的改变，非酒精性脂肪肝（NAFLD）的患病率逐年上升，泰州市成年居民 NAFLD 患病率由 2018 年的 20.8% 上升至 2020 年的 28.6%，已达到西方发达国家水平。NAFLD 患病率的快速上升带来的是其相关肝癌的疾病负担的显著增加。因此，在继续降低乙肝病毒感染的同时，对 NAFLD 实行有效防控，并通过加强对 NAFLD 相关肝癌的研究，提升对其危险因素的认识以降低其发病率，将成为新时代下我国肝癌防控的重点。该项目纳入 2018 年 7 月至 2022 年 7 月进入泰州队列基线的约 4.5 万名研究对象，建立泰州肝病研究子队列，旨在通过队列研究的形式，借助流行病学和多组学研究方法，探索 NAFLD 进展过程中的分子事件和生物标志物，助力针对脂肪肝的特异度药物和风险预测模型的研究与开发，进一步在人群层面降低其健康危害。该队列的建立，不仅改变了国内目前尚缺乏基于自然人群的肝病队列的现状，可积累宝贵的肝脏相关表型的数据资源，又可为慢性终末期肝病的高危个体识别、预防及干预措施的开发提供科学依据和技术支撑，也是为泰州乃至全国百姓的健康提供福祉（图1-3-9）。

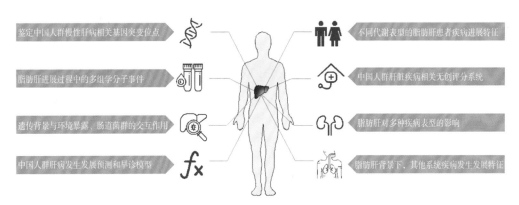

鉴定中国人群慢性肝病相关基因突变位点

脂肪肝进展过程中的多组学分子事件

遗传背景与环境暴露，肠道菌群的交互作用

中国人群肝病发生发展预测和早诊模型

不同代谢表型的脂肪肝患者疾病进展特征

中国人群肝脏疾病相关无创评分系统

脂肪肝对多种疾病表型的影响

脂肪肝背景下，其他系统疾病发生发展特征

图 1-3-9 泰州肝病研究队列概念图

样本管理："泰州队列"目前已积累了标准化采集且具备多表型数据信息的生物样本 20 余种，包括血样及血液制品、尿液、唾液、粪便、DNA 等，建成了占地近 1000 m² 的生物样本库，已成为我国单一地区最大遗传资源平台之一。样本库设置自动化存储区、液氮存储区、超低温冰箱区、常温存储区、4℃ 操作区、-20℃ 冷库、样本接收处理区、办公区等功能区域，拥有 108 台 -80℃ 超低温冰箱、20 台液氮罐与 2 个 -20℃ 的冷库。样本库拥有各类保障设施，满足样本存储与管理功能、消防、安全、通风、洁净等多方面的要求，配备了温度监控、氧浓度监控、视频监控、双电路系统、数据安全保障系统等一系列安全措施，以保证样本的长期安全保藏；同时采用数字化管理体系搭建了电子化实体遗传资源管理平台，精细化进行样本资源的管理，实时动态地掌握资源平台的出入库、库存和环境信息。

这些年来，围绕大型人群队列研究，"泰州队列"持续产出大量科研成果，获批 16 项国家级、13 项省市级项目，承担和支撑 40 余项国家级重大科技项目，与国内外数十家机构开展合作，在 Cell、Nature 等国际期刊上发表高水平论文 200 余篇，申请 6 项专利和 12 项软件著作权，出版 4 部队列建设相关专著，填补了国内人群队列研究的多项空白，为我国大型自然人群队列建设工作提供了技术参考和实践经验。研究团队依托"泰州队列"，在癌症早期诊断、精准医学技术研发等领域取得了多项原创性成果，如研发了无创血检 ctDNA 甲基化技术，比临床诊断提前 4 年发现肿瘤"信号"，发现了可早期预测阿尔茨海默病的生物标志物及遗传+环境病因对食管癌的发病影响等，这些原创性成果为后续对相关疾病实施精准治疗提供了重要铺垫。2023 年年初，泰州研究院"健康大数据共智平台"正式上线，该平台将提供标准化队列数据采集、融合、管理、分析、共享等全周期、一体化资源共治与应用服务。

我国大型队列初具规模，在全国范围内奠定了队列研究的人群基础，积累了一定数量的生物标本资源，并且在国家项目支撑下，具备了建设大型队列的人才梯队和技术力量。然而，中国的大型队列研究刚刚起步，跟有多年积累的国外队列相比仍存在很多不足：①顶层设计不足，同时考虑多中心、多学科、多因素交叉的综合设计理念缺乏；②重复、分散建设，造成资源浪费，效率低下；③现有的队列多自成体系，队列共享性差，样本资源库和信息库建设欠规范，壁垒严重；④缺乏可持续发展机制，投入不足，难以长期维持发展。

为了解决以上问题，建立基于我国人群的大型队列平台，支撑精准医学发展，2016年科技部将"精准医学研究"纳入国家重点研发计划的重点专项，并上升为国家战略。该重点专项旨在建设大规模人群队列研究，内容涵盖了百万人以上的国家级大型自然人群健康队列、重大疾病专病队列和罕见病的临床队列，建立多层次精准医学知识库体系和安全稳定可操作的生物医学大数据平台。专项以我国常见高发、危害重大的疾病及若干流行率相对较高的罕见病为切入点，构建百万级自然人群国家大型健康队列和重大疾病专病队列，建立多层次精准医学知识库体系和生物医学大数据共享平台，突破新一代生命组学大数据分析和临床应用技术，建立大规模疾病预警、诊断、治疗与疗效评价的生物标志物、靶标、制剂的实验和分析技术体系，形成重大疾病的"精准防"诊治方案和临床决策系统，建设中国人群典型疾病精准医疗临床方案的示范、应用和推广体系，为显著提升人口健康水平、减少无效和过度医疗、避免有害医疗、遏制医疗费用支出快速增长提供科技支撑。专项首批立项项目涉及"生命组学研究""大型队列建设""精准医学大数据"和"疾病精准防诊治方案"这4个重点任务。2016年年初和2017年年初，国家分别启动了两批国家重点研发计划"精准医学"专项评审工作，共审批96个项目383个课题，落实安排的中央财政经费共计11亿元。受资助的项目目前已取得了一定进展。

由西安交通大学领衔的西北地区12万自然人群队列项目，该项目立足西北，辐射全国，已在我国西北五省、多民族地区（陕西、新疆、宁夏、青海、甘肃）建立了涵盖西北全域各类自然人群社会生活信息和生物样本的大规模自然人群队列研究平台。研究平台已收集西北地区多民族12万人的基线数据以及超80万份各类生物样本。目前慢性病相关因素的复杂关联路径、潜在发病机制、代谢组学、卫生经济学评价等方向的研究工作正在有条不紊地开展。研究平台将从宏观和微观视角系统揭示慢性病的发生发展过程，明确慢性病病因及作用路径，从遏制病因切断作用路径角度为制定慢性病一级预防措施提供线索。同时结合现代卫生经济学分析方法，系统评估慢性病防控策略实施的成本与收益，从经济角度为慢性病宏观防控策略的制定提供依据。建立大规模人群队列研究平台将为遏制慢性病发展趋势提供西北方案。

2017年四川大学联合西南地区15家单位共同启动了西南区域自然人群队列（西南队列）的建设。该项目在统一标准与信息化共享的基础上，基于社区人群，建成了

10万成年人队列与2万人的出生队列,收集并分析了西南区域多民族慢性病相关问卷、体检及生化指标等多维度信息,为我国西南区域多民族地区慢性病防控研究提供了多中心、高质量、大规模队列研究平台,丰富了我国百万级自然人群队列的自然环境多样性、文化多样性和遗传多样性。西南队列项目组在统一标准与信息化共享的基础上,基于社区人群,建立了具有西南区域特色的十万人级多中心自然人群队列,并对队列人群长期随访。根据西南区域特点,下设4个子队列:少数民族聚居地世居自然人群队列(少数民族队列:分布在云南省和贵州省少数民族区域,包括西南区域主要少数民族——彝族、白族、苗族、布依族、侗族)、高海拔地区世居高原自然人群队列(高原队列:分布在西藏自治区、云南省和四川省的高原地区,包括高原汉族与藏族人群)、四川盆地大气重污染区域自然人群队列(盆地队列:分布在四川省和重庆市重污染城市区域,均为汉族)以及出生队列(分布在四川省、重庆市和贵州省城市地区,均为汉族)。该项目将从高质量追踪随访,基于国家健康战略需求开展特色研究,深入开展环境 – 基因交互及多组学研究,稳步实现数据开放和推动高质量合作四个方面持续推进队列建设。由于多民族人群的特异环境行为暴露特征,队列研究成果预期具有两方面突出价值:揭示中国人群(尤其是多民族)的新多维易感特征;发现新的慢性病干预技术与策略。

由北京大学公共卫生学院牵头,联合北京大学健康医疗大数据国家研究院和《中华流行病学杂志》共同搭建的中国队列共享平台项目(China Cohort Consortium,CCC)于 2017 年 10 月 13 日正式启动,网址为 https://bjmu.edu.cn。此项目旨在通过基础架构的建设,把已有各个队列资源进行规范化的信息展示,建立多层次、立体化的合作策略和数据共享机制,为公共卫生和临床研究的发展提供新的合作渠道和数据来源,形成共享、共建、共生、共赢的队列数据生态系统。截至 2020 年 10 月,已经有来自全国 32 家单位的 63 个队列研究加入平台,成立了 11 个研究工作组,涵盖了慢性病、职业病、妇幼健康、老龄健康等多个研究领域。中国队列共享平台建立多层次立体化的合作策略和共享机制,形成包括信息管理、信息交互、工具开发和知识支持在内的多功能信息整合平台。平台将为公共卫生和临床研究的发展提供新的合作渠道和数据来源,形成共享、共建、共生、共赢的队列数据生态系统。

由于中国的国情、种族、发病病种等与英美国家的巨大的差异,中国在精准医疗领域有着“本土需求”。美国主要是围绕着基因组、蛋白组等方面的检测,也就是围绕分子生物学的特性,针对个体化的病理特征进行治疗;而中国所关注的是系统化的,全过程、全要素、全局性地对医疗过程和临床实践进行优化。我们现在已经有一定基础,需要做的是携手相关利益方,解放思想,踏出一条中国具有中国特色的路。一旦我们大量尘封的生物样本资源能够得到利用,必将对我国以及世界的生物医药、人民健康带来翻天覆地的升级。

（四）大型前瞻性队列研究与数据科学

（1）大型人群队列研究的数据特点：大型人群队列研究的数据具有大数据"4V"的部分特点。首先是样本量较大，一般从几万到几十万不等，随访时间长达十几年甚至几十年，积累了海量的研究数据，即具有大数据容量大的特点。近些年，随着生命科学和现代信息技术的迅速发展，基于队列研究建立生物样本库已成为流行趋势。队列研究进一步整合基因组学、表观组学、蛋白组学、代谢组学等多维度数据，数据量迅速扩大。这些海量、多维度数据的积累将更好地帮助我们理解疾病发生、发展的生物学机制，促进以大型队列为基础的系统流行病学研究的发展，逐个破解威胁人类健康主要疾病病因通路中的"黑匣子"。

然而，与大数据低价值密度、大量无意义的冗余、垃圾数据不同。大型人群队列建设是一项长期复杂的系统工作，研究者在研究初期制定严谨、可行的研究设计方案和实施计划，在现场调查和数据收集过程有严格的质控措施。因此，研究对象具有较好的代表性，研究数据通常具有较高的质量和真实性，能更好地解释数据背后的规律和因果关系。

大型队列的数据也具有多样性。从近些年的发展趋势来看，队列研究的暴露因素从传统的职业、环境、饮食等因素扩大到遗传、行为、心理、社会、生态等各个方面。随访数据获得方法也从传统的主动调查，发展到与现代医疗、社会保障体系、公共安全体系以及生命统计和疾病监测体系等现有数据平台联网与整合，获取调查对象的各种结局的信息。因此，大型队列研究数据具有足够充分、完整的信息，可以开展具有相当广度和深度的大数据分析和科学研究。

此外，队列研究在实施过程中，自身也产生了一系列辅助化的数据，如项目管理记录、系统运行日志、仪器设备调度和运行记录，这些也可以作为队列研究数据的有效补充。

（2）大型队列研究的数据结构特点：大型队列研究作为精准医学研究资源平台，除了主动收集高质量的研究数据外，还保持与其他数据互通互联的特性，这也是数据科学与其结合的生发点。随着医学大数据和精准医学的深入结合，队列研究数据逐步实现与生物大数据、临床大数据和健康大数据的整合，包括与多组学数据、电子病历与健康档案数据、医学检验与影像学资料、公共卫生监测、个体智能设备与互联网健康数据等多源异构数据的对接，甚至与地理、气象、交通等数据的互通。

虽然传统队列研究的数据结构多以关系型数据库为主，但大型队列研究收集的数据类型多样，兼有结构化、半结构化和非结构化数据，如现场调查的影像、调查录音、检测仪器产生的结果文件和日志等，需要采用数据科学的方法进行提取和标准。同时，由于数据量较大，需要考虑数据存储和检索效率，以及分析利用的便利性，需要更为高级的数据库手段来实现日常管理和科学研究的需要。

与大数据不同的是，大型队列研究通常在实施前具有详细的研究设计、翔实的实施方案和备忘文档。对实施过程中的常规专项工作，研究组通常通过制定内部操作规范（IOP）和标准操作流程（SOP），确保操作的统一性，也便于研究组内传递和共享。同时，大型队列作为优秀的科研资源平台，容易吸引国内外高水平的研究者积极参与，产出高质量的学术论文，并有成熟的技术整理出版，详细介绍数据收集和测量方法、处理过程和规则。这些文档都有利于队列数据的标准化和合作共享。

（3）数据科学在大型队列研究的应用：数据科学的生命周期分为收集（capture）、维护（maintain）、处理（process）、分析（analyze）和交流（communicate）5 个阶段，分别与大型队列研究的不同实施环节相结合，产生不同的工作内容。在大型队列研究数据收集阶段，数据科学可以采用计算机技术手段辅助数据获取和录入，提高信号接收和数据提取的效率和准确性，采用统计学方法加强现场数据收集的监测和质控，从而获得海量、多样且准确的结构化和非结构化数据。在数据处理阶段，设计高效、合理的数据库架构，对多源、异构数据的清洗、标准化和存储，最终形成满足数据分析需要数据，导出到统一的数据平台，是数据科学的独特优势。在数据分析阶段，既可采用传统的统计学方法描述数据的特征，也可通过数据挖掘和机器学习等大数据方法进行数据聚类分组、数据建模预测、文本挖掘等，深入发掘队列数据背后的规律。在研究结果展示和交流方面，通过可重复性研究定期生成数据报告，开发数据产品，对数据结果进行可视化呈现，开展基于数据驱动的决策等。

（4）大型队列研究的数据管理规范：随着大型队列研究在医学研究中的作用日益显现，研究者在加大人力和物力投入的同时，仍缺乏对队列研究的建设和利用的全面、系统的认识，尤其是在数据管理方面缺乏实践经验。在中华预防医学会的倡导下，北京大学联合中国医学科学院和北京理工大学组织专门的撰写小组，凝练总结了十余年队列建设的成功经验，完成了《大型人群队列研究数据处理技术规范》和《大型人群队列研究数据安全技术规范》。这两个团体标准对不同来源、不同类型的队列数据标准化、清理、质控、整合、数据隐私性以及数据库安全管理进行规范化要求，适用于目前在国内建立的或拟开展大型人群队列研究，包括大型自然人群队列、区域性人群队列、针对某一特殊疾病或基于特殊机构开展的人群队列，也可供规模相对较小的人群队列研究参考。

中国在近些年也意识到了数据的重要性。在政策层面，2018 年出台的《科学数据管理办法》提出，大力推进科学数据资源的开放共享；2019 年还发布了 20 个国家科学数据中心。就人类遗传资源利用而言，2019 年 5 月印发的《中华人民共和国人类遗传资源管理条例》，在划定"五条红线"的同时，也特别强调，要加强我国人类遗传资源包括保藏等基础平台建设，并要求促进数据的共享和利用。

（五）展望

大型队列是人类社会科技发展和物质资源积累到一定程度的产物，它的出现无疑开启了现代病因研究的新篇章。在各基金机构的支持下，顺应大数据时代的趋势，大型队列日渐获得关注，争论也随之产生，如对于罕见疾病，超大规模队列是否是解决样本量不足的唯一或最佳选择？大型队列是否真的能做到兼顾数据的数量和质量？在资源总量有限的前提下，大型队列对其他类型的流行病学研究将带来怎样的影响？流行病学研究者应该如何平衡"大而强"（bigger is better）和"小而精"（small is beautiful）？虽然大型队列在病因学研究中的价值目前面临以上质疑，但其作为强大研究平台的实用意义已得到了一致肯定。可以预期，随着精准医学的深入研究，大型队列研究将持续发挥作用，随着时间的推移，其对流行病学，乃至精准医学研究的真正意义必将逐步展现。

二、生物样本库

近年来，随着"健康中国"战略的提出，精准医学迎来了高速发展的黄金时代，生物样本库保存的生物资源及相关信息是转化医学和精准医学研究所需的关键资源。建立以本地人群为基础，大规模、智能化、信息化的生物样本库，成为当前医学研究的重要基础性工作之一。标准化生物样本库既是基础研究和临床研究的源头，又是实现分子诊断标志物及药物靶点大样本验证、快速实现转化及个性化精准医疗的关键环节。

（一）生物样本库定义

转化医学的战略资源——生物样本库又称生物银行，主要涵盖3个要素：①生物样本，即指按照标准化规范收集、储存的健康和疾病的生物体样本，包括器官、人体组织、血浆、血清、尿液、唾液或经过预处理的生物样本（DNA核酸、RNA核酸、蛋白质等）；②与生物样本相关的资料，包括临床诊断记录、病理检验、随访信息、知情同意书等；③对生物样本的质量控制、信息管理与应用。生物样本库的建立对疾病的研究和治疗有重要指导意义，能够促进生物、临床和制药业等领域的发展。

（二）建设生物样本库的意义

大规模生物样本库——通过长期稳定地搜集和整理储存而建立起来的生物样本库，对于了解相关疾病的缺失或突变基因与环境之间的交互作用，寻找更好的疾病防治的手段都具有重要意义。为转化医学提供数据支撑和研发资源，更早地预测病症，使风险评估和预防策略个体化，并支持基于人群的风险评估和预防策略。

一个完善的生物样本库及其配套服务设施，使研究技术和资源能够无缝衔接，为大规模、高通量研究提供了坚实的物质基础。不仅可以为基础及常规医学研究提供研究样本、完善的数据和场所，更可以为各种药物研发、诊断、医疗器械、生物制品等产品的研发提供可靠的生物资源、数据信息和分析监测服务，为应用研究成果提供孵化和放大的平台。这种研发模式具有效率高、成本低、周期短、结果可靠等优点，生物样本库对于推动研究成果快速转化为产品和服务，起到了不可替代的作用。

（三）国内外生物样本库现状

1. 国外现状

1987 年美国国家癌症研究机构建立了国家级的肿瘤生物样本库（CHTN），截至 21 世纪初美国生物样本库存储的样本数量已超过 3 亿份。欧洲建立了泛欧洲生物样本库与生物分子资源研究平台（BBMRI）、英国生物样本库、卢森堡联合生物样本库（IBBL）。此外，加拿大、澳大利亚、韩国、日本等国家也加快了生物样本库的建设步伐。

近年来，国外生物样本库逐渐向大型化、自动化、智能化及信息化方向迈进。例如，拥有 70 万例样本的 CHTN，由 6 所大型教学医院负责统一标准化的样本采集、存储及资料信息化管理。BBMRI 为网络型生物样本库，囊括了欧洲 30 多个国家的 200 多个机构，现存样本量已超过 5000 万份。UK Biobank 募集了 50 万名 40 ~ 69 岁的英国志愿者，保存了 1500 多万份生物样本，并跟踪记录这些志愿者余年中医疗档案的健康资料。

2. 国内现状

我国属多民族国家，人口众多，疾病种类及遗传资源较为丰富，同时兼具多样性和地方特色，为建设标准化、有价值的生物样本库奠定了坚实基础。自 1994 年中国科学院建立中华民族永生细胞库以来，我国建立了一批优秀的生物样本库，如"专家库""专病库""医院库""区域库"等，目前国内生物样本库多为专病型，涉及的疾病包括肿瘤、糖尿病、心血管疾病、神经系统疾病、血液病、免疫系统疾病和遗传性疾病等。此外，我国已建成首个国家级综合性基因库——深圳国家基因库，也是全球第四个建成的国家级基因库。

在生物样本库行业的迅速发展下，我国生物样本库的发展尚处于起步阶段。各生物样本库较封闭，缺乏有效的样本与信息共享机制，导致样本使用率低，投入大、产出少，不能形成可持续发展。低层次的重复建设，存在空间、设备、人员及维持资金的浪费，缺乏"集约化"理念。同时，缺乏标准化流程、质控体系和规范的信息化管理，临床资料残缺不全，伦理与法律制度不健全，生物样本库建设、管理、运行的专业人才匮乏，导致样本流失。

（四）生物样本库发展与展望

国内生物样本库建设起步较晚，自身造血能力普遍较弱，经济学意识缺乏，资源有偿服务体系及可持续发展机制尚待建立和完善。

要实现生物样本库的可持续发展，建设一个能带来显著社会效益和经济效益的资源平台，必须关注以下问题：①影响生物样本库市场运行的主要因素；②探索生物样本库的成本核算模型；③考虑可行的资金周形（如成本回收模式），以建立和完善一套良好的自身造血制度，从而确保生物样本库的长期可持续发展。

建设和维护生物样本库需要投入较多的成本，如要实现生物样本的资源价值属性、保障生物样本库可持续发展，需制定合理的生物样本有偿使用服务价值体系，收取生物样本资源的有偿使用费用，以用于生物样本库的运行和维护。实现生物样本资源的价值，形成以资源养资源的自身造血良性循环。

（五）结语

随着组学、转化医学和精准医学治疗等技术的飞速发展，我国生物样本库也逐渐步入快速发展时期。尽管我国具有样本资源丰富的优势，但实际利用率低。由于缺乏统一标准，各类生物样本库的建设和管理良莠不齐，在信息化、规模化、管理操作规范化及转化应用方面仍然落后于世界发达国家。如何根据国情建立适应行业发展与人民需要的生物样本库，充分整合和共享已有的资源，实现生物样本库的健康和可持续发展，是目前亟待解决的问题。

三、分子病理诊断

分子病理诊断，是指应用分子生物学技术，从基因水平上检测细胞和组织的分子遗传学变化，以协助病理诊断和分型、指导靶向治疗、预测治疗反应及判断预后的一种病理诊断技术。目前分子病理技术路线主要包括聚合酶链反应（PCR）、荧光原位杂交（FISH）以及高通量测序（NGS），不同技术路线各有优劣，其中 PCR 与 FISH 技术平台发展相对较为成熟。

（一）技术简介

（1）聚合酶链反应：利用碱基互补配对原理，特异度依赖于目标序列两端预设引物进行扩增，以定性或定量检测目标序列，其优势为可检测痕量核酸、病原体亚型、小片段的精细异常（如小片段插入 / 缺失、SNP 等），但该技术检测位点单一，仅能检测已知突变。

（2）荧光原位杂交：利用荧光特定标记的已知序列的核酸为探针，与细胞或组织切片中核酸进行杂交，从而对特定核酸序列进行精准定量定位，其优势为灵敏度高，特异度强，可在组织上实现原位检测，其劣势为只能检测几十 kb 以上片段的异常，不能检测精细异常（如小片段插入 / 缺失、SNP 等）。

（3）高通量测序：通过模板 DNA 分子的化学修饰，将其锚定在纳米孔或微载体芯片上，利用碱基互补配对原理，通过采集荧光标记信号或化学反应信号，实现碱基序列的解读，其优势为通量大，灵敏度高，能检测多种突变，其劣势为试验操作复杂，成本高。

（二）国际研究进展与应用

分子病理透过组织病理层面，从蛋白及核酸水平揭示疾病的本质，指导临床诊疗。因此自 20 世纪末开始，世界卫生组织（World Health Organization，WHO）将肿瘤分子特征写入越来越多的肿瘤（如软组织肿瘤、淋巴造血、脑肿瘤、肾脏肿瘤、肺癌等）分类标准，愈加强调了分子病理的重要性。2011 年，美国食品药品监督管理局（U.S. Food and Drug Administration，FDA）要求分子靶向药的申报需要与筛选其适用人群的检测试剂同文申报，并将后者称为"伴随诊断"。随着伴随诊断的提出，临床病理不再仅限于明确诊断，也通过分子病理诊断开始参与治疗环节。继曲妥珠单抗成功问世后，海外研究人员开始转向肺癌的分子分型，发现非小细胞肺癌可以根据驱动基因（*EGFR*，*KRAS*，*ALK*，*ROS1*）的不同进行分类，随之针对 *ALK* 重排的伴随诊断产品问世，*ALK* 免疫组化成为非小细胞肺癌的必检项目，*FISH* 可作为免疫组化的替代检测方法。同时，晚期非小细胞肺癌患者若携带 *EGFR* 敏感突变，可接受 *EGFR-TKI* 药物治疗，靶向药物耐药后的分子病理检测也是患者诊疗的必需环节，临床医生需要根据有无耐药突变发生及发生耐药机制的不同，选择后续治疗方案。自此，随着高通量检测技术的发展及应用，分子病理检测从单基因检测转向多基因检测，开始参与肿瘤全流程管理，有力地促进了精准医疗的发展。

（三）我国研究进展与应用

虽然国内分子病理在临床病理中的应用晚于国际脚步，但近十年，受国际研究潮流影响，国内关于肺癌、结直肠癌等的靶向治疗临床试验、基础研究如雨后春笋般涌现，促使国内分子病理蓬勃发展。北京协和医院病理科于 2011 年牵头成立国家病理质控评价中心（Pathology Quality Control Center，PQCC）分子病理质控组，每年组织全国分子病理质控工作，对全国院端或者第三方实验室的分子病理检测进行质量测评。如今，参评单位覆盖全国 29 个省市自治区，质控项目包括基于 FISH、PCR 及二代测序平台的检测项目。分子病理技术的应用及推广，使国内的分子病理水平得到了明显改善与提高，提升了国内病理学研究水平，国内多个病理学团队的研究成果被 WHO 收录，并参与 WHO 肿瘤分类书籍的编写。

（四）挑战与机遇

个体化治疗和靶向用药是未来医疗的必然趋势，分子病理作为临床病理的重要诊断依据，丰富并扩展了临床病理的内涵，随着医疗水平的提高和各种新技术的应用，分子病理学必将在未来的医疗领域里扮演越来越重要的角色。但是，分子病理学的发展依然面临很多挑战，如分子病理检测技术缺乏自主创新、分子病理检测法规制定及完善等。

四、人工智能辅助影像诊断

AI智能影像辅助诊断技术是人工智能与医学影像学深度结合的产物，它充分利用采集的影像数据及样本标签，借助高性能计算机等基础设施，整合先进的统计分析、人工智能等理论、算法和方法，训练具有性状（疾病）针对性的智能分析模型，实现全流程的智能医学辅助诊断。AI医学影像诊断在医学人工智能领域占有举足轻重的地位，特别是在智能影像识别、智能辅助个性化诊断、人机交互辅助诊断、精准治疗辅助决策等方面起到核心支撑作用。医疗数据中有超过90%的数据来自医学影像。相较于电子病历数据、电生理数据和基因组学数据等，医学影像数据更加直观明晰，在临床诊断和治疗中具有极其重要的价值。

（一）技术简介

AI智能影像辅助诊断包含两个层面：一是图像识别，应用于感知环节来获取患者重要生理病理特征精准信息，完成组织器官的定位、分类以及分割工作并将可疑位置进行标注，相当于为医生去除了干扰项，辅助医生提高其判读医学影像的效率；二是深度学习，应用于预测和分类，通过对大量的医学影像数据和诊断结果进行特定的多层神经网络训练，定量分析预测，降低临床漏诊误诊的概率。这两部分均是基于医学影像大数据所进行的数据上的挖掘和应用，其中深度学习是人工智能应用的核心环节。如果这两部分均得以实现将改写医学影像学在学科发展中的方向。

（二）国内外研究进展与应用

从人体结构来看，应用人工智能技术的医学影像诊断研究涉及脑部疾病（如脑血管疾病、精神类疾病）、胸部疾病（如心脏病、肺结节）、颈部疾病（如颈动脉检测、甲状腺癌）和眼部疾病（如糖尿病性视网膜病）等，其中脑部疾病和癌症病理是研究人员最为关注的方向。鉴于当前国内外医学影像智能诊断的疾病研究案例范畴，以下从肿瘤性疾病和非肿瘤性疾病两方面分别进行分析阐述。

（1）AI医学影像诊断技术在肿瘤性疾病中的应用：当前影像诊断智能化的研究集中于影像数据较为充足的病种，如肺癌、乳腺癌、前列腺癌、脑肿瘤、皮肤癌、甲状腺癌和胃癌等。应用智能神经网络模型对CT图像中肺结节的纹理特征进行观察训练，便可较为清晰地识别患者是否有肺癌隐患，进而量化分析肺癌的恶性程度，从而高效地进行辅助诊断。肺部结节和肺癌筛查的计算机辅助诊断（computer aided diagnosis，CAD）软件可以帮助放射科医生准确检出早期小肿瘤，降低医生工作强度和人为错误的发生率。Zadeh 等报道一种自组织映射和复值神经网络（CVNN）的混合计算智能模型用于检测乳腺癌，与临床诊断结果相比较，疾病诊断率分别为 94%和 95%，显示该模型的优越性及实用性。Ortiz-Rodriguez 等提出一种基于人工智能的早期乳腺癌检测技术，采用乳腺 X 线钼靶分析进行乳腺癌自动分类，训练并测试了广义回归人工神经网络，其恶性和良性肿瘤区分的准确率高达 95.83%。研究表明广义回归人工神经网络是乳腺癌检测的一个稳定且优越的系统。El-Dahshan 等提出一种利用磁共振自动辅助检测脑肿瘤的混合智能机器学习技术，训练图像和测试图像的分类准确率均为 99%，表明其显著的有效性。Varuna Shree 等开发了一种基于概率神经网络分类器对脑磁共振造影检测肿瘤位置的方法，结果在大脑 MR 图像中识别正常和异常组织的准确率接近 100%，证明该技术的有效性。Dong N 等提出一种深度学习框架，可以通过自动学习来提取高级别胶质瘤患者的脑磁共振图像，可以判断患者的生存时间。研究发现基于多模态卷积神经网络的人工智能 CAD 技术，在多参数磁共振中可以较准确地自动诊断前列腺癌。使用 CAD 软件也可以准确进行前列腺区域自动分割和肿瘤体积测定。

（2）AI 医学影像诊断技术在非肿瘤性疾病中的应用：诊断智能化在非肿瘤性疾病的研究应用中也取得重大突破，如心脏病、阿尔茨海默病、帕金森病、癫痫等。随着数据复杂性和规模的不断拔高，利用机器学习进行整合组学数据的研究可望完善当前的医学实践。Payan A 等通过稀疏自编码网络和三维卷积神经网络，基于大脑磁共振医学影像，构建的智能网络模型，可以识别诊断患者阿尔茨海默的疾病状态。Hosseini-Asl 等提出一种深度监督自适应 3D CNN，该网络可以自动提取 AD 特征，并在 AD/MCI/ 健康对照（NC）三分类中达到 94.8% 的准确率。除此之外，Wang 等针对 AD 和 NC 的 MRI 数据使用 8 层卷积神经网络进行训练，获得 97.65% 的分类准确率。Manogaran 等研究一种基于自适应神经模糊推理系统的多核学习方法用于心脏病诊断。该方法产生了高灵敏度（98%）、高特异度（99%）和更少均方误差（0.01）。Nazari 等开发了一套基于模糊层次分析法的推理专家系统，以评估心脏病患者的病情。模糊层次分析法用于计算影响心脏疾病发展的不同权重，模糊推理系统用于评估患者发生心脏疾病的可能性。该系统已在印度德黑兰的一所医院实施，并证明所开发的方法有效性和准确性。深度学习系统使用人工智能和决策分析法处理大数据，对提取眼部影像诊断也具有重大意义。Ting 等利用 DLSwas 深度学习并研发一种具有筛查糖尿病视网膜病变和相关眼疾能力的系统。该系统使用 494661 张视网膜图像来评估糖尿病视网膜病变对系统进行学习训练，并设置参与者的诊断性能。结果得到糖尿病视危视网膜病变 AUC 为 0.958，灵敏度为 100%；对于可能发生的青光眼，灵敏度为 96.4%；AMD 的灵敏度为 93.2%。而对多名糖尿病患者的视网膜图像进行评估时，DLS 对于识别糖尿病视网膜病变具有很高的灵敏度和特异度。Rajalakshmi 等开发了一套基于智能手机眼底摄影的糖尿病视网膜病变自动检测设备，并通过眼科医生的评分对其进行验证，最终显示出 95.8% 的灵敏度和 80.2% 的特异度检测。因此，FOP 智能手机视网膜成像工智能分析对检测 DR 和 STDR 具有高的灵敏度，可作为糖尿病视网膜病变大规模初始筛查的工具。Kermany 等以迁移学习模型为基础，使用近 11 万张视网膜 OCT 图像训练出可以在 30s 内正确识别脉络膜新生血管、糖尿病黄斑水肿和玻璃膜疣的深度学习模型，并且通过遮挡测试得出为临床医生信任的诊断依据。

（三）挑战与机遇

虽然人工智能为医学影像领域带来诸多益处，但仍存在很多挑战。①医学影像数据库的建设存在高质量数据匮乏、数据质控标准不统一、数据类型比例不均、覆盖范围较为狭窄、同质化现象较为严重、共享程度不高、标注不规范等问题。构建高质控标准、大样本、多中心、多模态、多病种的医学影像数据库是实施国家大数据战略的重要组成部分，也是 AI 医学影像诊断领域的重要发展方向。②人工智能系统的性能评估仍需改进，现阶段研究中监督学习占有重要比重，但非监督学习更接近"智能"的本质。监督学习中海量数据的标注需要耗费大量人力、物力，逐步提高现有研究中非监督学习的比重应成为未来发展方向。③如何影像智能分析平台与传统的医学影像检查工作流相融合，并结合医生的科学思维和临床经验，用于指导临床决策，也是未来亟须解决的问题。随着标准化与大样本数据中心的建立，人工智能算法的发展，量子计算机等硬件的突破，未来基于深度学习的医学影像智能分析技术，必将发挥更大的作用。

五、多学科诊疗

多学科协作（multidisciplinary team，MDT）通常指由 2 名及以上相关学科的专家，包括多个学科的专家组成 1 个相对固定的专家组，通过定时、定期、定员、定点的会议，对某一器官或系统疾病提出诊疗意见的临床治疗模式。目的是通过多学科的讨论和论证，为患者提供最有效、副作用最小、生活质量最好的个性化治疗。MDT 最早可追溯到 1965 年，美国加利福尼亚儿童发展中心提出了关于发展非大城市智障儿童多学科诊断咨询门诊的计划，并指出该门诊的建立需要多学科合作的重要性，将多学科诊疗的理念融入门诊日常工作中。20 世纪 80 年代初，国内一些专家首次提出了整体医学的新概念，产生了 MDT 的理念。华西医院于 1981 年率先在我国建立了 MDT 医疗团队，其后便在全国迅速推广。邢沫等指出，北京大学肿瘤医院于 2007 年年初建立了 MDT 综合门诊，并制定了管理制度和流程，规范了综合门诊的组织形式、咨询流程和管理要求，在开展后的多年里显示出良好的专业、经济及社会价值。目前，MDT 模式在发达地区的部分医院开展较好，但部分省市还未建立完善的门诊部 MDT 诊疗模式。本文对门诊部 MDT 开展背景、具体运作内容进行综述，以期为国内医院开展 MDT 诊疗工作提供参考。

（一）MDT 开展背景

随着人类疾病谱的变化和人口老龄化进程的加快，多病种患者越来越多，而当今医疗专科区分更细，导致患者有时需要去不同的专科就诊，而专科医生常从自己的专业角度思考问题，存在一定局限性。MDT 能把部分价值融合成整体价值，通过加强医院各专科的协作，提高医院对疑难患者的诊治能力，同时还能形成医院的诊疗特色，创造良好的社会口碑，最终达到促进学科发展和社会满意的良好结果。Tobi 等研究指出 MDT 不仅在提高完善医疗服务方面有所成效，而且在培养高素质人才，进一步扩大专家知识面方面也有较好的效果。李钟仁等指出 MDT 有助于减少误诊、误治，且节省了很多不必要的医疗费用，提高了患者的就诊体验满意度。2019 年 3 月，国家卫生健康委员会印发了《2019 年深入落实进一步改善医疗服务行动计划重点工作方案》，要求医疗机构以消化系统肿瘤多学科诊疗试点为突破，针对疑难复杂疾病、多系统疾病、多器官疾病开设 MDT 门诊，建立多学科联合诊疗和查房制度；对已开展 MDT 试点医院进行质量评估，提高其规范和同质化水平，并进一步扩大试点病种范围；同时，还将从规范立法等角度开展研究，为推动 MDT 新模式发展改革提供保障。MDT 不仅为疑难复杂疾病患者搭建了多领域专家共同讨论决策的平台，还为患者得到更合理的诊治意见开辟了新路径，加上国家政策的大力支持，MDT 规范化发展已是大势所趋。

（二）MDT 组织结构

国外 MDT 团队一般由内科、外科、放射科、护理、营养科、心理科、康复等多学科领域专家共同组成，设会议协调员和秘书，也可包括志愿者和其他社会力量。为鼓励医疗机构开展符合自身特点的 MDT 模式，英国 NHS 发布指南，使用连续性模型描述了不同阶段的 MDT 模式，并提供了一些可供参考的运作形式。美国医学中心也逐渐将病例讨论发展为 MDT 模式。国外 MDT 诊疗过程充分体现了以患者为中心的医疗理念，包括患者咨询、首诊前准备、诊断治疗和后续跟进与支持 4 个阶段。MDT 模式已不再局限于院内，更是扩展到院外场景，联合社会力量提供后续的健康教育、心理咨询、康复训练等全生命周期健康支持。

（三）MDT 诊疗模式类型

（1）按照诊疗区域划分的模式类型：根据患者就诊的区域，选择在门诊区域、住院区域以及通过远程系统进行跨区域的 MDT 诊疗，对应我国门诊 MDT、住院 MDT 以及远程 MDT 三种运行类型。

（2）按照患病阶段划分的模式类型：根据疾病的发展轨迹，预测患者不同阶段的发病情况，每种疾病阶段 MDT 团队成员的参与度与贡献度均具有差异，从而匹配相应的多学科治疗方案；比利时按照不同阶段的患者需要将 MDT 诊疗会议分为首诊 MDT、后续 MDT、补充 MDT，分别在患者来院的首次诊疗阶段、疾病治疗阶段（方案需要修订）以及患者转诊到上级机构阶段进行。目前，我国也开始探索 MDT 诊疗模式在患者术后延伸护理服务中的应用此种 MDT 诊疗模式更符合现代医学推崇的疾病全流程管理的诊疗理念，是连续性服务的重要体现。

（3）患者参与的类型：欧洲乳腺癌专家协会要求"每位患者都必须充分了解诊断和治疗路径中的每一步"，并且必须有足够的时间考虑替代方案并做出明智的决定。澳大利亚、意大利、比利时等国都将鼓励患者参与、考虑患者需求、进行患者引导作为 MDT 诊疗模式的关键要素。患者参与体现在：患者主动提出 MDT 诊疗需求；在决策过程中考虑患者个体情况与偏好因素；充分了解治疗方案以及所提供治疗的益处、风险和可能的并发症，被告知适用于自身的最佳医疗服务，以保证患者可以判断自身是否接受连续、有效的诊疗服务。但由于患者对健康信息的不对称性，上述参与行为一般需要在全科医生与护理人员的帮助下完成。

（四）MDT 运行流程

MDT 会议是 MDT 诊疗模式的核心。首先由患者的主治医生或者全科医生申请提出进行 MDT 会议。其次在固定时间与场所开展 MDT 会议，由 MDT 会议的协调员召集团队成员并进行会议通知，整理患者资料提供给所有与会成员。其中包括患者的个人情况，已经接受的短期和长期的诊断、预后和治疗计划，以及患者心理社会方面的相关信息；之后进行会议记录，会议记录的内容将会发送给所有出席 MDT 会议的医师、提出会诊需求的主治医师或全科医生。在此，之后按照诊疗方案进行诊疗，按照患病阶段划分的 MDT 诊疗模式根据患者治疗情况重复上述流程直至康复出院。

（五）MDT 协作诊疗模式评估

1. 过程导向评估

MDT 诊疗过程评估方法以行为观察和指标评估两种类型为主。行为观察类的评估工具包括 MDT 观察评分量表（MDT-OARS）、结合观察技术和绩效改进活动的多组分介入工具以及质量改进的检查表（MDT-QuIC）、MDT 团队的决策行为观察工具 MODe 以及 MODe-LITEI、多学科团队会议观察工具（MDT-MOT）、多学科团队领导力评估工具（MDT-ATLAS）以及病例复杂性度量（MDiC）等。指标评估类：英国国家癌症行动小组授权开发并认可的 MDT 团队工作评价量表 TEAM，以有效

MDT 特征为核心，包括团队要素、会议基础设施、会议组织管理、以患者为中心的决策、团队管理 5 个维度；有学者构建了医院 MDT 绩效评价指标体系，涵盖组织管理、组织模式、基础设施、制度规范、专家情况、运作效率、质量安全等内容；有学者构建了 MDT 团队的成熟度评估模型，该模型包括治理和领导、决策制定、会议组织、患者和医生、数据分析与研究、软硬件设施。

2. 结果导向评估

MDT 诊疗模式的结果导向评估范式即单病种的临床适宜性评估。目前，多采用回顾性研究与前瞻性研究两种方式进行，一般以患者的生存率、死亡率或 WHO 人体功能改善等级等作为模式的有效性评估结果。有学者通过 2008—2014 的随访研究对日本严重肢体缺血患者的死亡率进行评估，从而验证 MDT 诊疗模式的效果。同时，研究往往通过随机对照试验进行分析，根据病种类型的不同，研究者采用的试验干预手段也不同，一般包括临床治疗技术干预、延续护理干预、健康教育干预等。通过对 2002—2016 年采用 MDT 治疗与传统治疗方式的 4000 名肺癌患者进行分析，对其 1、3、5、10 年生存结果差异进行对比，发现采用 MDT 治疗的肺癌患者 5 年生存率高出 33%，以此验证 MDT 诊疗模式的临床有效性结果。

（六）MDT 面临挑战

（1）医疗资源有限：传统的医院诊疗模式占用资源少，相比之下，MDT 模式占用医院资源更多，虽然能够提高医疗服务质量，但势必影响医疗服务的供给数量。现阶段，我国社区和基层医疗力量还比较薄弱，在分级诊疗落实不到位和患者就医观念未改变的前提下，三级医院因接诊量大，常无精力开展 MDT。

（2）对 MDT 认识不足：国内大型公立医院积极探索 MDT 模式，取得了一些成果。但在不同医院间，多学科诊疗项目定义并不相同，MDT 组织管理规范也各具特色。因此，在全国范围内推广 MDT 诊疗模式还需国家相关政策支持。同时，国内 MDT 模式主要集中在患者诊疗阶段，相比而言，欧美 MDT 已经覆盖医院之外的长期健康支持，正逐步向体系化和规范化演进。

（3）医务人员主观能动性不够：以患者为中心是 MDT 的关键特征。由医生团队共同对患者进行诊疗，科室之间可能出现利益分配不均。如何平衡患者综合诊治和专科发展是要面对的问题。探讨构建 MDT 评价体系来公正评价团队和个人工作是 MDT 发展的重要瓶颈。

（4）支持政策缺乏：国家虽然出台了鼓励和引导 MDT 发展的政策，但缺乏其他支持政策，如 MDT 适应证，门诊、住院和跨院 MDT 收费标准，医保衔接和医改政策配合等，这限制了医院 MDT 发展。

（七）未来展望

目前，MDT"量"的积累已经处于较高水平，"质"的提升将成为下一阶段MDT诊疗模式的重点建设内容。本研究从以下4点对MDT诊疗模式的未来发展路径进行梳理。

（1）评估单病种MDT诊疗模式适宜性：目前随着MDT诊疗模式在各个单病种的推广以及患者数的增多，MDT团队工作负荷量持续增加，已经影响MDT诊疗质量。英国国家医疗服务体系于2020年初取消所有癌症病例强制实施MDT的规定。这标志着MDT诊疗模式并不是对所有单病种都具有适宜性，只有真正需要多学科投入的复杂病例才应该采用，不符合纳入标准的患者应该根据临床指南进行治疗。这将减少MDT成员的工作负荷，使其有限的时间精力可分配给真正需要MDT诊疗的病例中。因此，采用何种工具科学地确定真正"复杂"的病例和"简单"的病例，从而对纳入标准进行分层分类，是下一步评估MDT诊疗模式适宜性的关键所在。

（2）构建患者参与型的全生命周期MDT诊疗模式：全生命周期的MDT诊疗模式以患者的疾病阶段划分，整合各级医疗机构与各学科医师团队，以MDT团队为纽带为患者提供覆盖疾病预防、诊疗、康复全阶段的连续性服务，从微观角度推动横向学科整合与纵向的机构整合。患者参与型的全生命周期MDT诊疗模式是在后者诊疗模式的基础上进一步深化"以患者为中心"理念，通过患者主动申请、诊疗方案个性化定制纳入患者个体因素与偏好信息，以充分了解治疗方案及可能发生的风险、知晓并发症处置应对方式、自我健康监测等，使患者可以积极评估并自行判断是否接受在各个阶段的最佳诊疗服务。但是，由于患者对临床专业知识的局限性，上述模式的推行需要重视全科医师、护理人员在MDT团队中的作用，明确这类患者"代言人"在团队中所应扮演的角色，并辅以扎实的健康宣教。

（3）统一MDT诊疗模式效果评估准则：前期分析可知，现阶段国外学者已经开发了多种MDT质量测量工具，但是这些评估工具针对我国MDT诊疗模式质量评估的适用性尚未得到验证，同时从国家层面来看尚未形成公认、统一的实施效果评价体系。国家卫生健康委曾提出对肿瘤MDT质量控制的评价包括肿瘤诊疗规范性、MDT运行情况、MDT病例治疗效果、卫生经济学4个维度、16个指标。但由于模式运行过程的规范性程度低导致上述指标数据可获得性不理想，最终仍多以"MDT服务量"作为主要的评判标准。缺少对MDT诊疗模式运行质量科学有效的评价工具，将无法形成抓手对各地区、各机构MDT诊疗模式进行监管。因此，下一阶段应从国家层面将MDT诊疗模式评估制度化、科学化、规范化，推动MDT质量评估标准从"量"到"质"的动态转变。

（4）加强MDT诊疗模式资源支持，包括政策支持、组织支持、设备支持、环境支持等：在国家层面，我国 MDT 尚无法大面积规范化开展，主要原因是缺少国家层面的政策干预和支持。以项目费用为例，目前各医院 MDT 收费标准在几十元到几百元以上不等，且各地区医保报销政策具有较大差异性，这严重影响患者对 MDT 诊疗模式的接受度。在组织层面，由于 MDT 团队的跨学科特质，任何一个单一学科对 MDT 的组织都容易导致碎片化、不稳定的模式效果。因此，从医院组织层面出台MDT 实施方案、实施流程、考核制度、奖惩制度等，是保证 MDT 诊疗模式稳定实施的重要保障。在设备方面，现阶段大部分实践场所都为 MDT 的开展提供了固定的会议室、投影仪等，而信息共享系统、远程会议系统、人工智能等现代化信息设施应该成为下一步着重打造的设备支持，以支持患者参与的全生命周期 MDT 诊疗模式实施，实现跨机构的服务整合。在环境支持方面，通过健康宣教、知识普及等营造出MDT 诊疗模式的发展氛围，提高患者认知，促使患者能够主动参与自我健康管理，提高 MDT 诊疗质量。

六、临床决策支持

随着科学技术的不断发展，医学知识呈爆炸式增长，患者的疾病谱也在不断发生变化，这对医生的临床决策能力提出了严峻挑战。近年来，计算机网络和人工智能技术有了飞跃进步，应用于各种场景的临床决策支持工具相继被开发。临床决策支持工具旨在辅助临床医生更好地进行决策，提高工作效率，降低误诊率，进而实现高质量的临床诊疗。

（一）临床决策支持简介

（1）临床决策支持定义：临床决策支持（clinical decision support，CDS），即确保医疗决策和行动是根据临床知识和患者相关信息做出的过程，旨在提高医疗水平和医疗保健服务水平。"临床决策"是指与医疗管理和患者健康护理相关的决策，"支持"指的是对决策过程的辅助而非做出决策。临床决策支持可以通过教科书、教学、计算机、人工反馈等多种方式实现。

（2）临床决策支持五要素：在诊疗流程中，通过正确的渠道，在正确的时间和正确的干预模式下，向正确的人，提供正确的信息。

正确的渠道：通常通过电子健康记录的某些功能实现，包括基于 EHR 数据的报告、给患者提供信息的纸质材料，或者患者通过门户网站获得的信息。

正确的时间：正确的时间指用户需要并准备好使用 CDS 的时间点，即在该时间点可以采取行动做出决策。

正确的干预模式：在 EHR 和患者门户中呈现经过组织的信息格式有多种，使用时应注意上下文信息的格式匹配。

正确的人："经过筛选和组织"信息的呈现对象，可以是临床医生，也可以是其他护理团队成员或患者。正确的人指能够使用 CDS 做出影响临床护理决策的人。

正确的信息：CDS 提供的信息必须是用户想要和 / 或需要的。应以循证医学为基础，并使用户以相对简单的操作方式获取信息。

临床决策支持五要素旨在作为 CDS 设计者和质量改进专家的项目清单，确保干预措施正确地集成到诊疗流程中。同时，临床决策支持五要素还为临床医生提供评估正在开发和测试的 CDS 工具的正确框架，便于临床医生向开发者提供关于如何优化工具以按预期使用的明确反馈。

（二）临床决策支持工具简介

（1）临床决策支持工具分类：医疗卫生信息与管理系统协会（Healthcare Information and Management Systems Society，HIMSS）工作组在 2012 年发布的《临床决策支持改善结局：实施者指南》中将现有的 CDS 工具分为六类。①文档表格和模板：用于记录患者临床会诊信息的特定表格，便于记录病史和检查结果。②相关数据呈现：通过确保考虑所有相关数据来优化决策；组织复杂的数据收集以促进对整体临床表现的理解，并强调需要采取的行动。③医嘱和处方支持：针对特定临床问题的标准化、循证医嘱集。通过使正确的事情易于处理改善护理标准的依从性。④方案路径支持：为多步护理计划、路径和方案提供支持。⑤参考信息和指南：满足患者和临床医生对于公认信息的需求。⑥警告和提醒：使用计算机化医生医嘱录入系统（computerized physician order entry，CPOE）或电子处方（electronic-prescribing，eRX）系统录入药物时有关药物过敏或危险药物 – 药物相互作用的警报。

CDS 工具建立在 Kahneman 关于快速和慢速思考认知模型基础上，前三类工具能够被动地引导用户在快速思考模式下处理结局可预测的常规工作流程，方案路径支持和参考信息类工具通常对解决复杂问题最有效，开发警报和提醒工具的目的是触发临床医生从快速思考模式到慢速思考模式的转变。

文档表格和模板：建立患者文档表格，能够将既往病史和社会史的部分作为结构化数据输入。设计良好的访问模板允许临床医生在模板的主观部分口述或键入叙述性内容并以结构化数据输入。该模板使用一系列软提示，以确保基本信息不会被忽略。一旦临床医生掌握这类模板工具的使用，就能够在不中断对话或常规会诊的快速直觉思维模式下完成图表并提供会诊的结构性数据。同时，在病史或系统回顾期间弹出的任何选项都可以激发临床医生切换到慢速分析思考过程而模板本身不受影响。这类特殊的模板格式通常适用于大多数初级会诊，可为预防性检查等特定情况设计其他模板。随着多学科团队在共享护理图表方面变得更加成熟，可进一步改进模板以支持所有护理团队成员。

相关数据呈现：目前大多数 EHR 数据显示工具的数据呈现形式为图形、仪表板和流程表。这些工具以可视化方式对复杂信息进行分组和显示，使其一目了然、突出显示需要注意的问题或揭示随时间推移的重要模式改变。相关数据呈现工具可以提高快速直觉思维的准确性和有效性。同时，设计良好的数据呈现方式使问题更容易被发现，并减少解决问题的工作量。

图形：信息的图形化显示有助于临床医生快速识别随时间推移发生的模式变化。图形使临床医生能够更容易观察到临床指标中需要关注的变化趋势，如正常数值范围内肌酐的升高和血红蛋白的下降。

仪表板：仪表板汇总和组织特定主题的相关信息。显示慢性病或预防保健概况的仪表板可以帮助护理团队快速决策关注方向，并且可以更容易地将简单决策委托给非临床团队成员。

流程图：以数字的形式显示临床数据随时间的变化。按照时间整合患者疾病进程、服用药物剂量等重要信息，流程图可以帮助临床医生组织和追踪诊疗过程。

医嘱和处方支持：临床决策通常会涉及检查、药物治疗或转诊。尽管一些医嘱较为简单，但大多数临床决策需要多项医嘱才能被正确执行。药物剂量需要根据患者的体重或肾功能进行调整，转诊单需要初级保健提供者和专家间的协调以确保关键信息可用。CDS 工具在医嘱中嵌入提示信息，帮助转诊临床医生确保重要细节不会被忽视。

医嘱集：医嘱内容涉及多个方面，细节的复杂性使医嘱书写容易出错，可以通过"预先打包"决策不同部分的医嘱集来减少这类错误。

结构化医嘱：医嘱通常需要考虑特定的意外事件，这些意外事件可以使用 CDS 工具嵌入医嘱中，以降低通常导致患者安全问题的错误风险。

处方支持：在过去的几十年里，药物使用量的急剧增加给临床医生和患者带来巨大挑战。临床医生不仅需要避免可能与患者正在服用药物发生潜在相互作用的药物处方开具，还需要经常查找起始剂量、最大安全剂量，并根据体重、体表面积或肾功能调整剂量计算器。许多症状和异常结果可能是由于患者正在服用的药物引起的，需要临床医生研究药物不常见的副作用。CDS 工具可将大部分药物相关信息嵌入到 EHR 中，以减少临床医生在获取药物信息的查找时间。

方案路径支持：大多数诊断和治疗都有临床路径（clinical pathway）概括最佳治疗程序，或是基于科学证据的标准化治疗模式。一些方案相对简单，临床医生可以牢记在心，但对于相对复杂的方案，临床医生必须在花费精力寻找方案与仅凭记忆继续诊疗之间做出抉择。CDS 能够减少临床医生获取现有循证方案、指南和临床路径所需的时间，提升临床质量和患者安全。

参考信息和指南：疾病诊疗经常需要查看处理相关症状的方法、特定临床疾病或综合征的概述。参考信息和指南类 CDS 工具能够使用户获取最新的基于网页的信息服务，为临床医生在处理挑战性诊断或管理复杂医疗状况时提供支持。

警报和提醒：警报和提醒类 CDS 工具迫使临床医生由快速思维模式切换到慢速思维模式，花费额外的时间检查可能被忽略的信息。警报类工具需要谨慎使用，因为误报会导致用户对警报不敏感，倾向于只点击警报提醒而不阅读内容。警报类工具的设计应通过包括无须退出且无须导航至其他屏幕的响应方式来最大程度地减少不必要的中断。

（2）临床决策支持产品

UpToDate：UpToDate 是 Wolters Kluwer 旗下以循证医学为基础的临床决策支持工具，由 Dr. Burton D. Rose 和 Dr. Joseph Rush 于 1992 年创建，可通过网页端和移动端访问。UpToDate 涵盖 25 个临床专科、12400 多篇专题综述，25 个专科细分为不同的亚专科，便于临床医生系统性了解相应专科下所有专题内容。UpTodate 的专题均由来自全球各地的临床专家撰写和编辑，根据研究进展随时对专题内容进行更新。UpTodate 还包括医学计算器、诊疗实践更新、患者教育等功能模块：UpTodate 提供超过 190 种医学计算器，用户通过输入医疗数值，经过计算器内置的常用医学公式换算，可以得到相应计算数值，辅助医务人员进行快速评估疾病风险指数；诊疗实践更新模块汇总可能会对临床医生常规诊疗产生影响的更新信息；患者教育模块以问答形式解答患者可能想了解的关键问题，使医生和患者能够基于循证临床建议共同做出正确的临床决策。

经过 30 余年的发展，UpToDate 的用户已覆盖全球 190 多个国家和地区，超过 44900 家医疗机构，200 多万医务人员正在使用 UpToDate。临床医生利用 Uptodate 中"一站式"的 12400 多篇医学专题、9800 多条循证医学分级推荐意见，以及药物信息、医学计算器、Pubmed 文献链接，便可在多数临床问题的决策中得到支持。国内外已有大量研究表明，使用 UpToDate 可以有效避免临床误诊和不良结局的发生，提高医疗服务质量，使医生和患者获益。同时，与 Ovid、PubMed、ACP PIER、Essential Evidence Plus、First Consult 等数据平台相比，UpToDate 在检索速度，检索精度和权威性上均具有优势。

ClinicalKey：ClinicalKey 是 Elsevier 集团 2012 年推出的临床决策支持工具，帮助医生快速获取准确、简洁、世界前沿的循证医学信息与临床精要，提升诊疗效率和诊疗水平。ClinicalKey 与医生在整个医疗过程中相辅相成，支持诸如诊断、治疗、预防护理、疾病管理和预测等多种临床活动。

ClinicalKey 医学信息平台具有以下优势。①综合全面：ClinicalKey 可直接访问 Elsevier 的大量资源，主要涵盖以下种类：期刊：向用户提供 500 多种核心医学期刊，包括 The Lancet，Cell 等顶级期刊；图书：Elsevier 知名的内部图书馆资源，1100 多种书籍的全文访问，包括《Braunwald 心脏病学》《罗森急诊医学》等经典参考书目；图片：超过 15000 张医学影像图例、诊疗流程图；循证医学：1100 多个疾病主题专论；用药指导：2500 多条中国临床用药信息、配伍禁忌、相互作用查询。②内容权威：Elsevier 发行的期刊和书籍均经过同行评审，基于最新证据及实践指南的临床综述经本地专家参与审阅编辑。③精确搜索：ClinicalKey 使用具有自主知识产权的医学分类法系统——爱思唯尔合并医学分类法（Elsevier Merged Medical Taxonomy，EMMeT），ClinicalKey 的内容均根据 EMMeT 进行深度标引，支持语义检索。EMMeT 使 ClinicalKey 能够理解庞大的医学概念之间的联系并找到最相关的内容，通过把这些关系按照等级进行整理，保证 ClinicalKey 能够将与用户需求相关度最高的结果提供给用户同时也可以发现其他传统搜索引擎可能忽略的内容。④简单易用：ClinicalKey 的使用非常简单，用户不需要任何培训即可掌握使用技巧。临床医生可以在任何时间和地点通过手机进行访问，移动端的 ClinicalKey 能够根据屏幕的尺寸、分辨率等进行调整，用户在浏览信息时不需要放大和缩小屏幕，也不会因屏幕的限制而丢失有价值的信息。

IBM Watson Health：IBM Watson Health 是 IBM 2015 年推出的人工智能医疗平台，将认知计算技术同医疗实践相结合。IBM Watson Health 以医疗数据为基础，利用 Watson 的理解能力对数据进行分析，而后以相关可用信息为基础，运用 Watson 的推理功能形成相应推断，最后根据所得分析结果做出个性化决策。目前全球癌症负担持续增长，癌症治疗需求不断攀升，现有医生工作量将与日俱增；同时，与其相对的是，全球仍有 40% 的癌症患者没有得到更好的、标准化的治疗方案。针对癌症带来的全球健康挑战，IBM Watson Health 推出两款针对癌症治疗的临床决策支持系统：Watson 肿瘤系统（Watson for Oncology，WfO）和 Watson 基因系统（Watson for Genomics，WfG），旨在辅助临床医生进行治疗决策，针对癌症患者做出更高效、更精准、个性化的治疗建议。

Watson 肿瘤系统由 IBM 和纪念斯隆 - 凯特琳癌症中心（Memorial Sloan-Kettering Cancer Center，MSKCC）合作开发，该系统总结了 MSKCC 大量 MDT 会诊案例经验，涵盖近 1500 万页医学资料。通过对已有文献及相关医疗数据的分析，结合每个病例的自身特点，Watson 肿瘤系统为患者提供同国际顶级治疗水平同步的、符合循证医学的、精准化的治疗方案。

Watson 基因系统是 IBM 面对日益增长的基因组测序结果解读需求提供的解决方案。Watson 基因系统读取患者的基因组测序数据，并将这些数据与基因组数据库、基于生物标志物的临床试验方案、专业指南、最新批准的靶向和免疫治疗方案进行比较，根据患者肿瘤基因的突变情况，提供更为精准、有相关证据支持的治疗方案报告。与传统人工方式解读癌症基因报告相比，Watson 基因系统仅需 2 ~ 3 min，便可自动化地对每一个基因组变异的产生提供注释文件，大规模完成常规人力无法操作的工作量。

HALO 数字病理图像分析解决方案：HALO 数字病理图像分析解决方案由 Indica Labs 开发，包括可进行高通量、全景组织分析的病理图像分析平台 HALO 和人工智能组织分型系统 HALO AI，以及用于图像和数据协作式管理的 HALO Link 系统，目前在肿瘤学、移植科学、神经科学、代谢组学、毒理病理学等领域已进行广泛的研究应用。

HALO 是专业的病理图像处理及分析软件，具有简单易用的操作界面，灵活的图像圈注、快速的分析速度及高通量的工作流程，为数字病理的全组织切片分析提供逐个细胞 / 对象的精准数据结果。HALO 病理图像分析平台支持多种图像文件类型，兼容市面上不同数字病理扫描平台及显微拍照系统获取的图像格式，针对 H&E、免疫组织化学、免疫荧光、原位杂交、荧光原位杂交、TMA 组织芯片以及特殊染色等数字病理切片，HALO 提供组织分型、区域面积定量、细胞（胞核 / 膜 / 浆免疫标志物）定量、细胞及组织特征的空间分布分析。

HALO AI 是一种基于高级神经网络算法的组织分型工具，可以处理比其他机器学习或模型识别算法更复杂的分类任务。HALO AI 采用简单的三步工作流程：在定义了要分割的组织类别之后，病理学家可以通过绘制注释来训练神经网络，该步骤不需要计算机编程或人工智能知识。经过训练后，分类器可以用来对整张切片的图像进行分类，或者选择特定的组织类别与其他 HALO 模块一起进行分析。HALO AI 分类器可用于发现组织中的罕见事件或细胞，量化组织类别，并用其他 HALO 图像分析模块分割组织类别，从而进行分析。基于 HALO AI 的前列腺癌筛查工具 HALO Prostate AI 在 2022 年获得 CE-IVD 认证，旨在辅助病理医生判断穿刺活检样本是否为前列腺癌并进行 Gleason 分级，HALO Prostate AI 可以缩短前列腺癌诊断的周转时间，提高诊断准确性。

HALO Link 是用于数字病理数据管理和协作的平台，将图像管理和 HALO 图像分析及 HALO AI 组织分型平台实时地、无缝地连接起来，允许用户随时随地使用电脑、平板、手机等设备对病理图像及其分析结果进行查看、注释、分析、共享等。

（三）临床决策支持未来发展趋势

（1）充分挖掘电子病历系统的真正价值：电子病历系统包含大量的医学数据和有用信息，将这些数据和信息与区域内医疗机构的电子健康档案整合在一起，通过大数据挖掘整理和比对分析，就能深入了解各种疾病的发病情况、诊断准确率、治疗有效率、治疗费用和药物副作用等，为不断完善循证医学、修定临床指南、制定卫生政策、细化经费预算等提供最有力的证据。推动电子病历的标准化进程，为大型数据库建设提供宝贵的信息资源。

（2）建设大型开放式数据库：临床决策支持工具要做到对临床医生有切实帮助，不仅需要创建完整的医学知识数据库，还应当包含各种最新临床指南、循证医学资料、医学文献、医学图谱、计算工具、大量电子病历等海量数据，而且应当交互性良好，方便临床医生随时从数据库获取想要的信息。同时数据库必须是开放的，便于随时更新各种有用信息，可以与其他的数据库进行数据交换或信息共享。

（3）AI赋能临床决策支持产品：21世纪初至今，随着大数据的积聚、算法的革新、算力的提升，AI在很多应用领域取得突破性进展。其中，临床决策支持是AI研究和应用最有价值、最受关注的领域之一。AI赋能临床决策支持产品未来发展首先需要更好地与现有的临床流程兼容；其次，医疗机构不仅希望得到准确有效的临床辅助决策支持，还希望了解AI的内置逻辑是否与医院的预设逻辑保持一致，更希望在标准模型之外，根据医院实际需求进行个性化设置。"可解读、可修改、可定义"是AI赋能临床决策支持产品的发展方向。

七、数字疗法

（一）数字疗法简介

2017年国际数字疗法联盟（Digital Therapeutics Alliance，DTA）对数字疗法作出了定义，即一款软件应用程序驱动的医疗产品，为患者提供循证治疗干预以预防、管理或治疗医学疾病或病症。按照产品的临床实际用途，可划分为预防、管理、治疗疾病等三大类：预防为了防止疾病发生，为未确诊疾病但是存在一定患病风险的人群提供数字化干预手段；管理在疾病确诊之后，指导患者对影响病情演进的条件和因素进行自我管理，以实现控制病情、降低并发症的数字化干预手段；治疗在疾病确诊之后，基于特定医学原理、医学指南或者黄金标准疗法的数字化干预手段旨在消除疾病、恢复健康。数字疗法既可以单独使用，也可以与药物、医疗器械或其他疗法联合使用，优化医疗效果。数字疗法以其远程、便携、个性化干预的优势脱颖而出，在糖尿病、高血压、哮喘等典型慢性疾病和抑郁、焦虑、精神分裂、药物滥用引发的副作用等精神障碍类疾病的预防、管理和治疗中取得系列突破，并从研究走向了临床诊疗的应用。

数字医疗技术在精准医学领域中发挥着越来越重要的作用。这些技术可以通过识别疾病、进展和预后管理等方式帮助医生更好地了解患者的状况，从而提供更加个性化的治疗方案。①数字医疗技术可以通过精准识别疾病来帮助医生更好地了解患者的状况。例如，基于人工智能技术的医学影像分析可以快速准确地诊断出肿瘤、癌症等疾病。此外，通过对大数据的分析，数字医疗技术还可以识别一些罕见疾病，以帮助医生在早期诊断和治疗中更好地处理这些情况。②数字医疗技术可以通过精准进展管理来帮助医生更好地了解患者的病情。例如，基于大数据分析的疾病预测模型可以帮助医生预测患者疾病的发展趋势，从而及时采取措施，减少病情恶化的风险。此外，数字医疗技术还可以通过监测患者的生物标志物来了解其健康状况，以及是否需要调整治疗方案。③数字医疗技术可以通过精准预后管理来帮助医生更好地了解患者的康复情况。例如，基于人工智能技术的康复训练系统可以根据患者的康复进展调整训练计划，以达到更好的康复效果。此外，数字医疗技术还可以通过对患者行为和生理数据的跟踪来评估康复方案的有效性，以及是否需要进行调整。综上所述，数字医疗产品在精准医学领域中具有重要作用。通过精准识别疾病、进展和预后管理等方式，数字医疗技术可以帮助医生更好地了解患者的状况，提供更加个性化的治疗方案，从而提高治疗效果和患者的生活质量。

（二）数字疗法的产品

（1）美国：2017 年，FDA 发布数字健康创新行动计划（Digital Health Innovation Action Plan，DHIAP），正式公布《移动医疗应用指导最终版》，标志着美国移动医疗形成了相对成熟的依循规范，奠定了未来数字医疗发展的基础。同年 9 月，全球首款 DTx 产品通过 FDA 批准，随后，FDA 调整了部分政策，为更多数字疗法产品开拓了新通道，FDA 已批准以精神障碍类产品、糖尿病管理产品和酒精与药物滥用类产品居多，多款 DTx 产品，Pear Therapeutics 公司治疗 22 岁及以上慢性失眠处方数字疗法 Somryst 获得 FDA 批准，该产品是首款获得 FDA 批准用于治疗失眠的处方数字疗法。Somryst 旨在为患者提供个体化的神经行为干预措施，主要是用由算法驱动的失眠认知行为（CBTi）来改善失眠症状，为患者提供一线治疗。Somryst 可显著改善患者失眠严重程度，入睡所需时间和夜间醒来时间指标上具有临床意义。Akili Interactive 开发的 EndeavorRx 获得了 FDA 的处方药批准认证，主要适用于患有注意力不集中，或混合型注意缺陷多动（ADHD）的 8 ~ 12 岁儿童。作为治疗的一部分，配合其他临床、药物和教育结合，将会改善多动症儿童的相关症状。EndeavorRx 是 FDA 批准的第一款针对儿童多动症的数字医疗设备，也为 FDA 开创了一个新的审批门类。Orexo 公司和合作伙伴 GAIA 开发的全自动数字疗法 Deprexis 获得了 FDA 的批准，用于治疗轻度至重度抑郁症的症状。包括 2500 多名患者的 13 项随机临床试验对 Deprexis 在治疗抑郁症状中的有效性进行了评估，其中 9 项独立研究证明了其作为单独治疗的有效性，并证实了将 Deprexis 添加到现有的护理计划中后，会增加其益处。

（2）中国：2020 年 11 月，NMPA 批准了国内首款 DTx 产品——术康 APP，对于术后需要康复的患者，可以通过术康系统进行心肺耐力和运动能力测试，制订个性化的运动处方，患者按照要求在家进行运动即可作为处方由医生为患者直接开具，揭开了中国 DTx 行业新篇章，定义了产业发展新赛道。中国药品监督管理部门共审批通过 24 款 DTx 相关产品，其中治疗视觉相关疾病的产品占比最大，达到 50%（12 款），其次是认知功能治疗类产品。

（三）DTx 监管政策

（1）美国对数字疗法的监管：数字疗法产品在美国受到 FDA 监管，并由 FDA 下属负责管理医疗器械部门医疗设备与放射健康中心（Center for Devices and Radiological Health，CDRH）开展具体工作。特别地，FDA 在 CDRH 下还组建了数字健康卓越中心（Digital Health Center of Excellence，DHCoE），旨在加强数字医疗的监管工作。

FDA 通常将数字疗法产品归入医疗器械中的软件类产品（software as a medical device，SaMD）类别进行监管，国际医疗器械监管者论坛（International Medical Device Regulators Forum，IMDRF）关于 SaMD 给出的定义是：SaMD 具有一个或多个医疗用途，是无须医疗器械硬件即可完成预期医疗用途的软件。在此分类逻辑下，数字疗法的监管基本与传统医疗器械的管理无异，即根据风险等级和管理程度分成 3 类进行上市前管理。目前多数数字疗法产品属于Ⅱ类医疗器械，需进行上市前通告（premarket notification，PMN）（即 510k），还有少部分数字疗法产品会被认定为Ⅲ类医疗器械，需获得上市前许可（premarket approval，PMA）方可上市销售。

（2）中国对数字疗法的监管：数字疗法仍是一个新兴的市场与产品概念，因此国内在法律法规层面上尚未明确定义数字疗法这一概念。根据《医疗器械监督管理条例》规定，医疗器械是指直接或者间接用于人体的仪器、设备、器具、体外诊断试剂及校准物、材料以及其他类似或者相关的物品，包括所需要的计算机软件，其效用主要通过物理等方式获得，目的在于疾病的诊断、预防、监护、治疗或者缓解等。从这个定义出发，符合医疗器械定义的数字产品应当归入医疗器械。

国家药品监督管理局分别于 2017 年 12 月和 2021 年 7 月发布《关于发布移动医疗器械注册技术审查指导原则的通告》（简称“《移动医疗器械注册技术审查指导原则》”）与《关于发布人工智能医用软件产品分类界定指导原则的通告》（简称“《人工智能医用软件产品分类界定指导原则》”），提出“移动医疗器械”和“人工智能医用软件”两个与 DTA 对数字疗法的定义较为相似的概念。“移动医疗器械”是指采用无创“移动计算终端”实现一项或多项医疗用途的设备和（或）软件。“人工智能医用软件”是指基于医疗器械数据，采用人工智能技术实现其医疗用途的独立软件。

《移动医疗器械注册技术审查指导原则》及《人工智能医用软件产品分类界定指导原则》中均划定了移动医疗器械或 AI 医用软件与普通医用软件的边界，对判断特定数字疗法产品是否属于医疗器械具有借鉴意义。在预期用途及目标人群方面，《移动医疗器械注册技术审查指导原则》明确将移动计算设备或软件的预期用途及目标人群作为医疗器械属性的判定标准，即移动医疗器械应为预期用于疾病管理且具有医疗目的，其目标人群为医护人员和患者。

《药品管理法》中对"药品"的定义为，药品指用于预防、治疗、诊断人的疾病，有目的地调节人的生理机能并规定有适应证或者功能主治、用法和用量的物质，包括中药、化学药和生物制品等。从这个定义上，《药品管理法》将非物质形态（软件）存在的数字疗法产品排除在药品的大门之外。

（四）机遇与挑战

据美国疾病预防控制中心最新统计报告显示，2020 年美国糖尿病患者达 3420 万人，占美国人口的 10.5%，其中成年人高血压患者突破 1.08 亿，患病率高达 45%；哮喘患者约 5150 万，哮喘患病率超过 7.5%，而精神障碍患病率高达 20.6%。据国家卫生健康委数据统计，2021 年中国糖尿病患者数约为 1.368 亿，同比增长 2.8%。中美两国面临的居民健康问题与挑战，在世界其他国家同样存在，虽然近几十年关于糖尿病、高血压、哮喘等慢性病和精神类疾病的治疗药物和干预手段不断丰富，但患者的实际疗效并未得到大幅提升。数字疗法作为全新概念的医疗方法或健康解决方案，通过数字化手段将现有成熟的医学原理、医学指南或标准治疗方案转为以应用软件为驱动的干预措施，可有效提高糖尿病、高血压、哮喘等无法通过药物得到根治的典型慢性病患者管理的依从性和可及性，是突破传统药物治疗局限性的创新方法，也是安全有效便捷的预防、管理和治疗手段，有望引爆出医疗器械一片新的蓝海市场。

虽然数字疗法的发展前景非常广阔，但同时也面临一些挑战，主要包括以下几方面：①数字疗法是个全新的领域，可有效提高患者慢性病管理的依从性和可及性，是突破传统药物治疗局限性的创新方法，产品的实现依托于人工智能、云计算、大数据、VR 技术等一系列关键技术，同时涉及大量基础数字技术，如无线设备、硬件传感器和软件传感器、微处理器和集成电路、移动／蜂窝网络和人体局域网等技术，其质量评价方法在全球各国尚未形成一套检验标准来保证数字疗法产品的质量。②监管方的挑战。数字疗法界定不清晰，目前对于数字疗法产品的界定没有明确的规定，因此在管理上缺乏针对性。特别是患者数据应用有待讨论，数字疗法效果验证、优化升级需要接入患者数据，涉及患者隐私，实际应用仍有待讨论。③需求方的痛点。数字疗法产品往往需要作为处方开给患者，但是目前医生与患者接受度较低，医学教育几乎空白，导致数字疗法处方推广缓慢和大众知晓率低。

第四节　医工交叉前沿技术

一、医工交叉前沿技术概述

工程技术是用于解决复杂工程问题、应用于工程与技术领域的各种技术方法、工具、设备、流程和材料等，其通常是多个学科的综合运用，包括了基础科学、应用科学、社会科学等理论成果。多样化的工程技术在医学领域的交叉应用，即医工交叉，是现代医学与工程学领域的融合，为医疗领域带来了前所未有的机遇。该领域前沿技术的发展大幅促进了医疗设备和仪器的设计、开发和改进，助力解决了医学图像处理和分析、医疗信息技术等诸多领域的难题，推动了新医疗模式和产品的形成，加速新型治疗方式和工具的研发，使精准医疗逐步实现落地。

二、可穿戴设备

（一）可穿戴设备技术简介

可穿戴设备是指能够佩戴在身体上并与用户进行交互的电子设备，如智能手表、智能眼镜、健康追踪器等。随着技术的不断进步，可穿戴设备已经取得了显著的发展，并在多个领域得到广泛应用。1970年至今，可穿戴设备已经发展为第4代集传感器、无线通信和多媒体等技术于一体的智能设备，具有可移动性、可穿戴性、可持续性、简单操作性、可交互性的基本特征。可穿戴医疗设备实时地采集患者的生理参数数据，提供信息给医护人员以进行分析、评估和监管，能够提高对患者的诊疗和管理效率。

常见的可穿戴设备形态包括：①手环式设备，如手表及手环，主要用于监测手部和手腕位置的生理指标，如心率、血压、体温等；②贴片或贴肤式设备，如心电贴片、血氧监测器、胎心监护仪等；③耳塞式设备，主要用于监测头部位置的生理信号，如脑电、血氧等；④眼镜式设备，将摄像头、传感器集成在眼镜框架中，可监测眼部动向、视力变化；⑤衣物式可穿戴设备，将传感器等组件集成在衣物中，以较隐蔽的方式采集生理数据。

可穿戴医疗设备（wearable medical devices）是可穿戴设备的一个重要分支。在软件支持下，可穿戴医疗设备能够感知、记录、分析、调控、干预甚至治疗疾病或维护人体健康状态。与传统医疗设备相比，可穿戴式医疗设备凭借着先进的通信技术、电源技术、传感器技术、医疗芯片技术、显示技术，在健康医疗领域有着其他医疗设备无法比拟的优势。

（二）可穿戴设备国内外研究进展与应用现状

（1）可穿戴设备国内外研究进展：可穿戴设备的技术架构通常包含以下几个层次：传感层、连接层、处理层、存储层、显示层、电源层、应用程序。这种分层架构赋予了可穿戴设备采集信息、本地计算、显示输出和远程交互等功能，其中较为核心的是传感层、连接层及处理层。

传感层：传感层包含了可穿戴设备的主要传感器元件，目前可穿戴设备所采用的传感器一般包括运动传感器、生理传感器、生化传感器、视觉传感器、环境传感器等。在医疗可穿戴设备中，生理传感器和生化传感器最为常用。生理传感器纳入电、热、光学组件，对身体步态、血压、心率、血氧饱和度、温度、体脂进行测量，还可通过皮肤电活动对情绪进行评估，以及通过脑电图评估脑活动等；生化传感器主要将一些生化数据转换为电信号对体征进行评估。

连接层：连接层负责可穿戴设备与外部其他设备或网络的连接与通信，一般包括无线连接和有线连接两种方式。无线连接主要采用蓝牙（Bluetooth）、Wi-Fi、蜂窝网络（3G/4G）等无线技术与其他设备或网络实现数据交换和通信；有线连接一般通过数据线与其他设备直接连接，如与充电底座的有线连接，用于数据交换和充电。

处理层：处理层主要负责可穿戴设备的数据处理计算工作，以实现其核心功能。处理层一般包括中央处理器、运算单元，并匹配对应的算法模型。中央处理器一般会采用低功耗的 ARM 处理器，用于运行设备的操作以及执行计算。目前较常用的可穿戴设备处理器有 Qualcomm Snapdragon Wear、Samsung Exynos 等；运算单元一般会采用 GPU、DSP 专用运算单元，用于执行复杂的算法计算。如苹果 iwatch 就采用了可穿戴设备专用的运算单元。

此外，一些新兴技术也被运用在可穿戴设备中，以提高产品的智能化水平。如边缘运算技术，将高性能计算从云端移至终端边缘，提高响应速度和数据安全性。又如柔性可穿戴技术结合了柔性电子技术和可穿戴设备，将电子元件集成到柔性、可弯曲的材料中，贴合人体曲线并与身体接触，实现舒适、自然的穿戴体验。随着柔性技术、集成水平及人工智能等创新技术的进步，可穿戴医疗也将更加柔性化和轻量化发展，更贴合人体，柔性可穿戴技术已成为近年来备受关注的研究领域。

（2）可穿戴设备国内外应用现状：当前市场上多数可穿戴设备以体征数据收集监测为主要功能。如苹果公司的 Apple Watch 系列产品，能够实时监测心率、低心率以及疑似房颤（AFib）的心律不齐等心脏健康相关指标，并在睡眠时跟踪血氧、心率、睡眠时长和呼吸频率等指标，帮助用户进行健康管理；美国生物科技公司 iRhythm Technologies 的产品 iRhythm Zio XT 智能心律监视器是一个可随身佩戴的智能心电监测设备，它可以连续自动监测心电图数据达 14 d，并通过算法分析心律异常情况，目前已被广泛应用于临床实践中。辉瑞 HemMobile Striiv 可穿戴腕带是针对血友病患者而设计的可穿戴设备，可以跟踪日常活动水平和监测心率以测量强度。美国 CarePredict 面向居家老人提供可穿戴健康跟踪设备，可针对老年人尿路感染、跌倒、抑郁症等症状进行数据监测和预防，实现对老年群体进行健康管理和疾病预测。

除数据监测功能外，通过可穿戴设备进行疾病干预和治疗的相关研究也已出现。例如，美敦力公司推出的可穿戴人工胰腺系统将血糖监测、胰岛素给药、智能核算等功能融合，通过泵自动调节胰岛素输注剂量，能够有效减少或避免高血糖、低血糖风险。

近年来，国内众科技企业和医疗器械企业也纷纷进入医疗级可穿戴设备赛道。九安医疗的 iHealth 产品系列，监测采集血氧、心电、心率等生理指标，为个人提供健康管理服务，为医疗机构人员提供智能诊疗服务。2021 年，华为"测血压手表"发布，同时，腕部血压记录仪、心电分析系统等 4 个医疗器械产品进入广东省药监局优先审批通道。微康科技以婴幼儿健康管理智能可穿戴设备为切入口发布的首款智能可穿戴式体温计——"育儿宝"，可实现对儿童体温的持续无间断监测。此外，香港中文大学未来城市研究所发布的穿戴式心电监测系统可以直接将通过可穿戴设备监测到的患者心血管系统健康数据同步给医生。

（三）可穿戴设备发展的挑战与机遇

可穿戴设备在精准医学领域大有可为，但目前囿于信息技术、设备材料、生物兼容性等问题，可穿戴设备在临床医学上还具有较多局限性。如美国医疗设备公司 Dexcom 的 G 系列持续血糖监测系统，可以实时监测患者的血糖变化，但它需要患者长期佩戴传感器和接收器，患者依从性较差，且无法确保得到高精度的监测数据，对于血压、血氧、体温等其他生命体征的监测在日常护理康复当中可以提供可靠依据，但医疗级监测精度还需提高。

另外，尽管穿戴式设备在医疗领域具有令人印象深刻的潜力，但由于电子医疗设备和可穿戴设备之间的互操作性还不够等原因，物联网技术与电子医疗系统等之间的全面整合仍远未实现。此外与人工智能方法相结合的可穿戴设备的设计和开发存在的计算负担同样是很大的挑战。

在未来的发展中，可穿戴设备产品通过迭代可以稳步提高监测精度，甚至摆脱传感器与贴片，使患者得以长期无感式佩戴；提高与电子医疗系统之间的可操作性，更好实现与医疗平台的数据对接；并加强数据与云处理平台之间的连接，实现实时数据同步更新；加强与人工智能的结合，实现对数据的精准分析，并为患者匹配个性化医疗建议；通过在临床上更广泛的覆盖应用，收集真实世界临床数据，供临床研究更高效开展。

综上，可穿戴设备为实现疾病的个体化诊断、持续监测与管理提供重要手段。随着技术的进一步发展，可穿戴设备也会逐渐突破目前存在的局限，实现更高精度和无感监测，与电子医疗系统和云处理平台实现深度融合。

三、医疗机器人

（一）医疗机器人技术简介

医疗机器人是运用机器人技术为医疗服务提供智能化辅助的系统工具，是智慧医疗服务场景下的重要应用之一。随着基础科学与人工智能技术的发展，医疗机器人基于机器人软硬件，将 5G、新材料、大数据、人工智能等新技术与医疗领域紧密结合，在医疗环境下为人类提供手术、康复、诊断、护理、导诊和咨询等服务，能够大幅提高医疗质量与安全性。医疗机器人大致可分为康复机器人、辅助机器人、服务机器人、手术机器人四类。其中，手术机器人技术是精准医学发展应用的重要支撑。

（1）康复机器人：可以帮助患者进行高频次、高精度的重复运动，一般应用于患者的肢体运动康复训练，帮助患者达成一定的康复效果。

（2）辅助机器人：主要用于辅助医护人员完成重复性的医疗任务，减轻人工劳动强度，提高工作效率，如采样机器人、诊疗机器人等。

（3）服务机器人：主要通过将常规医疗服务工作机械化，提高工作效率，减轻人工工作强度，优化就医体验。是医院运营自动化的重要手段和工具，如清洗消毒机器人、运送机器人等。

（4）手术机器人：可以在手术过程中辅助医护人员完成复杂的操作，介入手术提供精确的控制，减轻病患的损伤和痛苦，缩短康复时间，如骨科手术机器人、腔镜手术机器人等。

医疗机器人在微创手术领域能够辅助人类对医疗器械进行精准控制，提高手术精度、手术操作灵活性。医疗机器人较常规手术模式具有显著的诊疗优势。

第一，提高操作精度，减少手术创伤。手术机器人进行手术往往只需要很小的切口（通常小于 2cm），减少手术出血量。应用于神经外科的自动化机械手臂稳定且灵敏度高和精度高，可有效降低医生人为失误风险，同时帮助医生避开重要血管和神经，设计手术切口和骨瓣，规划最优手术路径。手术机器人中的力反馈系统也能够精准高效同步执行设备运动与环境信息，例如，美国 Intuitive Surgical 公司的 da Vinci 系列手术机器人可以实现对手术操作力度的精准控制，减少手术创伤。

第二，3D 立体成像。手术机器人可基于超声影像装置、CT/MRI、红外成像装置以及虚拟现实或增强现实技术为医生提供高清手术视野，辅助医生进行精准操作。美国 Hansen Medical 公司的 Magellan 机器人可以根据影像数据实时跟踪血管内导管的位置与定向数据，为介入手术的路径规划与导航提供重要参考。

第三，实现远程手术。手术机器人可以通过网络连接的方式实现远程手术，通过网络将手术视觉信息传输至远程工作站，使远程的外科医生可以实时监控手术过程，并在必要时通过远程工作站对手术机器人的机械臂进行控制，以完成某些手术步骤。

（二）医疗机器人国内外研究进展与应用

（1）医疗机器人国内外研究进展：目前，单孔手术、纳米靶向、柔性机器人等新型机器人陆续兴起，从尺寸、精度、材质等方面均有所精进。例如，微纳机器人是目前备受关注的研究领域，比较领先的国家包括美国、德国、以色列、瑞士、日本以及中国。在这一领域，中国跟欧美发达国家处于并跑阶段。在 ACS Nano、Advanced Materials、Science Robotics、Nature Nanotechnology 等微纳机器人领域顶级期刊发表文章的数量、质量、实验研究进展相当。微纳医疗机器人为人类在医疗领域的微观尺度丈量、研究提供了新维度。当前相关领域科研关注的热点大多集中在磁性游动、仿生细菌微纳机器人等方向。微纳机器人可直接辅助基因测序、靶向药物研发、细胞免疫治疗、基因治疗等精准医疗诊疗手段的开展，并将和现有的微创手术、血管介入机器人等技术形成互补和部分替代的关系。此外，柔性机器人由于其高生物相容性、功能性、顺应性和低成本而在该领域引起了极大的关注。柔性机器人可通过高动态力控使其力觉反应更灵敏，即力的闭环频率相对工业机器人提升了一个到两个数量级，同时实现模拟人类手臂肌肉控制的柔顺特性，使机器人具备了处理环境不确定性的能力。

（2）医疗机器人国内外应用现状：欧美等发达国家的医疗机器人发展起步较早。例如，2019 年英国 92% 的根治性前列腺切除术是在机器人辅助下进行的，达·芬奇手术系统（da Vinci Surgical Systems）一直占据着应用主导地位；美国手术机器人发展起步早，近年来许多初创企业及科技巨头企业均布局医疗机器人领域，包括 IBM、亚马逊、微软、谷歌等。美国拥有直觉外科、美敦力、强生等一众优秀的医疗机器人企业。以直觉外科为例，公司业务主要涵盖达·芬奇手术系统和离子腔内系统业务（Ion System），产品包括达·芬奇手术系统、仪器和配件、吻合器、内镜等。达·芬奇手术系统是目前应用最广泛的手术机器人产品，具有多自由度的器械设计以及高清 3D 成像系统，可以提供高精度的手术操作，被广泛应用于前列腺、心脏瓣膜、子宫肌瘤等多种手术。

德国作为机器人技术实力雄厚的国家，加强了机器人技术与医疗产业的深度融合，促进医疗智慧化、个性化发展。德国约 70% 的手术机器人由 KUKA 集团提供，其手术机器人已被广泛用于骨科手术、内镜手术、放射手术等，并在全球 25 个国家使用。

相对于发达国家，我国医疗机器人产业随着近年来产学研医的进一步融合及相关政策的陆续推出得到了飞速发展，并形成了产业集聚效应。山东省立三院神经外科团队使用首台华科 SINO 手术机器人为一名 56 岁的急症患者进行了开颅手术，利用机器人导航功能精准定位手术靶点，仅通过头部 1 个绿豆粒大的小孔，精准穿刺并由高精度操作手臂完成手术操作。2023 年 6 月，上海市第六人民医院海口骨科与糖尿病医院在远程技术的协助下，开启第一例基于 5G 网络下的远程机器人辅助全髋关节置换手术。此外，医疗机器人有望与新材料、5G、大数据、人工智能等技术加速融合，通过技术创新迭代，助力医疗技术提升，更深入地参与到医疗流程当中。

（三）医疗机器人发展的挑战与机遇

医疗机器人作为新型的医疗技术，其发展目前还存在一些挑战：①医疗数据保护机制尚未健全：智能医疗机器人在实施精准、个性化的医疗服务的过程中，涉及包含患者资料、临床信息、医疗记录在内的大量医疗数据，医疗数据泄露的潜在风险成为亟须正视面对的问题。②复合型人才缺口较大：智能医疗机器人的功能日益复杂、性能持续优化，其研发过程涉及医学、机械制造、人工智能、大数据等相关学科知识，产业对具有多领域专业背景的复合型人才需求日益迫切。③核心技术基础相对薄弱：目前，在机器人多模信息精准感知与可视化、柔性控制精细操作等核心技术的创新性研发方面，我国与国外尚存在差距。核心技术短缺导致国内智能医疗机器人产品多集中于中低端市场，低端产品同质化与产能过剩现象明显。

医疗机器人在精准医学领域仍有着广阔的发展前景，人工智能技术的引入是一大发展趋势，这会使机器人手术达到全新的个体化与精准化水平。此外，医疗机器人有望通过持续的技术与产品迭代，与 5G、大数据等新技术产生更深层次的融合，助推智慧医疗、精准医疗的进一步发展。与新技术深度结合后的医疗机器人，将稳步提高对数据信息、物质信息、定位信息等信息的感知力与研判能力，提高操作精度，进一步提升人机交互流畅度和配合度，更深层次赋能诊疗全流程。

四、精准手术及关键技术

（一）精准手术及关键技术简介

随着医疗技术的进步，外科手术正朝着个性化、精准化的方向发展。借助高精度的医疗设备和先进的手术技术，医生能够让手术操作更加精确、安全和有效，进而实现精准化手术。其中，术前规划和手术导航是实现精准手术的重要环节。

术前规划涉及医生使用患者病灶区域的医学影像，通过图像分割、三维重建、影像加强等方法，结合医学专业知识来设计手术路径、制订手术计划。这一过程为后续的手术导航和术中病灶定位与处理的成功提供了必要的基础。通过精心的手术规划，医生可以更好地理解病变的位置和性质，在术中更准确处理病灶，并最大限度地保护周围的正常组织，提高手术的成功率和效率。

手术导航技术一般应用于术中环节，利用计算机软件和医学影像设备，基于术前规划和术中实时标定配准的目标，为医生提供精准的病灶位置指引。手术导航技术可分为接触式和非接触式两种空间定位方法。接触式定位主要采用机械定位方式，而非接触式定位则利用超声、电磁、光学等方法。这些技术的应用为外科手术带来了前所未有的精准性和可操作性，为医生在术中提供了有效的辅助。

（二）精准手术及关键技术的国内外研究进展与应用现状

1. 精准手术及关键技术的国内外研究进展

精准手术的实现涉及术前影像的获取和处理、手术规划、术中图像处理、手术导航等多个环节的相互配合，其中图像处理、图像配准、虚拟手术等技术近年来发展迅速。如影像分割与重建技术，通过影像分割算法可以将医学图像中的病灶区域从周围组织中准确地分割出来；这些分割结果能够用于三维重建，生成准确的病灶模型，帮助医生更好地理解病变的形态和位置。图像配准技术在手术导航中至关重要，它实现了手术场景中患者实际坐标系与术前影像坐标系之间的精确对应，直接影响手术导航系统精度和手术结果。现今随着计算机视觉、深度学习和医学影像技术的进步，图像配准方法变得更准确和高效，有研究表明使用线性最小二乘回归算法的配准方法已能实现亚像素级别的精度研究。有研究机构还致力于开发虚拟手术模拟系统，医生可以在虚拟环境中模拟手术操作，预测手术效果，并进行术前规划。该技术可以帮助医生更好地评估不同手术策略的优劣，从而做出更明智的决策。除此之外，多模态影像融合技术的发展也推动了精准手术的进步，将不同模态的医学影像（如 CT、MRI 和PET）进行配准、融合，发挥出不同类型医学影像在成像效率、成像质量等方面的优势，扬长避短，为医生提供更全面的信息。

近年来，分子影像技术成为研究热点之一，其中光学分子影像技术是其中的典型代表，该项技术在术中导航中的应用具有安全、无创和操作简单等优势，为外科医生提供了更准确、更精细的手术支持。Yao 等在肝癌右半肝精确切除术中应用了吲哚菁绿（indocyanine green，ICG）荧光融合影像技术，患者术中失血量明显减少，且术中未进行输血和肝脏阻断。Liu 等在乳腺癌术中，通过超声引导，将 ICG 注射到病灶内，可在术中实时显影乳腺癌，同时清晰显示肿瘤边缘，有助于医生更准确地切除病变组织，提高手术的精准性和成功率。

增强现实技术也被广泛应用于医疗手术治疗中，通过光学、计算机等技术将真实物理环境和计算机构建的模拟环境融合，为医生提供更加丰富直观的感官体验，从而有效扩大手术视野、精准实现靶点定位等。增强现实技术的核心包括标定、可视化和人机交互，可以实现不同医疗手术操作和不同手术方案的模拟，并提供真实的交互体验，以便在术前对比不同的规划方案进行优化。手术导航系统在融入增强现实技术后，具备了实时交互、虚实结合和准确定位三大特点，可以有效提高手术精度和执行效率。

2. 精准手术及关键技术的国内外应用现状

在术前规划领域，国外已经涌现出许多商业化的软件工具，麻省理工学院人工智能实验室开发的开源医学图像处理软件平台 3D Slicer，专用于多模态医学影像的分析、可视化和三维重建，具备强大的图像处理工具、模块化设计、社区支持，可被广泛应用于医学研究和临床实践，为医学专业人员提供精确性和效率的提升。Mimics®是比利时 Materialise 公司开发的交互式医学影像系统，专注于处理多模态医学影像、精确的图像分割和三维重建，支持术前规划、医学研究、教育等多领域应用。国内在该领域也进行了广泛的探索与应用。刘文瑛等研究发现通过多模态影像技术进行精准的术前评估和实时指导肝切除术，可提高巨块型原发性肝癌精准手术的精准性和安全性。张春雷等以外科手术导航的实际应用为背景，选取了猪股骨和髂骨作为实验对象，在实验中采用了 NDI 公司的 Polaris Vega 光学三维定位系统和 3D Slicer 软件，成功完成了定位实验。

光学分子影像导航技术可在术中实现肿瘤病灶的实时检测、定位与分界。由 Stryker 公司开发的 SPY Elite Imaging System 是一种光学分子影像系统，用于显像血流、组织灌注和微血管网络。它被广泛应用于外科手术，如乳腺癌手术和整形外科手术，以帮助医生确保组织供血正常，减少术后并发症。由 Fluoptics 开发的 Fluobeam® Imaging System 被用于外科术中的荧光显像，如乳腺癌手术，帮助外科医生识别肿瘤组织并保留健康组织。

目前，AR 技术已经在微创介入领域进入各类应用场景，涵盖了各种不同类型的手术和不同手术阶段。在胎儿镜术中，Coelho 等研究人员采用平板电脑，将患者的虚拟模型与实际影像融合显示，以便医生进行手术规划。Wu 等研究人员在神经外科导航中引入了投影式增强现实技术，使用预先标定的相机 – 投影仪系统，并结合光学追踪设备，成功实现了投影图像与患者体表的精准对齐，从而能够将脑部肿瘤等信息投射到患者的头部表面。

（三）精准手术及关键技术发展的挑战与机遇

精准手术相关技术在推动精准医学落地方面展现出巨大的潜力，但是考虑到相关环节多，流程长，要实现完整的应用落地，仍有很大的挑战。精准手术的关键在于高度精确地定位和操作，因此在整个流程中，从图像采集、数据处理到手术执行，对任一环节都有较高的精度要求，这在技术能力上是一个不小的挑战。另外，医疗机构可能需要投入大量资金用于设备的采购和维护，同时设备的使用也存在一定的技术门槛，这些都可能限制精准手术的广泛应用。精准手术在临床应用中受限的另一个原因在于技术层面需要持续优化，如改进标记和校准技术、克服深层组织穿透问题以及提高 AR 设备的精度和用户体验等。最后，在实际临床应用过程中，术前需要收集和处理大量患者数据，包括医学影像和生物信息，数据的准确性和可用性以及数据隐私安全保护均是挑战。

精准手术技术面临挑战的同时也具有广阔的发展机会。精准手术技术高度适配手术应用场景，随着计算机视觉、机器学习和数据处理技术的不断进步，精准手术的软硬件工具变得更加强大和智能，手术的精确性和效率有望进一步提高。精准手术不仅可以改善手术结果，还可以减少手术风险、缩短康复时间，因此有潜力在未来精准医疗领域产生深远的影响。

五、脑机接口

（一）脑机接口技术简介

脑机接口（brain-computer interface，BCI）是一种在人或动物大脑与外部设备之间创建直接通信渠道的技术，通过解读大脑皮质发出的信号，将其转化为机器理解的数字指令，并发送到外部设备实现对设备的控制。基于其技术原理，脑机系统中的信号来源于中枢神经系统，传播中不依赖于外周的神经与肌肉，所以在技术成熟的前提下，即使人或动物没有任何肢体动作，只要动脑，就可以借助多样化的外部设备来实现各种目的。

随着 BCI 相关技术和制造工艺的飞速发展，BCI 在应用领域已展现出巨大前景。BCI 技术可被应用于健康人群的运动控制、感知和认知等领域，以提高人类的生活便利程度和安全性；在医疗领域，BCI 还可在治疗神经系统疾病（如大脑、脊柱受损，记忆力衰退，视力、听力下降等）、提升脑卒中或截肢患者康复水平等方面发挥重要作用。

（二）脑机接口的国内外研究进展与应用现状

1.脑机接口的国内外研究进展

脑机接口从交互方式上又分为侵入式、半侵入式和非侵入式三种类型。侵入式需要将电极或芯片植入大脑内，通过读取大脑神经信号控制外部设备，捕捉到的信号最为精准；非侵入式则是通过戴在头部并从体外读取脑电信号或者向脑部传输信号来实现人机交互，使用门槛低，对人体或动物无损伤；半侵入则介于两者之间，其获得的信号强度及分辨率弱于侵入式，但是却优于非侵入式，同时可以进一步降低免疫反应和损伤组织的概率。

脑机接口的主要技术涉及脑电信号采集、信号处理和输出执行三个环节，近年来国内外的研究主要致力于提高信号采集的分辨率和识别能力、更准确的运动控制和多模态感知的融合等，同时兼顾不同交互方式的特点，以期达到最佳化的 BCI 应用体验。

传统的植入式电极常采用犹他电极阵列（Utah array），但犹他电极阵列往往材质比较坚硬，且植入部位固定，无法动态调整，电极尺寸相对较大。美国 Neuralink 公司开发的柔性植入式电极采用了先进的技术，以解决传统硬性电极所面临的问题，确保生物兼容性、减小电极机械应力、尽可能减小电极尺寸，以及避免损伤颅内血管组织。这一技术的发展提高了颅内脑电信号采集的稳定性和长期性能。

脑电信号采集过程中面临工频干扰、眼动伪迹、环境中的其他电磁干扰等。为提高信号的解码和再编码效率，脑电信号处理技术也是 BCI 领域的研究重点之一。脑电信号的分析通常借助于不同类型的模型，根据采集方式的不同，有脑电图（EEG）和皮层脑电图（ECoG）等模型；或采用小波变换、独立成分分析（ICA）、卡尔曼滤波等，以减少工频干扰、肌肉活动和环境电磁干扰的影响，从而提高信号质量。近年来，神经网络和深度学习方法已经用于改进模型的性能，提高对脑电信号的理解和分类准确性。P300 信号是脑电信号中的一个重要成分，通常与注意力、决策和目标识别相关。事件相关（ERP）分析、模式识别和机器学习方法，已被用于从脑电信号中提取和识别 P300 信号，以实现如拼字、控制设备等脑机接口的应用。

目前，面向输出执行环节的研究多以实现更准确的运动控制为导向，并尝试引入多模态感知的融合，如加入基于神经网络的运动解码器，实现更准确和流畅的机械臂控制；或引入力反馈技术实现更精细的力量控制，让捡起易碎物品等精细化操作变成可能。另外，视觉反馈、触觉反馈以及混合解析方法引入，将多个感知通道的信息融合，提供更全面的反馈和控制。已有研究将脑机接口系统中摄像头提供的实时影像作为视觉反馈，使用户能够监视机械臂或环境中的物体，通过戴在手部或身体其他部位的触觉刺激操作设备。

2. 脑机接口的国内外应用现状

脑机接口领域较有代表性的企业有美国的 Neuralink，该公司早在 2019 年便发布了 BCI 植入机器人技术，通过激光在头骨上精准钻孔，将一条约人发直径 1/4 的线路植入脑中，建立大脑与计算机通信、读取大脑信号、实现外部控制。该系统可以记录较为准确的脑电信号，帮助诊断和治疗神经性疾病，如癫痫、帕金森病、肌萎缩性侧索硬化症等。2023 年 5 月，该公司宣布已获得美国 FDA 批准，其植入式脑机接口设备将在人体上开展临床研究。

在神经性疾病的诊断和治疗方面，脑机接口技术已有应用实例。2020 年年底开始，上海瑞金医院启动了"脑机接口神经调控治疗难治性抑郁症临床试验"研究。该项目运用脑机接口技术对神经进行调控，通过手术在胸腔植入一个"脑起搏器"，并在脑中植入两条电极，由"脑起搏器"控制电极，当患者打开"体外开关"，即可控制患者情绪使患者开心起来。此外，脑机接口技术还可以用于疼痛管理。通过对脊髓损伤患者的跟踪研究表明，将电极植入大脑，可以直接刺激大脑的特定区域，缓解患者的持续神经性疼痛；该研究对脊髓损伤患者损伤后持续性神经病理性疼痛进行视觉模拟评分法（visual analogue scale，VAS）测算，接受 4 个月脑机接口训练后评分从 8 分降至 5 分，患者痛感明显降低。该结果证明了脑机接口相关技术的应用可以有效缓解患者的疼痛，推动了对疼痛神经机制的研究和理解，为未来的疼痛治疗提供了更多的理论支持与实践经验。

在运动康复方面与身体机能增强方面，脑机接口可帮助重度运动障碍患者实现对外界设备的控制。浙江 BrainCo 公司开发了一种脑机接口智能假肢，可以通过脑电信号控制假肢的动作，帮助截肢者实现更加自然和灵活的假肢使用，提高生活便利程度。除此之外，人工耳蜗已广泛应用于佩戴助听器效果不佳的听觉障碍患者人群：通过在耳部植入小型传声器，将传声器采集到的声音信息通过嵌入听神经的电极传递到脑内，为使用人群带来出色的听觉 – 言语表现。在完全闭锁综合征患者治疗与康复方面，脑机接口技术可帮助患者更好地克服交流障碍。2022 年 3 月，德国和瑞士联合团队成功将两个微电极阵列设备植入完全闭锁综合征患者的大脑运动皮层，并使用一款定制化的计算机软件翻译其大脑信号，使患者能够通过想象移动身体不同部位来产生大脑信号，并通过机器学习模型的实时解码实现大脑信号与特定单词或短语的匹配，从而实现沟通交流需求。

以上是脑机接口在诊断和治疗、运动康复、交流通信等特定场景下的应用举例，随着技术的不断发展，脑机接口在医疗领域还有着很多潜在适应的应用场景等待探索和挖掘。

（三）脑机接口发展的挑战与机遇

当前脑机接口相关技术和应用发展所面临的挑战，主要集中在技术和伦理两个维度。在技术层面，持续改进信号采集、处理以及输出执行各环节软硬件表现以提升临床有效性至关重要；尤其在非完全介入式交互模式下，脑电信号获取处理方面的准确性和稳定性仍有不断提升的空间。另外，BCI 系统内使用设备的生物相容性问题也需要解决，以避免对使用者造成较大伤害或产生不良后果。同时，为了评估验证脑机接口系统的临床有效性，需要进行多学科协作和严格过程管理，对于临床试验和临床研究项目管理也提出了更高的要求。此外，当前脑机接口技术大多仍处于实验室阶段，需要开发具有应用复杂性低、持续性技术支持需求低的系统，提高其落地易用性，帮助脑机接口相关应用快速进入临床，实现研究成果从"可用"到"易用"的跨越，其中也涉及研究者、开发者研究设计思路的转变。从伦理和法律角度考虑，脑机接口相关技术的发展在突破传统技术壁垒的同时，也引发了人－机界限问题。在使用BCI系统的过程中，脑机接口可能会影响用户的自主决策，改变用户对身体和自我认同的理解，引起自我认同的模糊。在隐私保护方面，脑机接口可能涉及个人隐私泄露的风险。为应对这些问题，需要制定相应的隐私规范条例，严格落实授权收集信息数据的原则，并在自主权和责任区分方面，明确相关标准和规范。

与此同时，在医疗健康领域，脑机接口技术的市场需求非常强烈，这是因为脑机接口在理论上可以实现传统医疗手段无法实现的惊人效果，帮助残障人士和神经系统疾病患者恢复失去的功能，为精神疾病的诊断提供更多信息。同时在人机交互领域和娱乐游戏等诸多领域，BCI同样具有极为广泛的应用场景。在政策层面，我国政府已将脑机接口作为培育未来产业发展的重要方向，给予了脑机接口产业政策扶持、资金投入、人才培养等多方面的支持。目前正是脑机接口飞速发展的黄金时代，无论是市场需求层面、技术突破层面、还是政策导向层面，均为BCI提供了优渥的机会。

六、生物工程技术

（一）生物工程技术简介

生物工程技术指运用工程学与生命科学的原理和方法，对生物系统进行操作和控制的技术。生物工程技术通过改变生物体的遗传物质、代谢途径、生化反应等来设计、构建和生产新的生物体或生物产物，其涉及分子生物学、细胞生物学、微生物学、生物化学、生物物理学等多个学科。

生物工程的现代历史始于20世纪中叶的新疗法的引入。近20年来，生物工程技术得到快速发展，基因编辑、合成生物学、干细胞、生物信息存储、生物育种等前沿科学技术发展给人类生产生活带来诸多红利。

（二）生物工程技术国内外研究进展与应用现状

1. 生物工程技术国内外研究进展

生物工程技术一般包括五大工程，即基因工程、细胞工程、微生物工程、酶工程和生物反应器工程。在精准医学领域有着广阔的应用前景。

1）基因工程：基因工程技术通过对DNA的检测、修饰和重新编程，为实现疾病的精准诊断、个性化治疗和再生医学等提供了强有力的技术支持。它是实现精准医学的关键技术之一。其应用包括基因检测与治疗、疫苗工程等。

2）细胞工程：细胞工程技术是通过体外培养或融合技术培育具有特定功能的细胞资源，用于生物制药、组织工程等。目前，美国FDA已批准部分CAR-T产品用于白血病和淋巴瘤的治疗。二代CAR-T可识别新的肿瘤抗原，三代CAR-T具有双靶向和调控功能，这使得CAR-T治疗的精准性和安全性进一步提高。

3）微生物工程：微生物工程利用微生物细胞作为生产平台，通过遗传操作和培养工艺的优化来实现医药产品的高效生产。对药物、单克隆抗体、疫苗、基因治疗载体和诊断试剂的研发与生产有着基础性意义。目前已有成功商业化的单抗产品，如罗氏 Herceptin 用于治疗乳腺癌，阿斯利康 Remicade 用于治疗类风湿性关节炎与克罗恩病等。

4）酶工程：酶工程技术通过设计高活性、高特异度和高稳定的酶，实现疾病的精确诊断、靶向治疗和细胞再编程；目前，基因工程酶已被广泛用于治疗白血病和遗传性疾病，其特点是高度个性化。新技术实现了酶的串联改造，可以构建出催化更为复杂反应的人工酶肽链，这为酶在精准医疗中的广泛应用奠定基础。

5）生物反应器工程：生物反应器工程致力于设计和开发用于细胞培养与生产的生物反应器和相关细胞培养工艺，为单克隆抗体、细胞治疗产品、基因治疗载体、组织工程产品和疫苗等的生产提供了有力支持。目前，智能生物反应器已被应用于 CAR-T 细胞和三维细胞培养。

此外，AI 和机器学习在生物工程技术中发挥着越来越重要的作用。通过分析大规模的生物数据和模拟生物系统，AI 和机器学习可以帮助加速生物工程的设计和优化过程，提高预测能力和效率。

2. 生物工程技术国内外应用现状

生物工程技术在医疗领域的应用主要集中在制药和疗法创新上。美国是生物工程技术大国，代表企业有 BioMarin 制药、基因泰克（Genentech）、诺华（Novartis）、拜耳（Bayer）和吉列德（Gilead Sciences）等。其中，美国基因泰克公司在 CRISPR 编辑、长片段测序、单细胞基因组学方面取得了重大进展。2022 年，基因泰克团队发现癌症免疫疗法新靶点——ESCRT，为肿瘤细胞如何逃避免疫系统的靶向提供了新的见解，提高免疫治疗疗效。德国在生物技术领域一直处于世界前列，是欧洲新药研发最多的国家。瑞士是极具创新力的生物技术基地，以单克隆抗体药物为代表，包括疫苗、血液制品、重组蛋白药物、多肽药物、生物提取物及基因治疗等为核心的瑞士生物制药产业是其中最为主要的领域。瑞士罗氏公司的抗 TIGIT 疗法 Tiragolumab 于 2022 年在临床试验中取得了积极结果。

我国生物工程技术整体起步较晚，但近些年发展迅速。例如，在基因工程技术方面，2018 年中国科学家首次成功利用 CRISPR-Cas9 基因编辑技术在人类胚胎中修复遗传病基因突变。在细胞工程方面，来自中国科学院等研究机构的研究人员发现了一种无转基因、快速和可控的方法，能够将人类多能性干细胞转化为 8 细胞阶段全能性胚胎样细胞（8-cell totipotent embryo-like cell），为器官再生和合成生物学的进步铺平了道路。此外，越来越多的医药企业在生物工程技术上逐渐精进，君实生物凭借蛋白质工程核心平台技术已处于国际大分子药物研发前沿，其自主研发的特瑞普利单抗，是中国首个批准上市的以 PD-1 为靶点的国产单抗药物。

（三）生物工程技术发展的挑战与机遇

生物工程技术在精准医学中的应用日益广泛，其未来发展趋势主要体现在以下几个方面。①多学科交叉将加速新工具与技术的产生：生物工程将与生物信息学、生物传感技术、3D 生物打印、合成生物学、干细胞技术和数字技术等多学科加速融合，促进新型诊疗工具、材料与产品的研发，这将带来更加准确和高通量的诊断方式、更加个性化和定制的治疗方案。②细胞治疗与免疫治疗将实现广泛应用：各种定向分化的干细胞和免疫细胞治疗产品将加速从实验室走向临床应用，改变许多疾病的治疗模式；基因治疗将更加精准和安全。基因编辑工具将实现更加精准和可控的基因修饰与调控，从而广泛应用于遗传病和肿瘤的治疗。③数字技术将推动生物工程发展：生物传感技术、生物信息技术和人工智能将使生物工程生产更加智能化和自动化，实现个性化治疗方案和生物制品的精准设计与优化生产。④实现规模化和低成本生产：随着生物反应器、培养基等技术的优化，生物工程将实现单克隆抗体、疫苗、基因治疗载体和细胞治疗产品等的规模化生产。

生物工程技术在医学领域的发展也存在着挑战。①生物工程技术在医学领域的应用需要确保其安全性和效力。生物工程技术可能引入新的生物材料、细胞或基因组成分，因此需要进行严格的安全评估和监测，以确保其对患者的安全性。②要充分考虑在个性化治疗上的应用场景。每个患者的生物特征和疾病情况都可能存在差异，因此生物工程技术在医学领域的应用需要考虑个体差异和个性化治疗。这可能涉及基因组学和遗传学的研究，以确定个体患者的特定治疗需求和反应。③生物工程技术在医学领域的应用涉及一些法律和道德问题。例如，基因编辑技术的应用引发了对人类基因改造的伦理和道德考虑。此外，生物工程技术的知识产权、医疗数据隐私和临床试验伦理等问题也需要进行综合的社会讨论和规范。

七、创新生物材料

（一）创新生物材料技术简介

生物材料是用于临床治疗、诊断与研究的特殊功能材料，其核心技术涉及生物学、物理学、化学和工程学等多个领域的交叉学科。它利用生物体内的天然材料或人工合成的材料来制造各种医疗、生物工程和生物科学领域所需的材料和器械。

生物材料通常有两种类型，生物相容性（biocompatibility）材料和生物降解（biodegradation）材料，材料的来源可以分为天然材料和合成材料两大类。天然材料包括骨骼、软骨、肌肉、皮肤、血管、心脏瓣膜等，这些材料可以从动物或植物等生物体中提取。合成材料则是人工合成的材料，如聚合物、金属、陶瓷和复合材料等。生物材料技术的应用非常广泛，包括人工心脏瓣膜、人工关节、植入物、药物输送系统等。此外，生物材料技术还被广泛应用于组织工程、干细胞研究、生物传感器等领域。

（二）创新生物材料国内外研究进展与应用现状

1.创新生物材料国内外研究进展

生物材料在实现精准医疗等方面发挥着举足轻重的作用，主要包括在组织工程与再生医学、药物递送与靶向治疗、生物医学检测、生物医疗器械。

1）组织工程与再生医学：创新生物材料工程提供细胞增殖与移植的载体，用于构建人工组织和器官，实现对损伤或疾病引起的组织结构和功能的修复或置换。通过对生物材料的定制化设计及其与细胞、生长因子的组合移植，可实现精准个体化治疗，为个体化再生医疗的发展提供技术动力。如皮肤、骨骼和血管的再生以及心脏瓣膜、人工晶状体等结构的置换与植入。有研究成功通过 3D 生物打印技术，利用患者自体提取的角膜表皮细胞与内皮细胞，打印出复屈折人工角膜用于移植。

2）药物递送与靶向治疗：生物可降解聚合物等材料可被设计为纳米药物载体，将药物精准靶向输送至肿瘤部位，提高药物作用浓度与治疗效果，同时减少正常组织对药物的暴露量，降低毒副反应。例如，Doxil® 是美国 FDA 于 1995 年首次批准的用于治疗乳腺癌和卵巢癌的脂质体包裹化疗药物，以实现靶向递送，减少毒副反应并提高疗效。

3）生物医学检测：生物传感器和生物芯片等监测工具依赖于生物材料提供的检测平台，用于检测生理参数、代谢产物和疾病标志物等。这类常见的生物材料包括金属与半导体纳米材料、碳系材料、生物大分子等。有研究开发了一种非侵入性的皮肤穿戴设备，通过超声换能器同时监测血压和心率，并通过电化学传感器同时监测多种生物标志；通过优化了集成设备，使其在符合弯曲皮肤表面的同时提供机械弹性和灵活性，并确保可靠地感测组织液中的葡萄糖和汗液中的乳酸盐、咖啡因和酒精，而各个传感器之间没有串扰。

4）生物医疗器械：包括导管、引流管和连骨管等，以及外科应用的可吸收缝线与钉、止血材料和人工血管等。这些需要直接或短期与人体组织和血液接触的器械需要生物材料提供良好的界面性能与抗血栓性能。

2.创新生物材料国内外应用现状

国内人体用生物材料主要应用在骨科、心血管系统、牙科、组织工程等。根据生物材料使用场景不同，可将国内医用耗材市场分为骨科植入、血管介入、神经外科、眼科、口腔科、血液净化、非血管介入、电生理与起搏器等。目前，创新生物材料研究在生物材料类别、材料组成结构上都有所突破，利用生物材料进行组织修复和再生已经成为医学领域中的重要研究方向。此外，开发响应性生物材料作为新型生物墨水一直是生物打印领域研究的中心焦点。3D生物打印已经从打印生物相容性材料发展到打印基于活细胞和类器官的生物墨水，用于组织再生和个性化医疗。它是构建具有仿生复杂性的生物模型的一项技术。在过去的10年中，对结构复杂、高分辨率和生物相容性生物打印的需求驱动着人们在创新生物墨水和生物打印策略方面的探索。

中国科学院遗传与发育生物学研究所戴建武团队在《细胞培养肉用生物材料的设计》中，总结了用于细胞培养肉生物材料的要求及分类，描述了细胞培养肉生产流程，展示了细胞培养肉的优势和前景。南京大学曹毅团队揭示了力学信号在干细胞命运决定过程中的影响，介绍了力学信号对干细胞行为的影响效果和作用机制，同时指出了各种合成材料在干细胞分化研究领域内的重要应用，并对研究前景进行了展望：力学信号和细胞行为更加定量化的调控和表征将会是这一领域深入发展的关键。上海交通大学夏小霞团队提出了无细胞合成策略在生物材料研究中的应用，介绍了无细胞表达系统的独特优势，并列举了其用于生物材料可持续生产的策略、与材料结合后的创新设计、赋予材料功能化和智能化的方法，以及通过加速设计－构建－测试（DBT）循环来促进新型生物材料开发的各项应用。

（三）创新生物材料发展的挑战与机遇

创新生物材料尤其是软组织修复材料的研发具有技术难度大、研发周期长、工业复杂、对环境要求严格等特点。此外，虽然生物材料具有良好的生物相容性，但是有些生物材料仍会引起人体免疫反应和排斥反应，是其推广应用过程中要攻克的难题。生物材料在制备过程中，容易发生变形、分解或失去功能等问题，所以生物材料的稳定性也需要进一步研究和改进。

生物材料与生物系统相互作用，以各种形式改善治疗效果。以治疗性生物材料为基础的精准医学，能够根据不同的个体需求开发定制化的生物材料，以满足其特定的治疗或植入需要，为患者提供个性化治疗方案。未来，生物材料将向个性化、多模态、高生物适应性等方向发展。个性化生物材料是可以根据个体差异定制的生物材料，多模态与跨尺度材料指可以同时实现多个功能或者作用于不同尺度的生物材料，它们能够进一步满足个性化治疗的需求。另外，随着生物材料被越来越广泛采用，"生物适应性"这一严格的生物材料评估标准被提出。生物适应性预示生物材料科学进入新阶段，生物医学材料的选择、设计和评估标准正在从生物相容性和生物活性转向生物反应性和自动调控性。当与人体相连时，这类材料将以理想协同方式与生物微环境相互作用，参与生理过程。

综上所述，创新生物材料以其独特的生物相容性与可调控性，在组织工程、细胞治疗、基因治疗、医用器械与药物递送等领域发挥着至关重要的作用，不断推动相关医疗产品创新与转化应用。未来创新生物材料也会向着定制个性化、功能多样化、系统集成化、生物相容性提高等方向更新迭代，在精准医疗领域发挥更广泛的作用。

第五节　信息科学技术

一、信息科学技术概述

信息科学技术是指应用于信息处理、管理与应用的科学技术体系，它涉及信息采集、存储、组织、检索、传输与应用等方面。近年来，以大数据、云计算、人工智能和数字孪生等为代表的新一代信息技术蓬勃发展。大数据为云计算、人工智能和数字孪生技术提供原始数据支撑；云计算通过提供强大的计算平台，使大数据技术、人工智能技术和数字孪生技术得以广泛应用；人工智能技术增强了大数据、云计算和数字孪生技术的智能性；数字孪生技术实现了实物与信息世界的深度融合，将大数据、云计算和人工智能技术应用于实物生命周期内的全面数字化与优化。各类信息科学技术的快速进步、相互促进、相互渗透、融合发展，改变和重塑了产业形态与生活方式，加速推进精准医学理念的落地和医疗服务模式的重塑。

二、大数据技术

（一）大数据技术简介

大数据技术是处理海量、多样、快速且价值密度较低的数据集的技术手段，其目标在于通过非传统的数据处理工具实现数据的存储、分析与应用，挖掘数据价值。从数据生命周期的角度看，大数据技术体系包括大数据采集与预处理技术、大数据存储与管理技术、大数据分析与挖掘技术以及大数据安全与隐私保护技术。

（二）大数据技术国内外研究进展与应用

（1）大数据技术研究进展：大数据技术体系发展迅速，各阶段技术创新与工具更新，构建自动化与智能化基础设施，实现结构化与非结构化数据的海量存储、高效处理与深度分析，产出知识与规律，为决策提供实时支持。

近年来，新一代大数据管理技术在高性能、高可用、高能效方面不断创新发展，取得了显著进展。在高性能大数据管理方面，新硬件和人工智能驱动是主要的技术提升动力。美国在内存数据库并发控制、NVM 数据管理、GPU 数据库、异构计算数据库等方面处于领先地位，而我国在 NVM、RDMA、HTM 等新硬件数据管理技术方面也取得了突破。在高可用大数据管理领域，分布式共识和分布式事务处理是核心技术。国产数据库 PolarDB、TiDB 等可用性水平已达到国际一流水准。在高能效大数据管理领域，云数据管理技术通过资源共享、资源调度等方法显著减少硬件资源和能源的消耗，并使用低功耗硬件和数据压缩等软件方法进一步降低能耗。国内顶尖公司（如阿里巴巴等）和一流大学（如中国人民大学等）都在探索基于异构硬件和压缩的低功耗数据管理技术。此外，国内提出了算力网络的概念和国际标准，开展"东数西算"工程，在全国布局算力网络国家枢纽节点，并逐步在人工智能、图像渲染、金融和政企业务等领域应用。

随着数据规模呈指数级增长，数据处理的时效性问题已逐渐成为大数据领域要解决的核心问题。流处理是针对实时数据处理而提出的技术，国际上现有流处理系统按体系结构可分为并行流处理系统和分布式流处理系统。其中，分布式流处理系统成为当前国际上流处理系统的主流，常用的开源系统有 Storm、Flink、Spark Streaming 等。为了提高分布式流处理系统的性能，现有系统主要采用数据并行和流水线并行等技术来提升系统性能。在国内，阿里巴巴通过收购 Data Artisans 购入了 Apache Flink，并进行了若干优化改进。在数据并行方面，国内的典型系统是 PStream，该系统在高频的键值使用轮询划分的方式平衡负载，在低频的键值使用哈希划分的方式避免额外的数据聚合开销。谷歌公司首次提出了图计算技术，设计了国际上首个分布式图计算系统 Pregel。后续国外研究团队提出了诸多软件和硬件优化技术来提高图计算性能。在国内，一批研究人员在图计算领域进行了深入研究和大量攻关工作，如清华大学研究团队开发的基于神威·太湖之光的超大规模图计算系统"神图"系统入围国际超算大会戈登贝尔奖，华中科技大学研发的 DepGraph 斩获 2021 年 11 月国际 Green Graph 500 和 Graph 500 榜单两项全球第一，基于鹏城云脑 II 系统研发的图计算系统再次获得 2022 年 11 月 Graph 500 SSSP 性能第一。

（2）大数据技术国内外应用现状：在国外，大数据技术已经被广泛应用于医疗健康领域。通过收集和整合大量医疗数据，包括患者病历、医学影像、基因组数据、生命体征等多个方面的信息，为医疗服务提供者、保险服务方和药企等提供各种决策支持和洞察，同时也为医学研究、公共卫生等领域提供了宝贵的数据资源。美国医疗保险巨头 United Health Group 旗下的 Optum 公司，通过收集和整合大量医疗数据，提供医疗决策支持、医疗风险评估等服务，帮助医疗服务提供者提高效率、降低成本。美国 NIH 也建立了多个医疗大数据平台，如 National Library of Medicine 和 National Cancer Institute 等，用于医学研究和医疗决策支持。在欧洲，英国的国家医疗服务体系（NHS）也在积极推动健康医疗大数据的应用。NHS Digital 建立了多个医疗大数据平台，包括 GP 数据中心和医疗影像数据中心等，用于医疗服务提供者的决策支持和研究。除此之外，日本、荷兰、瑞典等国家也在积极推动健康医疗大数据的应用，涉及医疗服务提供、医疗保险、医学研究、公共卫生等多个领域。

在国家政策、人才、资金等各方面支持下，我国大数据产业规模迅速增长，创新能力不断增强。政府、企业和学术界等各方积极推进大数据技术在医疗领域的应用。近年来，国家卫生健康委统筹推进全民健康信息平台等基础设施建设，制定医院和基层医疗卫生机构信息化建设标准与规范，支持医疗数据互联互通与有序共享。目前，各省全面健康信息平台基本建成，7000 多家二级以上公立医院接入省统筹区域平台，2200 多家三级医院初步实现院内信息互通共享。上海申康医院发展中心自 2006 年起启动上海市级医院临床信息共享（即"上海市医联工程"项目）。自建设以来，医联工程在方便患者看病就医、加强临床质量和费用控制、促进医疗卫生体制改革等方面发挥了重要作用。国内企业在健康医疗大数据领域专注于数据采集和分析，通过统一的数据标准和结构化的数据来实现数据的挖掘和分析。

大数据技术的应用正在推动我国医疗服务模式发生革命性变化，传统的"一刀切"治疗随着人口结构变化和医疗水平提高，慢性病成为主要疾病类型，持续化监测与健康管理也日益重要，基于大数据的数字化医疗服务成为医疗体系发展的必然要求。

（三）大数据技术的挑战与机遇

大数据技术的发展为人们提供了处理海量信息的新手段，也带来了新的挑战。当前大数据应用仍处于起步阶段，呈现出"应用先于理论技术，市场先于标准法规"的现象，其技术在一些应用领域取得了较好的应用，但是基础理论和应用技术还不成熟，治理体系远未建立。如何在保障安全的前提下，不过度限制数据的开放和共享，也是大数据技术发展面临的另一挑战。

随着大数据应用领域的拓展、技术的提升、数据共享开放机制的完善、产业生态的成熟等，更高价值的预测性分析和决策指导性应用将逐步成熟和广泛应用，届时大数据才能真正发挥其潜在价值。在数据规模的扩大和算法模型的丰富的情况下，精准医学在疾病诊断、预后判断与治疗方案优化等方面将达到更高的水平，真正实现个性化、精细化的医疗服务。大数据驱动下的精准医疗将逐步改变现有的医疗模式，提高整体医疗质量与效率。

三、云计算技术

（一）云计算技术简介

云计算技术是一种通过互联网提供计算服务的技术，它可以提供各种计算资源，如服务器、存储、数据库、网络和软件等，以便用户可以根据需要使用这些资源。云计算技术的主要目标是提供灵活的资源、更快的创新和规模经济，从而使用户能够更加高效地管理和利用计算资源。

（二）云计算技术国内外研究进展与应用

（1）云计算技术研究进展：云计算基础设施主要包括服务器、存储设备、网络设备等硬件设施。近年来，新技术不断推动服务器、存储与网络设备性能提高与成本下降，为高效灵活的资源调度与服务提供坚实基础。

云计算服务模式主要包括 IaaS（infrastructure as a service，基础设施服务）、PaaS（platform as a service，平台即服务）和 SaaS（software as a service，软件即服务）。云原生技术是云计算时代新的技术理念，是云计算 PaaS 层的最新技术体系演进。云原生对于 PaaS 进行了重新定义，用户无须关注虚拟机，只需使用中间件资源池技术服务，围绕开发架构对建立的技术栈、工具链、交付体系进行升级，使企业用云方式从"上云"到"云上"转变。云计算部署模式呈多样化发展状态，除公有云、私有云、混合云外，又催生了分布式云、专有云、托管云等新型部署模式。多云与混合云解决方案是云计算发展的研究热点，美国的微软公司推出了 Azure Stack，可以支持在本地数据中心和公共云之间进行无缝切换；中国的华为公司也推出了 FusionCloud，可以支持多云环境下的数据管理和应用部署。

云计算安全与隐私保护技术逐渐加强，加密、身份认证与访问控制等技术广泛使用，确保云服务的安全可靠与隐私不泄露，为用户与企业数据上云提供保障。美国的亚马逊公司推出了 AWS WAF，可以帮助企业保护 Web 应用程序免受恶意攻击；中国的腾讯公司也推出了云安全解决方案，可以帮助企业进行数据加密和隐私保护。此外，还有一些学术研究机构在探索如何更好地应对新型网络安全威胁，以提高云计算系统的可靠性和安全性。边缘计算是云计算领域的热点研究方向，指将数据处理和存储推到离数据源更近的地方，以缩短数据传输的延迟时间和减少数据传输的成本。5G 技术的发展，可以实现更快的处理和更短的延迟，进一步推动了边缘计算的发展。美国的亚马逊公司推出了 AWS IoT Greengrass，可以在边缘设备上运行 AWS Lambda 函数，实现本地数据处理和分析；中国的华为公司也推出了边缘计算平台 Atlas，可以支持在边缘设备上运行 AI 模型。

云计算管理与监控工具进一步完善，自动化管理与资源调度工具成熟，用户可灵活地管理与监控云平台上运行的应用，降低云化运维难度，提高资源利用效率与应用性能。管理工具完善可以帮助云服务用户专注于核心业务，专业运维人员可提高资源利用率，降低故障发生概率，确保云应用的高可靠性运行。

（2）云计算技术国内外应用现状：在美国、欧洲、日本和韩国等国家和地区，云计算技术在健康医疗领域的应用已经取得了一定的进展。这些国家和地区在推广和应用云计算技术方面都投入了大量的资源和精力，形成了较为完整的产业链和生态系统。美国在精准医疗领域的云计算应用非常广泛。医疗健康领域的巨头如 IBM

Watson Health、Google Health 和 Amazon Web Services 都在开发和推广精准医疗的云计算解决方案。这些方案包括基于云计算的数据分析平台、基于云计算的基因组学数据分析、基于云计算的医学图像分析等。欧洲的基因组学计划 ELIXIR 就是基于云计算技术来实现大规模的基因组数据管理和分析的。欧洲的一些医疗机构也在采用云计算技术来优化医疗服务和管理，如英国的 NHS 推出了基于云计算的医疗数据分析平台。日韩在精准医疗领域的云计算应用主要集中在基因组学和医学图像分析方面。

近年来，国内企业在各方政策的推动下上云程度持续加深，工信部、发改委、网信办等部委先后发文，鼓励云计算与人工智能、区块链、5G、物联网、工业互联网等新兴技术融合发展，从底层技术架构到上层服务模式两方面赋能传统行业智能升级转型。在精准医疗领域，我国也在积极推动云计算技术的应用。大型医疗机构和医疗保险公司正在使用云计算技术来管理和存储医疗数据，并将其用于精准医疗的研究和实践。国内的一些医疗机构已经建立了基于云计算的医疗数据分析平台，帮助医生更好地诊断和治疗疾病。在基因组数据分析方面。基因组学研究机构和企业也在使用云计算技术来处理大规模的基因组数据，以便于开展基因组学研究和精准医疗的实践。例如，中国的华大基因、壹基因等企业都在使用云计算技术来分析基因组数据，并为患者提供个性化的医疗解决方案。

（三）云计算技术的挑战与机遇

云计算具有灵活性高、动态可扩展、性价比高等特性，但安全性和隐私保护问题已经成为云计算发展中需要解决的重要问题。随着"全面上云"的趋势不断加速，各行各业都越来越依赖"云上系统"来保证正常运转。而系统的稳定性已经成为生产力的重要因素。然而，随着应用系统的日益复杂化，其规模和数量的爆发式增长也给稳定性保障带来了前所未有的挑战。算力服务进入快速发展阶段，但仍面临服务程度和反应渗透能力不足、供给效率偏低等问题。云管理工具还需要进一步完善和标准化，多云管理工具存在标准化程度低、咨询设计和迁移工具功能较为单一的问题。随着大数据、人工智能、物联网等新兴技术的发展，云计算技术也将与这些技术相结合，为用户提供更加智能化和高效的服务。

四、人工智能技术

（一）人工智能技术简介

1956年夏天在美国达特茅斯学院举办一个研讨会上，麦卡锡等创造了"人工智能"一词，也被称为"机器智能"。人工智能是一门研究、开发用于模拟、延伸和扩展人的智能的理论、方法、技术及应用系统的新技术科学，旨在使计算机能够模拟人类的智能行为和思维过程。自诞生以来，人工智能的理论和技术日益成熟，应用领域也不断扩大。它可以模拟人的意识、思维的信息处理过程，并且能够像人那样思考，甚至超过人的智能。

人工智能是一个广泛的概念，它由不同的领域组成，如机器学习，深度学习等。其中机器学习是人工智能一个热门的子领域，它旨在使用算法和统计模型使计算机从数据中学习，并通过这种方式实现智能；而深度学习则专注于使用深度人工神经网络进行学习和推断。除此之外，近年来诸如强化学习、迁移学习和自动机器学习等是人工智能研究的热点。

（二）人工智能技术国内外研究进展与应用

（1）人工智能技术研究进展：随着现代计算机图形处理单元的突破性进步和大数据时代的崛起，以深度神经网络为代表的深度学习技术，在声音、文本、图像分析等多个领域都取得了显著的突破。这种方法被认为是数据驱动的，通过构建多层神经网络结构，能够高效地拟合复杂的非线性多元函数，从而学习样本数据的本质特征和多层次表示。目前，深度学习模型已经被用于人脸识别、图像分类和目标检测等任务。另外，为了降低非专业人员利用机器学习模型和技术的难度，自动机器学习技术近年来也得到了快速发展。自动机器学习系统可以实现机器学习模型的自动选择、参数优化、特征工程等，大幅简化机器学习流程，实现端到端的自动化机器学习流程。

在自然语言处理领域，大型语言模型的崛起改变了用户对文本数据的处理方式。这些模型通过在庞大的文本语料上进行预训练，学习到了语言的语法、语义和常识，具备了惊人的语言理解和生成能力，已被成功应用于文本生成、情感分析、自动翻译、问答系统和对话生成等各类任务。此外，自然语言处理的生态系统不断扩展，为企业和研究者提供了更多机会，以应对语言处理任务的挑战。OpenAI 的 ChatGPT 是一例引人瞩目的成果，它是基于 GPT 架构构建的通用人工智能语言大模型，具备流畅的对话能力，成为开放问答领域的亮点之一。

（2）人工智能技术国内外应用现状：当前，国内外人工智能在医疗领域的应用正在不断扩展和深化。在计算机视觉领域，深度学习和卷积神经网络的兴起推动了医疗图像处理技术的飞速发展；同时，迁移学习、生成对抗网络和自监督学习等方法也不断推动着计算机视觉的前沿，使其在图像分析、图像生成和视频理解等领域更加强大。黄盛等提出一种混合迁移学习方法用于间质性肺病病理模式分类。Yang 等基于多源集成迁移学习方法研发出一个阿尔茨海默病的初步诊断辅助诊断系统，帮助医生快速、高准确性地识别轻度认知功能障碍期患者，从而采取措施预防或延缓阿尔茨海默病的发生。腾讯公司的"腾讯觅影"辅诊平台和中山大学中山眼科中心开发的糖尿病眼病快速诊断系统等，通过人工智能技术实现对医疗影像的快速读片和智能诊断。

智能语音识别技术（automatic speech recognition，ASR）是人工智能的一个重要应用领域，在医疗文书录入方面具有巨大潜力，能显著提高录入的效率、准确性和规范性。姜会珍等研发的诊室听译机器人，借助句型识别、问答匹配、归一化技术和半截词指代技术，能够自动生成病历，从而提高问诊效率。科大讯飞、腾讯云等公司积极投入研发，为医疗智能语音应用的发展提供了强有力的支持。随着 ASR 技术的发展，基于 ASR 的疾病辅助诊断研究崭露头角。Zealouk 等设计了一种基于梅尔频率倒谱系数和隐马尔可夫模型的语音识别系统，用于区分健康人和新型冠状病毒感染者的咳嗽声，协助医生识别无症状感染者并筛选出病情严重的患者。

此外，医学人工智能技术还支持从海量医学文献和临床试验信息中提取生物学知识，进行生物化学预测，从而加速药物研发进程。麻省理工学院 Jim Collins 领导的研究团队使用机器学习算法对大量的分子数据库进行分析，筛选出具有杀菌活性的化合物 Halicin，并通过生物实验验证了 Halicin 的杀菌效果，发现它对多种耐药菌包括耐甲氧西林的金黄色葡萄球菌和肠杆菌属的杀灭效果比现有药物更好。

（三）人工智能技术的挑战与机遇

随着人工智能应用的不断普及和发展，其所带来的各种风险和挑战也日益凸显。尤其在医疗领域，这些挑战涵盖了数据、技术、资源和法律等多个方面。①在数据方面：医学数据具有复杂性和多样性的特点，高质量的医学数据往往难以获取；医学数据的隐私和安全也是一个重要的问题，在数据应用的全过程中保障隐私数据不被泄露或滥用是一个很大的挑战。②在技术层面：对于一些已经落地的 AI 应用，需要在真实的医疗应用场景中不断地优化和调整 AI 模型，使其持续性地输出精确的结果；同时在处理复杂医疗问题时（如疾病的早期诊断、治疗方案的个性化等），对于 AI 算力和效率的要求必然将不断提升，这需要更高效的技术和算法的不断迭代，或不同类型技术的灵活组合。③其他：如何降低医学人工智能的成本和提高普及率，如何加强医学人工智能专业人才的培养，如何在法律法规层面对于责任归属、知识产权保护、监管标准等关键问题进行有效规范，都是医学人工智能发展所面临的挑战。

人工智能以数据为基础、算法与应用为核心，在政策、市场与资本的共同作用下，人工智能新技术、新产品与新模式正在快速涌现与演化。围绕着提升医疗服务质量与效率这一不变的主题，医学人工智能的发展未来将覆盖更多应用场景，为医疗行业带来更多的便利、效率和改进。

五、数字孪生技术

（一）数字孪生技术简介

数字孪生技术是充分利用物理模型、传感器更新、运行历史等数据，集成多学科、多物理量、多尺度、多概率的仿真过程在虚拟空间中完成映射，从而反映相对应的实体装备的全生命周期过程。近年来，大数据、云计算、虚拟现实和物联网技术的进步大大推动了数字孪生技术快速发展；数字孪生定义也延伸至生物或非生物实体的数字复制，开启了数字孪生在医疗健康领域的研究与应用。

（二）数字孪生技术国内外研究进展与应用

（1）数字孪生技术研究进展：物联网、云计算、人工智能、仿真、可视化工具和机器学习模型等都是数字孪生技术所必需的元素。随着传感器技术和无线网络的发展，物联网不断增强对实物的数据采集和传输能力，使数据孪生模型可以基于更加丰富和准确的实时数据构建与演化。云计算技术为数据孪生提供海量存储和高性能计算能力，使其得以应用于复杂的工业场景。人工智能技术，特别是机器学习和深度学习算法，使数据孪生模型得以自动学习和优化，实现对实物运行状态的精确追踪和预测。虚拟现实技术为数据孪生带来高度逼真的三维可视化效果，实现人机交互和协同。这些新技术为数据孪生实现广泛应用奠定了坚实的技术基础。

数据采集是数字孪生技术的基础环节，其质量直接影响到后续建模、仿真和优化决策的效果。国外已经开展了许多数字孪生相关的数据采集技术研究，如三维激光扫描、摄影测量、物联网等。美国国家标准与技术研究院（NIST）研究团队提出了一种基于三维激光扫描的建筑物数字孪生技术，可以实现对建筑物内部和外部的高精度数据采集和建模。近年来，国内外的研究机构和企业都在探索新的数字孪生建模技术，如多物理场模型，是将不同物理场的模型进行耦合，实现数字孪生模型的多维度建模和优化。清华大学开发了一种基于多物理场的数字孪生建模方法，可以对复杂的物理系统进行建模，并实现多物理场之间的耦合。此外随着深度学习模型技术的发展，利用深度学习技术对海量数据进行学习和分析，可实现数字孪生模型的精准构建和优化。

数字孪生技术的仿真环节是将数字模型进行仿真，模拟实际物理系统的运行状态和行为。随着国内外相关研究的开展，出现了基于计算流体力学、有限元分析、多体动力学等的仿真方法。例如，美国通用电气公司（GE）开发了一种基于数字孪生技术的风力发电机仿真平台，可以模拟不同工况下风力发电机的运行状态，预测故障和维修需求。

（2）数字孪生技术国内外应用现状：数字孪生在心血管疾病、骨科、外科、药学等领域实现了初步应用。在心血管领域，数字孪生在心血管系统的应用包括建立数字孪生心脏模型和心血管疾病的精准治疗。由法国软件公司达索系统（Dassault Systèmes）开发的 Living Heart 是考虑器官功能的所有方面（包括血流、力学和电脉冲）的器官的第一个数字孪生应用。该软件需要输入 2D 扫描，并转换成器官的 3D 模型。医生可以运行假设场景（例如，增加一个起搏器或逆转心脏腔室）来预测患者的结果并作出决定。

此外，数字孪生结合生命大数据与传感器，实现多系统动态监测，为慢性病管理创造了更加真实的模拟环境。数字孪生技术可用于患者医疗保健和医院管理。使用数字孪生，可以在虚拟环境中预测和评估场景，以便在实际环境中进行调度和实施，减少风险和节省成本，还可以将治疗方法和药物的信息传输到数字孪生模型进行验证，以优化治疗方案，最终实现疾病的早期诊断和预防。Lehrach 等通过使用"虚拟双胞胎"或"守护天使"，提出了欧洲的个性化护理和疾病预防系统，旨在使用该表征所包括个体的广泛领域（如临床、成像和传感器数据）。随着计算资源和大数据技术的成本效益越来越高，医生可以在为真实的患者开处方之前测试所有可能的治疗方法和措施。利用医疗 AI 应用程序，GE 医疗保健开发了一个容量指挥中心，该中心应用模拟和分析，通过构建患者路径的数字孪生，帮助约翰·霍普金斯医院预测患者活动并根据需求规划容量，从而显著改善患者服务、安全性、体验和容量。

数字孪生技术在国内的应用处于初步开展的阶段，虽相对于其他发达国家，有一定的差距和提升空间。但我国在精准医疗领域仍不断开展相关的研究，持续发展数字孪生技术。Zhang 等运用数字孪生技术收集肺癌的影像数据信息，通过算法的提升来解决网络弹性中的相关漏洞问题，并基于深度学习预测肺癌诊断结果。结果显示，数字孪生技术的应用提高了肺癌诊断率。此外，如多发性硬化症等危重疾病、创伤、老年人管理的病例，对个性化医疗的需求正在迅速增加，因为及时和精确的干预至关重要。例如，Liu 等提出了一个用于老年人医疗管理的 CloudDTH（基于 DT healthcare 的云医疗系统）框架及其在老年患者中的应用场景。该框架旨在通过数字孪生、云计算、健康物联网和大数据解决医疗服务中老年人危机预警的实时监督和准确性问题。

（三）数字孪生技术的挑战与机遇

数字孪生具有无创性、可控性、可重复性等优点，该技术在医疗领域的应用也成功地解决了传统方法难以解决的实时监测、动态分析和疾病精准治疗等问题。然而这项技术当前也面临许多的挑战，如当前的验证方法缺乏个体化评估和准确验证、创建高保真模型存在技术障碍等。另外，如何解决数字孪生计算结果与实际情况之间的差距是数字孪生面临的另一个困难，且数字孪生医疗一定程度上也存在社会伦理风险。

随着技术的发展，数字孪生有望成为实现个性化诊疗与精准健康管理的关键技术手段，在健康监测、精准诊断和精准治疗方面产生更广泛的应用。它将有助于发现新证据、验证新理论、评估新干预措施的影响，实现从描述到预测的跨越——这将使每个患者都有机会获得与自己高度匹配的个性化诊疗方案。

第二章 精准医学前沿科技的应用现状

第一节 典型国家和地区应用现状

一、欧洲

2014 年欧盟发布"地平线 2020"计划（Horizon 2020，即"第九框架计划 2014—2020"），投资接近 1000 亿欧元，是为实施欧盟创新政策的资金工具，主要针对三方面的建设内容，包括"开放科学研究""全球挑战与产业竞争力""开放创新"，附加"加强欧洲研究区"。投资规模空前巨大，2014—2020 年共投入约 770.28 亿欧元。提出三大战略：一是卓越科研，提供具有吸引力和灵活性的资金，支持未来和新兴技术（FET），通过跨国界、跨部门的交换，为研究人员提供优质、新型的研究训练，以及具有吸引力的职业和知识交流的机会，建造世界一流的研究基础设施。二是产业领先，为研究、开发和示范提供专门支持，包括标准化和认证、信息通信技术、纳米技术、先进材料、生物技术、先进制造和加工空间技术，激励研发和创新领域的私人投资和风险融资，促进各类中小企业各种形式的创新。三是应对社会挑战，汇集各领域、技术和学科的资源和知识，涵盖从研究到市场的所有活动，如试点、示范、试验平台以及公共采购和市场转化。将健康、人口变化和福利作为七大旗舰计划之一，投资多项提高人类健康水平的研究和创新。主要侧重点在支持基因组学、系统生物学和精准医学研究，开发个性化的诊断和治疗方法，以提高治疗效果和减少副作用；资助传染病的基础研究和临床研究，开发新的疫苗、抗病毒药物和诊断工具，重点关注新发传染病、抗生素耐药性和全球健康威胁；研究慢性病的病因和进展机制，开发有效的预防和治疗策略，改善疾病管理和患者生活质量，重点包括心血管疾病、糖尿病、癌症和神经退行性疾病；支持与老龄化相关的研究，开发延缓衰老和提高老年人生活质量的创新解决方案，重点关注认知障碍、骨骼健康和多病共存的管理；推动电子健康和大数据在医疗中的应用，改善医疗服务的质量和效率。

2021 年，欧盟发布"地平线欧洲"计划，是地平线 2020 项目的延续，也是迄今世界上最大的跨国研究和创新项目。2021—2027 年，欧盟这一庞大的研发支出计划将为基础研发和跨境科研拨款 955 亿欧元——其中 54 亿欧元为新冠疫情复苏基金。气候变化、癌症、海洋和其他水体、智慧城市、土壤和粮食是这一计划关注的重点项目，取代此前的"欧洲旗舰"（European Flagships）项目。主要聚焦加强资助基础研究，力促成果从实验室走向市场，用 100 亿欧元的拨款额度，主要资助 3 类研究，也是研究成果从实验室走向市场的三阶段——"探路者""创新快车道"和"加速器"，分别可以获得资金开发具有商业潜力的想法，将研究成果推向市场，申请获得"加速器"支持，包括资金资助、提供贷款和辅导服务，以拓展其业务，以及，大力支持科研成果的共享。

二、美国

美国于 2015 年率先启动"精准医学计划"，该计划旨在通过考虑个人差异（如基因、环境和生活方式），开发个性化的医疗方法，以提高疾病预防、诊断和治疗的效果。精准医学计划的关键要素和目标包括：

（1）个性化治疗：开发基于个体基因组、环境和生活方式的定制化治疗方法，以提高治疗效果和减少副作用。

（2）疾病预防和早期检测：利用基因组学和其他大数据技术，推动疾病的早期检测和预防，提高健康管理和疾病预防能力。

（3）数据共享和隐私保护：建立全国范围内的健康数据共享平台，促进科研人员和医生之间的数据交流，同时严格保护患者隐私。

（4）患者参与：鼓励和支持患者参与到医疗研究中，增加对疾病和治疗的理解，推动医疗研究的发展。此计划包含几个主要组成部分：一是百万志愿者队列计划（All of Us Research Program），这一计划旨在招募 100 万名或更多的志愿者，收集他们的健康数据、基因信息和生活方式数据。通过这一庞大的数据集，研究人员可以更好地了解疾病的成因和发展，并开发个性化的治疗方法。2022 年，"All of Us"计划招募规模已达 58 万人，收集了大量的基因组数据和健康信息，为个性化医疗研究提供了宝贵资源。该项目部分数据也已开始开放共享，美国 NIH 持续依托该队列资源开展相关研究，包括开展 1 万人的精准营养研究。二是癌症"登月计划"（Cancer Moonshot），这一计划已由拜登重启，旨在加速癌症研究，推动癌症治疗的突破性进展。重点包括癌症免疫疗法、基因组学和数据共享。三是数据和技术基础设施，投资建设先进的数据和技术基础设施，支持大规模基因组数据的存储、分析和共享，促进科研和临床应用的结合。四是制定和完善相关法规和伦理框架，确保精准医学研究的合法合规性和伦理性，保护参与者的权益。

2016年12月，美国发布了《21世纪治愈法案》，旨在加速医疗产品的开发和上市，推动创新医疗技术的发展，并改善美国医疗体系的效率和效果，授权提供45亿美元的额外资金，这些资金用于支持NIH项目，包括精准医学、脑研究和癌症研究，美国FDA的药品和医疗器械审批加速计划和精神卫生服务和成瘾治疗的资助，至2022年已向其投入27亿美元的资金。具体措施包括加速新药和医疗器械的开发和审批，促进精准医学研究，增强精神卫生服务，提供额外的资金支持生物医学研究，鼓励创新，特别是在罕见病、癌症和其他重大疾病领域。

基于美国NIH战略计划，指导其未来几年研究方向和优先事项的蓝图，旨在推动生物医学研究，以改善健康并减少疾病负担，其主要目的：一是支持基础科学研究，以深入理解生物和行为过程，从而发现新的治疗靶点和方法；二是通过创新技术和方法的开发和应用，加速科学发现和临床应用的转化；三是重点研究重大公共健康问题，开发有效的预防、诊断和治疗手段，改善整体健康水平；四是投资于教育和培训项目，培养新一代具有多学科背景的生物医学科学家和临床研究人员。该计划提出的优先事项包括推动精准医学研究，个性化治疗和预防策略的开发，寻找癌症新的治疗方法和早期检测技术，研究大脑功能和神经疾病，支持罕见病的研究。

三、英国

2017年，英国推出生命科学产业（Life Sciences Industrial Strategy），是由英国政府与生命科学行业共同制定的一项综合性战略，旨在推动英国生命科学产业的发展，提升其全球竞争力，并促进健康和经济增长，强调了研究创新、技术转移、商业化和人才培养等方面的重要性。其主要目标：一是推动生命科学创新；二是加速新技术的商业化；三是提升全球竞争力；四是改善公共健康；五是通过发展生命科学产业，创造高质量就业机会，促进经济增长。在这一战略中，成立英国研究与创新（UKRI），整合多个研究资助机构，统一管理和分配科研资金，提升研究资助效率和效果。设立健康数据研究（Health Data Research UK，HDR UK），推动健康数据的整合和利用，支持大规模数据分析和研究。改革药品和医疗器械的审批流程，实施快速通道审批，推动创新药物和技术的快速上市。启动工业战略挑战基金（Industrial Strategy Challenge Fund），提供资金支持生命科学领域的创新项目和技术开发。建立生命科学区域集群，促进区域间的合作和资源共享，提升地方经济和产业发展。

四、新加坡

过去30年，新加坡政府对研究、创新与企业（RIE）进行了持续性的投资。研究、创新与企业2025计划（RIE2025）为研发领域投入了约250亿新元。新加坡科技研

（A*STAR，以下简称"新科研"）主导的 A*Start Central（A*SC）为新科研的衍生公司和外部初创企业提供场地、指导和资金支持。A*SC 支持了大约 140 家初创企业，其中半数为生物科技公司。促进生命科学生态体系内的协同发展，催生出联合孵化器，例如，南洋理工大学、新加坡科技研究局和国立健保集团三方共建的 Collab 平台就是其中案例之一。推动精准医疗领域发展，成立新加坡精准健康研究（Precision Health Research，Singapore，PRECISE），跨政府单位、科研机构、健康产业集群和私营企业，负责实施新加坡的国家精准医疗战略。这一平台正在对 10 万名新加坡人进行基因测序，目的是创建一个亚洲参考基因组。PRECISE 还制订了严格的数据治理措施，确保了数据的隐私性和安全性。建立亚洲转化研究和心血管试验（ATTRaCT）。该网络汇集了来自亚洲 11 个国家在心力衰竭研究方面有关遗传、临床和影像的现有数据。这一庞大的数据集包括对患者治疗结果的纵向跟踪研究和社区对照研究，为研究心血管疾病的病情发展提供宝贵见解和指引，有助于识别新的药靶点的发现和药物再利用的可能性，从而优化针对亚洲心血管疾病患者改善临床方案。

第二节　中国精准医疗相关进展

2016 年，精准医学被纳入我国"十三五"国家科技创新规划。在一系列与"十三五"规划相关的国家级规划中，进一步明确了中国精准医学发展的总体目标和实施路径。我国精准医学的发展目标是为人民群众提供更精准、高效的医疗健康服务。通过持续深化精准医学研究，构建我国精准健康体系，满足人民的生命健康需求，提升我国生命健康基础研究水平和医药健康产业的创新能力，助力我国经济的高质量发展。同时，建立一个具有国际水平的精准医疗研究平台，自主掌握关键技术，开发新的预防和治疗药物、疫苗、器械，在疾病诊断、治疗指南、临床路径和干预措施领域做出国际贡献，形成一批国际认可的疾病预防和临床诊疗指南标准，显著提高重大疾病的防控水平，支撑医药卫生体制改革和医疗模式变革，推动"健康中国"的建设。

在 2016 年至 2020 年，"精准医学研究"重点专项布局和支持了生命科学 – 组学技术、大规模队列研究、大数据整合、存储、使用和共享平台、疾病精准预防、诊断与治疗方案、临床应用示范推广体系等五大任务方向，覆盖了从基础研究到临床应用的完整链条。经过五年多的实施，在基础研究方面，我国在分子生物学、基因组学、蛋白质组学等生命科学领域不断取得创新突破，在药物递送、单分子测序、蛋白质工程等生物技术领域取得了一系列重大突破，在疾病病因与发生发展机制、新靶点研究方面取得了一批新理论和新成果，具备了向科技最前沿进军的实力储备。在疾病防控方面，诊疗技术研发与适宜技术推广、规范化诊疗方案建立等取得显著成效，恶性肿瘤、心脑血管疾病等重大疾病标准规范诊疗体系初步建立；传染性疾病防控能力全面提升，成功应对甲型 H1N1 流感、H7N9 禽流感、埃博拉等疫情挑战；新冠肺炎疫情发生后，迅速甄别出病原体，率先建立动物模型，筛选出多种治疗药物，疫苗研发工作总体处于世界领先行列。在新药与医疗器械研发方面，新药研发技术体系初步建成，国家战略性药品自主保障能力大幅提升，自主研发的马来酸左旋氨氯地平、泽布替尼、甲磺酸奥美替尼、替雷利珠单抗、信迪利单抗等一批新药进入临床应用；医疗器械研发迈入新阶段，全数字 PET-CT、骨科手术机器人系统、质子重离子治疗系统、心室辅助装置等高端产品成功实现国产化。在平台建设方面，目前在生物医学领域已建立一批全国重点实验室和国家工程技术研究中心，布局建设了 50 家国家临床医学研究中心，一批高等级病原微生物实验室投入使用，建设 5 个国家级转化医学国家重大科技基础设施。"精准医学研究"重点专项实施方案的总体目标已基本达成，为中国精准医学计划的长远目标实现奠定了基础。专项共投入中央财政资金 13.4 亿元，设立了 102 个项目，建设了 126 万人的自然人群队列、125 万人的专病队列和 4 万人的罕见病队列，搭建了精准医学研究的国家级队列框架；建成了精准医学大数据平台，推进了数据的标准规范管理和共享应用；开发了精准医学知识库，降低了对国外精准医学知识库的依赖；建立了精准医疗示范网络，部分自主研发的精准医学防诊治方案开始应用并普惠公众；集聚了全国 9000 余名骨干科研人员参与，覆盖 27 个省（自治区、直辖市）500 余家科研机构，将零散的研究体系初步集成为国家精准医学研究网络。

在科技部和卫生健康委共同印发的《"十四五"卫生与健康科技创新专项规划》中，继续布局加速推动前沿技术突破，瞄准生物、信息、工程等科技前沿发展趋势，加快技术创新突破和应用研究，攻克一批急需突破的先进临床诊治关键技术。重点部署基因治疗、免疫治疗、组织器官再生修复、基于人工智能的疾病诊断治疗、脑机接口技术、智能穿戴健康增强等前沿技术，引领医学技术创新发展。聚焦慢病早诊早治、生殖健康及出生缺陷防控、儿童多发疾病早筛干预、职业病综合防治、地方病伤害预防，加强疾病防控技术研发，提高诊疗技术水平，优化疾病防控策略，显著提升疾病防控能力。围绕重大传染性疾病防控需求，研发创新性的技术、方法、策略、产品，提升重大传染病预防和救治水平。加强有潜在输入风险的传染性疾病的防控技术储备研究，提高防控和应急能力，有效应对新冠肺炎等重大新发突发传染病，构筑保护人民生命安全的屏障。以全民健康和应对人口老龄化为目标，聚焦运动、营养、心理等多种非药物干预手段，重点发展个性化科学健身指导、体医融合、睡眠质量管理等新型健康服务。

第三节 精准医学前沿科技应用的主要场景及未来发展展望

在政策支持下，精准医疗和前沿创新科技的应用日益广泛，主要集中在癌症治疗、遗传病诊断与治疗、药物基因组学、心血管疾病、传染病个体化治疗、新生儿筛查和产前诊断、罕见病研究与治疗、个体化生活方式指导及精准流行病学研究等多个领域。通过基因测序和大数据分析技术，精准医疗在这些领域中实现了个性化、精确化的诊断和治疗。例如，基因测序可以识别癌症患者的特定基因突变，从而选择靶向药物和免疫疗法，提高治疗效果并减少副作用；在遗传病诊断中，通过基因检测可以早期发现并干预疾病；药物基因组学则通过研究个体基因对药物反应的影响，制订个性化的药物治疗方案。此外，精准医疗还在心血管疾病预防、传染病治疗、新生儿筛查和罕见病研究中发挥着重要作用，通过精准的基因检测和生物标志物分析，制订个性化的预防和治疗策略，从而提高医疗效果和患者生活质量。

归根结底，这些精准医疗应用主要集中在提供诊疗服务的医院和提供全生命周期健康服务的基层医疗卫生机构中。医院利用精准医疗技术提供高度专业化的诊断和治疗服务，例如，通过基因测序分析肿瘤基因突变，制订个性化的治疗方案，显著提高癌症治疗效果；通过基因检测评估个体疾病风险，提供精准的预防和治疗方案，为患者提供定制化的医疗服务。基层医疗卫生机构通过引入精准医疗技术，提高基层医疗服务的质量和效率。例如，通过健康数据分析，基层医疗卫生机构可以为社区居民提供个性化的健康管理方案，包括饮食、运动和预防措施等，预防慢性病的发生。

本报告接下来的两个部分，将聚焦于医院和基层医疗卫生机构两个关键场景，对精准医疗和前沿创新科技的应用潜力及应用现状进行系统梳理。在医院场景中，将从智慧医疗、智慧管理、智慧服务三个方面，对精准医学前沿创新技术如何提升诊疗效果进行梳理。在基层医疗卫生机构场景中，将聚焦前沿创新技术在社区医疗中的推广应用，尤其是通过大数据、互联网、人工智能优化服务模式、提高基层服务能力、提高监管部门针对基层健康服务的管理能力等方面进行梳理。通过这些具体应用和案例的详细描述，揭示精准医疗技术在不同医疗环境中的实际应用效果和挑战，为进一步推进并优化精准医疗技术的应用路径提供借鉴，为政策制定者、医疗从业者和研究人员提供有价值的参考，推动精准医疗技术更广泛、更有效地应用于实际临床和公共卫生中，助力"健康中国"建设。

第三章　精准医学前沿技术在智慧医院中的应用

第一节　智慧医疗

一、基于基因补偿法的耳聋精准防治

（一）应用场景概述

医院名称：复旦大学附属眼耳鼻喉科医院

场景类别：智慧医疗

场景名称：基于基因补偿法的耳聋精准防治

关键词：耳聋三级预防、基因诊断、人工智能、临床转化

场景摘要：耳聋是临床上最常见的感觉障碍疾病之一，严重影响人类健康。本研究拟以耳聋三级防控理念为核心，以遗传、环境及衰老因素为切入点，基于临床大数据平台、遗传学、分子生物学以及基因编辑技术，结合人工智能和精准诊疗，针对听力障碍精准防治的需求和临床精准诊治在遗传性耳聋、老年性耳聋及药物性耳聋中存在的难点及挑战进行方案设计，旨在为患者、医院、社会提供高效、精细化的耳聋临床精准诊疗模式。

（二）目的

针对听力障碍精准防治的需求，以耳聋三级防控理念为核心，以遗传、环境及衰老因素为切入点，基于临床大数据平台、遗传学、分子生物学以及基因编辑技术，结合人工智能和精准诊疗，探索听力障碍的早期预防预警的精准靶点，建立听觉损伤防治的有效措施及新策略，构建覆盖全生命周期的个性化、精准化的健康管理模式。

（三）难点

耳聋是最为常见的感觉障碍性疾病之一，严重影响人类健康。全世界有 4.66 亿人患有致残性听力损失，预计到 2050 年，这一数字将增加到 9 亿；据 2016 年中国聋儿康复研究中心数据分析，我国听力障碍现患率为 15.8%，约合 2 亿人，中度以上（致残性）听力障碍现患率为 5.17%，约 7000 万。听力障碍中约 80% 为感音神经性耳聋，

其致病因素多且复杂，遗传、噪声、药物、衰老等引起的听力损失机制尚不清晰，临床至今无有效药物，故而迫切需要研发新的防治策略。

针对遗传因素导致的耳聋，检测靶点与听力损失之间的关系尚不完全明确；基因检测技术和报告的解读复杂；耳聋致病基因检测数据庞大、异质化、高度复杂，对于意义未明或致病性未知突变位点解读困难，尚无统一的判断标准。而由噪声、耳毒性等环境因素与衰老因素导致的听力障碍中，存在明显的个体差异，环境易感基因检出困难，尚无针对环境或衰老因素的易感基因的高通量测序分析。

耳聋的三级预防策略主要包括：一级预防主要是对广泛人群进行耳聋基因筛查及对婚育人群进行孕前指导，使用一些先进手段（如第三代试管婴儿）来阻断耳聋的发生；同时，对环境致聋因素的易感人群提供用药指导和生活指导，避免药物性耳聋等。一级预防是整个预防策略中最关键的时间节点，如何防止聋儿出生是最重要和亟须解决的根本问题。然而，第三代试管婴儿技术可检测的遗传物质少，容易出现诊断率低或未检出的情况。二级预防主要是针对耳聋高危家庭进行基因检测和产前诊断，产前诊断为侵入性检查，操作时有并发症发生的风险，且现有检测技术只包含对已知突变位点的检测，无法实现人群和突变位点的广泛覆盖。三级预防主要是开展新生儿听力筛查和耳聋基因筛查，并对耳聋患者进行精准诊断、干预和听觉言语康复。三级预防阶段只能对已经发生的耳聋进行挽救性治疗。基因治疗作为耳聋最理想的治疗方式，目前全球已有 3 项 AAV 介导的基因置换策略正在开展临床试验（其中一项在我国复旦大学附属眼耳鼻喉科医院开展），尚处于评估阶段，研发出更多更稳定改善遗传性耳聋的治疗策略仍具有挑战。

此外，临床信息及基因检测数据采集、存储、整理、随访的格式和标准不同，需要更加规范、全面的数据管理。不同耳聋疾病的样本量不够多，无法提取多形式数据集进行人工智能训练，难以对不同耳聋疾病建立统一和精准的诊断模式。

（四）解决方案与实施方法

针对耳聋的高度遗传异质性，进行遗传性耳聋、老年性耳聋及药物性耳聋表型库和生物样本库的建设，结合数字化信息管理体系，翔实记录、收集临床听力学、影像学及基因检测等数据，对数据进行精细化、结构化、标准化管理。

结合耳科学、遗传学、转化医学等学科，基于建立的耳聋数据库，挖掘分析临床表型与分子表型的对应关系，深度探索致聋机制。通过对药物、噪声等环境因素引起耳聋的中国人群易感基因大样本筛查，结合细胞、动物模型，对生物样本进行高通量测序，鉴定新的耳聋预防预警靶点。

针对低丰度基因鉴定，联合多中心共享不同耳聋病例特征，采用 BioG、ChIP 以及第三代测序等技术富集和分析核酸，协同多学科绘制 AI 人工智能诊疗图谱。

针对检出困难的遗传性耳聋，基于基因置换技术，结合动物模型，建立通用、标准化的致病性鉴定分析，从源头上减少携带致病基因的聋儿出生。

针对耳聋基因治疗临床转化的有效性和安全性问题，基于基因编辑技术，结合动物模型，探索高效特异安全的基因治疗新策略，优化治疗体系，并建立全面的基因编辑内耳安全性评估体系。

（五）应用成效

复旦大学附属眼耳鼻喉科医院舒易来主任医师团队利用上海以及全国丰富的临床资源与基础科研实力，以耳聋的临床精准诊治需求为导向，基于耳聋三级防控的一体化理念，聚焦疾病的精准和个性化诊治，致力于解决领域临床及基础学术瓶颈和科学难点。

（1）牵头成立遗传性耳聋诊治中心，防控耳聋出生缺陷（图 3-1-1）：牵头成立了遗传性耳聋诊治中心（以下简称"中心"），与复旦大学附属妇产科医院黄荷凤院士团队合作共建出生缺陷联盟；开通五官科医院和妇产科医院"双向转诊绿色通道"，在遗传咨询、人员培训、业务指导、病例转诊、远程会诊、临床研究、大数据平台建设等方面展开广泛深入合作，开展耳聋一级预防，从源头阻止聋儿出生，为遗传性耳聋患者提供专业的医疗保障。借助一站式出生缺陷防控平台和远程会诊中心，多次进行线上远程会诊，详细解读胎儿出生后耳聋患病风险和治疗方案，为耳聋患者及家属解惑答疑，更有效地防控出生缺陷。

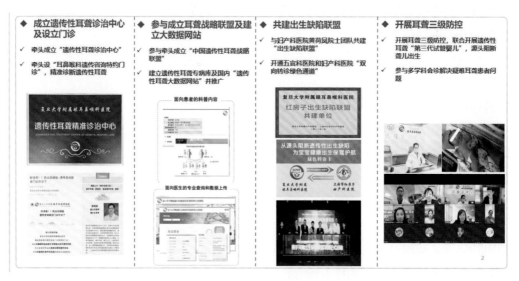

图 3-1-1 耳聋诊治中心建设及成效

两院双向转诊复杂病例多例，为患者提供了便捷可靠的就医渠道，并进行了多次互联网多学科会诊。此外，中心成立一年以来，共收集样本 1243 例，其中先证者 572 例（含热点突变 18 例，全基因组 1 例）。全部病例中检出耳聋最常见基因 *GJB2*，约占 39%；第二大耳聋基因 *SLC26A4*，约占 12%，进一步丰富了遗传性耳聋患者生物样本库和临床资料库，有利于依靠翔实的病例资源，开展遗传性耳聋相关临床研究。

（2）研究耳聋发病机制，开发分子诊断工具：先天性耳聋大约有一半以上是由遗传因素导致，常见致聋基因 *GJB2*（第一大）、*SLC26A4*（第二大）、*KCNQ4*、*MYO6* 的患者数约 450 万，临床上皆无治疗药物。舒易来主任医师团队首次成功构建模拟 *GJB2* 患者的小鼠模型，阐释 *SLC26A4* 和 *KCNQ4* 作用机制，明确 *MYO6* 突变致病性，为药物研发奠定基础。

参与成立中国遗传性聋战略联盟，建立了遗传性耳聋患者的队列人群，建立中国人群的遗传性耳聋图谱，建立了基于二代测序技术的耳聋基因检测技术，研究了耳聋基因突变分布以及基因型 – 表型对应关系，建立了耳聋患者的基因型 – 表型数据库。

（3）研究遗传性感音神经性耳聋的基因治疗策略：针对遗传因素导致的感音神经性耳聋，采取基因治疗的方式促进听功能的恢复或重建是目前国际上的研究热点。基于临床患者对耳聋药物的需求，舒易来医生带领团队积极开展耳聋的治疗研究，开发了基因治疗药物导入内耳的新路径和新载体，以 *MYO6*、*KCNQ4*、*TMC1*、*OTOF* 等遗传性耳聋基因为靶点，创新性地研发出 DNA 敲除、同源重组、RNA 编辑、基因置换等遗传性耳聋治疗新策略；牵头开展中国首个遗传性耳聋基因治疗临床试验，国际上首批患者已完成体内给药，是遗传性耳聋治疗研究的突破性进展，建立了国内领先的耳聋基因治疗平台。基于建立的耳聋基因治疗研发平台及临床转化经验，持续优化治疗策略，进一步提升安全性及有效性；针对新发耳聋基因开发有效且安全的治疗药物，并探索基因编辑新技术在感音神经性耳聋防治中的应用，并推动基因治疗药物的临床转化。

（4）推行后天性耳聋发病机制及治疗研究（图 3-1-2）：后天性耳聋是耳聋患者的重要部分，致聋原因主要包括耳毒性药物、噪声、老化、感染等因素，目前尚无可治疗的药物。氨基糖苷类抗生素（aminoglycosides，AGs）所致耳毒性聋是获得性后天感音神经性耳聋的主要类型之一，但临床上缺乏有效的防治对策。舒易来主任医师团队在动物模型上研究了氨基糖苷类抗生素导致的耳聋的防治药物，这是第一个以 CRIPSR/Cas9 对靶点进行编辑调控防治后天性耳聋成功的研究。之后团队又开发了更安全的基于 CRISPR-CasRx 的 RNA 编辑治疗体系，成功改善耳毒性聋，为其他后天因素（如老化、噪声等）引起的耳聋治疗提供新的思路和方案，为临床转化提供了新的靶点和新的策略。

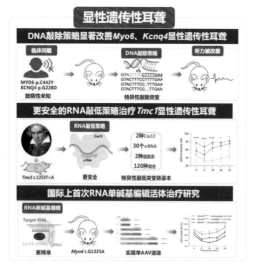
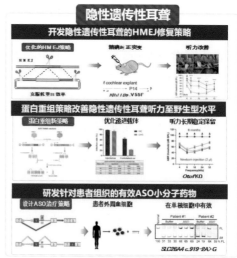

图 3-1-2　遗传性感音神经性耳聋治疗机制探索示意图

（六）创新点

（1）耳聋患者的临床特征数据不完善且不统一，因此不利于确立临床表型与病因的关系，也阻碍了不同数据库之间的融合。本项目创新性结合数字化信息管理体系，全方位收集患者临床数据，并将其数字化，建立精细、标准化的耳聋数据库。

（2）耳聋的致病因素复杂，遗传、噪声、药物、老年等引起的听力损失机制尚不清晰。本项目采用先进的第三代测序、单细胞测序等技术手段，临床结合动物模式，揭示新的致病基因突变位点及遗传模式，明确分子调控通路，为基因诊断提供检测靶点，建立耳聋生物分子标记。

（3）现有耳聋基因诊断聚焦于部分基因的热点突变，且都是患者群的病因反追踪，往往错过最佳干预时间窗口。本项目将新明确的检测靶点与已知基因突变位点汇总，结合耳聋数字化数据，建立覆盖全、广泛突变的耳聋基因诊断体系，实现耳聋的早发现、早干预。

（4）基于临床基因诊断，研究发病机制和创新基因治疗，并开展临床转化。

（七）经验总结

复旦大学附属眼耳鼻喉科医院舒易来主任医师团队坚持耳聋三级防控理念，多学科多领域深度交叉合作，聚焦耳聋前沿技术，建立耳聋临床精准诊疗模式。与生殖中心、妇产科、新生儿科、眼科等多学科合作，合作建立出生缺陷联盟；开通五官科医院和妇产科医院"双向转诊绿色通道"，在平台、技术、人员、科研等多方面展开广泛深入合作，结合第三代试管婴儿等前沿技术从源头阻止聋儿出生，为遗传性耳聋患者提供专业的医疗保障，更有效地防控出生缺陷；整合临床医学、生命科学、公共卫生学等，成立了遗传性耳聋诊治中心，参与成立中国遗传性聋战略联盟，建立遗传性耳聋患者队列，开展耳聋一级和二级防控。基于临床需求、市场需求、药物需求，结合临床医学与遗传学、分子生物学、基因编辑、生物信息学以及载体递送优化等多学科，聚焦于临床患者对耳聋药物的需求，积极推行耳聋的发病机制及治疗研究，并取得突破性成果，正开展中国第一个耳聋基因治疗药物研发，并完成了全球首批遗传性耳聋患者的给药，以此希望研发出更多惠及患者的药物，开展耳聋三级防控。

二、基于基因检测技术的眼遗传疾病诊疗体系

（一）应用场景概述

医院名称：复旦大学附属眼耳鼻喉科医院

场景类别：智慧医疗

场景名称：基于基因检测技术的眼遗传疾病诊疗体系

关键词：遗传性眼病、基因检测技术、生物样本库

场景摘要：遗传性眼病严重危害视觉健康，是造成青少年不可逆性盲的主要原因，但目前尚缺乏有效诊断和治疗手段的遗传性眼病。利用二代测序、多模式影像学（新型扫频光相干断层扫描、OCTA、超广角眼底照、荧光血管造影），以及视觉功能学等先进手段，从核基因组、宏基因组、药物基因组等多组学角度，对这类疾病的精准诊断、治疗、预后评估和综合防控进行系统、深入的临床研究和攻关，最终建立可推广的标准化遗传眼病临床精准诊疗体系。

（二）目的

（1）深入研究遗传性眼底病的基因突变特点和临床表型，研发高效、精准诊断遗传性眼底病的基因芯片，建立高通量基因测序和数据分析平台。

（2）建立遗传性眼底病规范化、标准化基因诊断路径。

（3）基于致病基因和多模式影像学深入、系统研究遗传性眼底病病程、病变特征及靶向防控疗效，建立可推广的遗传性眼底病精准诊治、疗效评估、预后预测和综合防控体系，改善预后，降低致盲率。

（4）建设高质量遗传性眼病的生物样本、基因测序数据库，以及多模式影像学数据库。

（三）难点

遗传性眼底病是由基因或者染色体异常引起的一类视网膜变性疾病，如原发性视网膜色素变性、青少年黄斑变性、锥杆细胞营养不良等，发病率约为 1/2000 ~ 1/10000，我国患者数近 100 万，其共同病理基础是视网膜光感受器和色素上皮细胞的损伤和死亡，为不可逆盲的首要原因。随着人口老龄化加剧，这类疾病的

严重危害性日益凸显。遗传性视网膜变性往往双眼发病，具有先天性、终身性和遗传性的特点，而且遗传方式复杂，既可以表现为常染色体显性或隐性遗传，也可以表现为 X- 连锁的伴性遗传、线粒体 DNA 突变引起的母系遗传，甚至双基因遗传。此外，遗传性视网膜变性具有高度临床异质性，一些"典型"的眼底改变很可能是一种假象而误导医生做出正确的疾病诊断，贻误病情。传统的医疗模式在这些疾病面前基本束手无策，长期以来被认为是眼科的"不治之症"。

（四）解决方案与实施方法

（1）基于基因测序的遗传性眼病的精准医疗：以个体化医疗为基础的精准医疗是随着基因测序技术的快速进步，以及生物信息与大数据科学的交叉应用而出现的一种新型医学概念与医疗模式。

1）基于基因测序的遗传性眼病的精准诊断：以遗传学眼底病为例，是以感光细胞死亡为特征的视网膜退行性疾病，致病因素复杂，往往与基因突变所致视网膜细胞功能缺陷有关，临床表现复杂多样，不仅难诊而且难治。基因检测可为这类疾病的早期精准诊断提供可能。本团队已经开设遗传性眼底病专科，开展遗传性眼底病的致病基因及易感基因检测。采用新一代目标序列捕获测序技术，有效提高突变基因检出率，实现遗传性眼底病的分子分型和精准诊断，为此类患者提供早期精准诊断方案和遗传咨询。我们将利用医院丰富的临床病例资源，进行大样本高通量基因测序，深入研究和分析具有中国人特点的易感基因和致病基因，研发一种特异度高、成本低、方便快捷的用于遗传性眼底病早期精准诊断的基因检测芯片，并建立基因诊断临床规范，提高此类疾病的临床诊断效率，同时也为进一步研究光感受器细胞变性机制和开展基因替代治疗奠定基础。

2）基于基因测序的遗传性眼病的精准治疗：以遗传性眼底病为例，视网膜感光细胞的损伤和死亡是遗传性眼底病的病理基础，并且感光细胞死亡后无法再生。据此，治疗策略分为两个方面，即保护受损细胞和替代死亡细胞。鉴于细胞和基因替代治疗目前尚未正式批准进入临床，所以神经保护药物治疗显得尤为重要。现临床常用的药物或方法有神经营养药物、维生素 A 或维生素 E，以及改善视网膜微循环等。然而临床实践发现不同的致病基因对上述药物的反应不尽相同，甚至完全相反，即有些药物对某个致病基因引起的眼底病有较好的控制效果，但对另一致病基因引起的病变可能不仅没有保护作用，甚至会加速感光细胞的损伤和死亡，加重视功能损害。究其原因，是不同致病基因的发病机制不同所致。若能针对不同的致病基因和致病途径，进行靶向精准神经保护，可望将这类疾病从目前临床上的经验性治疗提升至精准治疗，提高防控效果，改善视力预后，降低总体致盲率。本团队前期已开展了基于致病基因、发病机制、病程阶段和环境因素的靶向精准防控和治疗，取得了一定疗效。本项目将针对患者的以上具体情况，深入开展这类疾病的精准诊治的临床研究，通过多模式影像学技术辅助评价患者视力、视功能、视网膜结构的改变，不断调整优化治疗方案，从而建立基于基因测序的个性化精准治疗方案。

（2）利用多模式影像学技术精准指导遗传性眼病的诊治：多模式影像学技术主要包括新型视网膜扫频光相干断层扫描（swept source optical coherence tomography，SS-OCT）、OCT血管成像技术（OCTA）、超广角荧光血管造影检查技术。在遗传性眼病的精准诊断、治疗效果评估中发挥重要作用。其中，OCTA是近年来发展起来的一种无创眼底血管成像新技术，与传统荧光素眼底血管造影（FFA）、吲哚菁绿血管造影（ICGA）技术相比，其无须注射造影剂，完全避免了过敏反应和相应的风险，可以短期内多次重复检查，非常有利于对病情的密切随访，评估疗效，以调整相应的治疗方案，达到个体化的精准治疗。复旦大学附属眼耳鼻喉科医院团队是国内第一个引入和参与该项国际先进技术临床验证的应用者。超广角荧光血管造影检查技术的成像范围可达到220°～240°，比传统的造影（50°），范围明显扩大，能够覆盖眼底82%的视网膜，显著提高了周边视网膜脉络膜病变的检出率，减少了周边病变的漏诊率，可精准指导诊断和疗效评估。SS-OCT比目前的频域OCT，穿透性更强，扫描速度更快，分辨率更高，能对后极部神经上皮各层，视网膜色素上皮，尤其对脉络膜细节能清晰成像，实现精细观察分析和准确测量。其可对遗传性眼底病视网膜损害程度、病程以及疗效进行精准评估。团队前期利用这类多模式影像学技术对遗传眼病的病程和病变进行了初步研究，拟在此基础上，结合二代测序结果，深入、系统研究遗传性眼病不同病程阶段的视网膜影像学特征，辅助精准诊断，并建立疗效和预后评估的可量化指标。

（3）建设高质量的遗传性眼病生物样本、基因测序数据库，以及多模式影像学数据库，创立遗传性眼病转化医学平台：高质量的临床样本是推进转化医学研究的关键，生物样本库已经成为转化医学的战略资源；同时，海量的临床数据构成的数字信息库，为各类临床和应用基础研究提供了天然的土壤，对临床信息的整合与挖掘，不仅极大提升了样本的利用价值，其本身也是转化医学的重要组成部分。本项目拟建立遗传性眼病生物样本、基因测序数据库，及多模式影像学数据库。通过建立适合眼科微量样本的采集流程，存储标准和质控体系；利用大数据信息技术，最大程度地整合并提取可利用临床数据，建成动态的数字信息库，从而共同推进眼病"生物样本库"和"数字信息库"的建设。

（4）建立眼遗传性疾病基因组学大数据整合与挖掘分析的标准化共享技术平台：将基因组学数据和临床数据整合，建立基因型与表型相关联的大数据分析体系，深入研究疾病的多样性和基因的多样性，结合临床体征和随访数据，建立眼遗传性疾病患者预后预测的综合分析体系；制定出国内规范化的眼遗传性疾病基因组数据生物信息学分析的标准化路径。

（五）应用成效

（1）建立一套眼遗传病精准诊断方法和路径（图 3-1-3），实现快速、精准诊断，突破了这类疾病"确诊难"的瓶颈：本项目针对眼遗传病的致病基因特点，自主开发并优化了眼遗传病基因检测芯片，建立了眼遗传病基因检测数据解读规范和流程，参与制定国内首个临床基因检测专家共识（2018 年），完成了一万余例眼遗传病患者的基因检测，提高致病基因检出率 15%，使这些患者得到快速、精准确诊，为及时地进行靶向精准治疗和阻断下一代发病风险提供了依据。

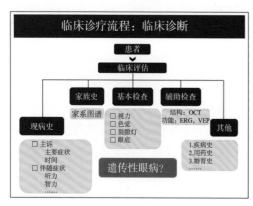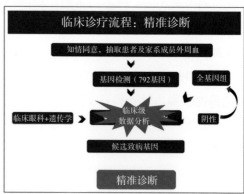

图 3-1-3 眼遗传病精准诊断临床路径示意图

本项目基于自主研发的眼遗传病基因检测芯片，结合临床上前沿的相干光断层扫描技术（OCT）、相干光层析血管成像术、眼底血管荧光造影、眼底自发荧光（AF）等多模影像学技术，以及遗传学家系分析、患者主诉及其既往服药史，建立了一整套包括临床诊断、基因检测、分子分型和精准诊断在内的眼遗传病精准诊断方法和路径，完成了近 5000 例眼遗传病患者的分子分型和精准诊断，解决了以往无法确诊的疑难杂症近 1000 例，不仅使这部分患者得到了及时的精准治疗，而且为遗传风险评估和有效阻断下一代发病提供了有力支撑，为全面开展这类疾病的精准治疗和防控迈出了关键一步。

（2）揭示具有中国人群特征的眼遗传病高频突变基因和突变热区，发现基因型和表型关系，建立了生物样本和影像资料全息数据库：本项目完成了 10000 余例眼遗传病患者或家系的基因检测，发现了 879 个新突变位点，确定了涉及 136 个致病基因。确定了中国视网膜色素变性的高频致病基因分别为 *USH2A*、*CYP4V2*、*EYS*、*RPGR*、*RHO* 和 *RP1*，以及这些基因的突变热点或热区，解释了我国 50% 以上视网膜色素变性的发病。为确定具有我国特色的基因治疗候选基因和靶向位点提供了理论依据。

本项目以全球最大样本量，首次揭示了眼遗传病致病基因和病变特征的内在关联，以及常见重要致病基因相关视网膜色素变性的自然病程。发现 *CRB1*、*PRPF31*、*RP2*、*CEP290* 基因导致的眼遗传病发病年龄早，平均小于 5 岁，视力预后最差，40 ～ 50 岁时视力下降至法定意义的盲。*ABCA4* 劣性突变导致的青少年黄斑变性发病年龄早，进展快，在 20 ～ 30 岁时视力可降至 0.05。*EYS* 基因相关的眼遗传病视力预后相对较好，视力可维持在 ≥ 0.52 *logMAR*（相当于视力表 0.3）。发现 *CRB1*、*FAM61A* 和 *GPR179* 基因的新表型，分别为黄斑营养不良、病理性近视和视网膜色素变性，完善了这些基因的表型谱。此外，研究还发现 *USH2A*、*RP1*、*CNGA1* 和 *PRPF31* 基因突变引起的视网膜色素变性往往伴有黄斑囊样水肿，发生率分别为 29.17%、25%、22.22% 和 16.67%。*CRB1*、*RDH12*、*CRX* 和 *PROM1* 基因突变引起的视网膜色素变性通常伴有黄斑萎缩。为这类疾病的精准诊断、个性化治疗和预后评估提供遗传学与临床依据。

（3）研发新型生物传感器技术，灵敏、特异度检测眼遗传病生物标志物，建立早期精准诊断方法：血小板衍生的生长因子 -BB 和结缔组织生长因子是广泛使用的生物标志物，涉及大量严重的遗传性眼病，如年龄相关性黄斑变性和糖尿病性视网膜病变等，但因为缺乏灵敏特异的检测技术，无法作为这些疾病的早期诊断方法。项目组开发了基于 BLI 技术的适配体传感器，可快速、灵敏和特异地联合监测眼内液中 PDGF-BB、CTGF 和 LCN 1 含量，重现性和稳定性好，为遗传性眼病的早期诊断、进展监控及疗效评估提供了有效工具。

（4）基于上述精准诊断的研究成果，优化精准治疗方法，创建了眼遗传病个性化防控和干预模式，突破了以往临床上对这类疾病束手无策的治疗瓶颈：本项目在精准诊断的基础上，深入研究分子分型和相应的致病机制，进而与临床表型相结合，开展个体化精准干预，经过近 8 年的临床实践，建立了相对成熟的干预方案，约 50% 原来束手无策的患者实现了视力相对稳定甚至改善。并根据致病基因和临床表型的特点，制定了个性化随访时间，形成了一整套个性化干预和随访方案。

本项目针对一批个体化药物防控效果不佳的患者，积极开展基因治疗研究和探索。聚焦基因治疗效率低的瓶颈问题，首次提出了联合低浓度化疗药物的基因治疗新策略，使遗传性动物模型视网膜神经元的保护效率提高超过 30%，视功能改善率提高 15%。

（六）创新点

基于基因测序建立遗传性眼底病精准诊疗体系：在明确致病基因、精准诊断的基础上，针对发病机制，结合患者的基因型、表型、自身情况等因素，制订个性化、精准化、综合性的防治方案，做到"有的放矢"，将现有的经验性防治上升至精准防治。

（七）经验总结

五官科医院吴继红教授团队瞄准眼遗传病的临床诊疗难题，历经近十年的探索和实践，将基础研究前沿技术与临床多模影像技术相结合，从遗传学、分子生物学、影像学、神经科学等多方面对眼遗传病进行系统且深入的研究，在眼遗传病的预防、早期诊断、精准诊断和个体化治疗等方面取得了一系列具有国际影响力的原创性成果，研发了眼遗传病基因诊断技术，建立了可用于早期精准诊断的生物标志物的灵敏和特异度检测方法，以及眼遗传病基因型－表型全息数据库，创建了精准诊疗模式和路径，并在国内和国际会议上推广，在全国多家医院试点应用，大大提高了早期诊断和精准诊断率，改善了患者的视力预后，并通过遗传咨询有效阻断了下一代发病风险。

三、肿瘤个体化精准策略

（一）应用场景概述

医院名称：上海市肺科医院

场景类别：智慧医疗

场景名称：肿瘤个体化精准策略

关键词：基因检测、免疫治疗、液体活检、人工智能

场景摘要：随着精准医学的发展，越来越多的前沿创新科技被应用于肿瘤治疗中。以下是一些应用场景的研究。

（1）基因测序技术：通过对肿瘤细胞基因组的测序，可以发现患者肿瘤的基因突变情况，从而为治疗方案的制定提供依据。例如，针对某些基因突变，可以采用靶向药物治疗，提高治疗效果。

（2）免疫治疗：免疫治疗是通过激活患者自身的免疫系统来攻击肿瘤细胞的治疗方法。在免疫治疗中，可以应用 CAR-T 细胞治疗、PD-1/PD-L1 抑制剂等前沿技术，提高治疗效果。

（3）液体活检：液体活检是通过对患者血液中肿瘤标志物、细胞 cfDNA 等进行检测，来监测肿瘤的变化和治疗效果。液体活检可以帮助医生及时调整治疗方案，提高治疗效果。

（4）人工智能：人工智能可以通过对大量的医疗数据进行分析，帮助医生制订更加精准的治疗方案。例如，可以利用人工智能对患者的病历、影像等进行分析，提高诊断准确率和治疗效果。

总之，精准医学为肿瘤治疗带来了许多前沿创新科技，这些技术的应用可以提高治疗效果，为患者带来更好的治疗体验。

（二）目的

基于前沿创新科技，面向精准医学，医院在肿瘤治疗中应用的业务目标主要包括以下几个方面。

（1）实现个性化治疗：通过基因测序、液体活检等技术，可以了解患者的基因组信息和肿瘤变化情况，从而制订个性化的治疗方案，提高治疗效果。

（2）提高诊断准确率：利用人工智能、影像诊断等技术，可以对患者的病情进行更加准确地诊断，避免漏诊和误诊，提高治疗成功率。

（3）实现精准用药：通过靶向药物、免疫治疗等技术，可以实现对患者的精准用药，避免不必要的药物副作用，提高治疗效果。

（4）监测治疗效果：通过液体活检、影像检查等技术，可以实时监测患者的治疗效果，及时调整治疗方案，提高治疗成功率。

总之，医院在肿瘤治疗中应用前沿创新科技，旨在实现个性化治疗、提高诊断准确率、实现精准用药和监测治疗效果等业务目标，从而提高患者的治疗效果和生活质量。

（三）难点

为了解决这些业务困难，通过精准医学和前沿创新科技来实现以下几个方面创新。

（1）数据分析难度大：基因测序、液体活检等技术产生的数据量庞大，数据分析难度大，需要专业的数据分析人员进行处理和解读。

（2）技术成本高昂：一些前沿创新科技的应用需要高昂的技术成本，如 CAR-T 细胞治疗、基因测序等，这会给医院带来一定的经济压力。

（3）治疗效果难以预测：由于肿瘤的复杂性，治疗效果难以预测，需要不断地调整治疗方案，才能达到最好的治疗效果。

为了解决这些业务困难，需要通过精准医学和前沿创新科技来实现以下几个方面的难点。

（1）数据分析和解读：利用人工智能和大数据分析技术，可以对大量的医疗数据进行分析和解读，从而提高数据分析的效率和准确率。

（2）降低技术成本：通过技术的不断创新和发展，可以降低一些前沿创新科技的技术成本，从而使更多的医院和患者受益。

（3）实现精准治疗：通过基因测序、液体活检等技术，可以实现对患者的精准治疗，从而提高治疗效果和预测治疗效果的准确性。

总之，精准医学和前沿创新科技的应用可以解决肿瘤治疗中的业务困难，帮助医院提高治疗效果和患者的生活质量。

（四）解决方案与实施方法

精准医学是一种基于个体化的医疗模式，旨在通过遗传、生物标志物、影像学等多种手段，对患者进行精准诊断和治疗。在肿瘤治疗领域，精准医学的应用可以帮助医生更准确地判断患者的病情和治疗方案，提高治疗效果和生存率。

（1）调研分析：在进行精准医学在肿瘤治疗中的应用场景研究前，我们需要对目前精准医学的技术发展和肿瘤治疗的现状进行深入的调研和分析。

1）精准医学技术发展：精准医学技术包括基因检测、蛋白质组学、代谢组学、影像学等多个方面。其中，基因检测是精准医学的核心技术之一，可以通过检测患者的基因变异情况，为医生制订个性化的治疗方案提供依据。目前，基因检测技术已经发展到了第三代测序阶段，可以实现对整个基因组的快速测序和分析。

2）肿瘤治疗现状：肿瘤是一种严重的疾病，目前的治疗方法主要包括手术、化疗、放疗和靶向治疗。然而，传统的治疗方法存在很多局限性，如治疗效果不稳定、副作用大等问题。因此，精准医学的应用可以为肿瘤治疗带来更加个性化和精准的治疗方案。

（2）场景研究：在进行精准医学在肿瘤治疗中的应用场景研究时，需要根据不同的治疗阶段和治疗方式，分别探讨精准医学的应用场景。

1）诊断阶段：在肿瘤诊断阶段，精准医学可以通过基因检测、影像学等多种手段，对患者进行精准的诊断。例如，基因检测可以检测患者是否存在某些基因突变，从而判断患者是否具有遗传性肿瘤的风险；影像学可以通过对肿瘤的形态、大小、位置等进行分析，判断肿瘤的恶性程度和转移情况。

例如，低剂量胸部 CT 筛查出大量肺部结节，准确进行良恶性鉴别是诊疗的第一步。针对这一国际性难题，本项目研发了肺癌七种自身抗体检测试剂盒及叶酸受体阳性循环肿瘤细胞（CTC）诊断试剂盒用于肺癌早期辅助诊断（图 3-1-4）。通过开展多中心临床研究，证实血清七种自身抗体谱检测诊断肺癌的灵敏度为 61%，特异度为 90%，联合低剂量胸部 CT，可将阳性预测值提高至 95%；叶酸受体阳性 CTC 诊断肺癌的灵敏度为 75%，特异度为 88%，显著优于 CEA、NSE 等传统肿瘤标志物。以上多中心临床研究促成这 2 款肺癌早期诊断辅助试剂盒获 NMPA 批准上市，填补该领域空白，并已在国内 153 家医疗机构推广应用，制定了我国肺癌早诊的新标准、新规范。

2）治疗阶段：在肿瘤治疗阶段，精准医学可以帮助医生制订个性化的治疗方案，提高治疗效果和生存率。例如，基因检测可以帮助医生选择最适合患者的靶向药物，提高治疗效果和减少副作用；代谢组学可以通过检测患者的代谢物水平，判断患者对某些药物的代谢情况，从而调整药物的剂量和使用方式。

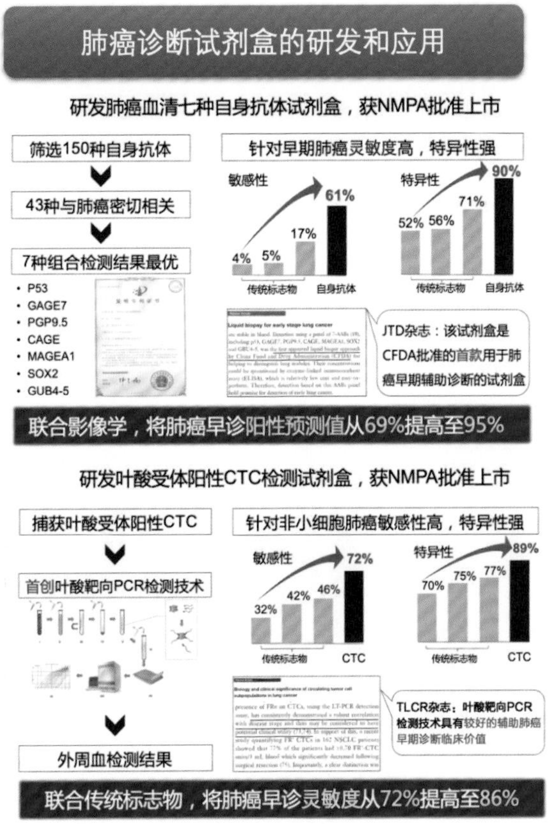

图 3-1-4　肺癌诊断试剂盒的研发和应用示意图

本项目针对非小细胞肺癌（NSCLC）患者中常见的驱动基因 *EGFR/ALK/ROS1* 等，在国际上率先开展分子标志物指导下富集人群的随机对照临床研究（OPTIMAL、ALESIA 等系列研究），证实了靶向药物的疗效和生存获益，改变了全球晚期驱动基因突变患者 NSCLC 一线治疗策略。而针对驱动基因阴性患者，本项目开展的国内多中心临床研究（BEYOND 研究），证实抗血管生成治疗贝伐珠单抗联合化疗可使驱动基因阴性晚期 NSCLC 患者总生存期由不到 1 年提高至 2 年以上。基于该研究，NMPA 批准贝伐珠单抗联合化疗用于晚期非鳞 NSCLC 的一线治疗，改变了中国晚期驱动基因阴性非鳞 NSCLC 一线治疗策略（图 3-1-5）。同时针对驱动基因阴性晚期 NSCLC 患者，本项目在国内率先牵头开展多项多中心随机对照研究，在肺癌免疫治疗领域取得新突破。CameL 及 CameL-sq 研究显示一线接受卡瑞利珠单抗联合化疗治疗患者的中位 OS 可达 27.4 个月 。这两项数据是截至目前全球同类肺癌免疫治疗临床研究中在晚期 NSCLC 患者中最长的生存获益数据。基于上述临床研究结果，多个免疫治疗药物被 CSCO 原发性非小细胞肺癌诊疗指南推荐，并被 NMPA 批准用于晚期 NSCLC 的一线治疗，建立了中国驱动基因阴性晚期肺癌患者的一线治疗新标准。

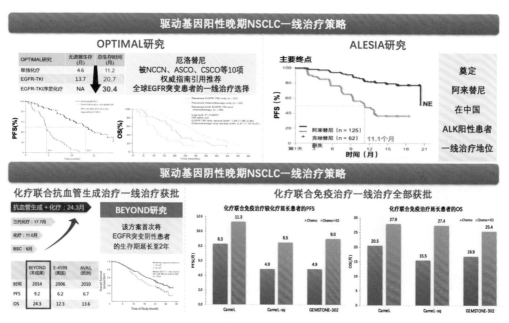

图 3-1-5　驱动基因阳性晚期 NSCLC 一线治疗策略示意图

（3）技术选项：在进行精准医学在肿瘤治疗中的应用时，需要根据具体的应用场景和需求，选择合适的技术和平台。

1）基因检测技术：基因检测技术是精准医学的核心技术之一，目前市面上有多家基因检测公司提供服务。在选择基因检测技术时，需要考虑技术的灵敏度、准确性、覆盖范围等因素。

2）影像学技术：影像学技术是肿瘤诊断和治疗中不可或缺的技术之一，目前市面上有多种影像学平台可供选择。在选择影像学技术时，需要考虑平台的分辨率、灵敏度、成像速度等因素。

3）数据分析平台：精准医学需要对大量的数据进行分析和处理，因此需要选择合适的数据分析平台。目前市面上有多种数据分析平台可供选择，如生物信息学分析平台、人工智能分析平台等。

（4）实施历程：在进行精准医学在肿瘤治疗中的应用时，需要进行全面的实施规划和管理。实施历程主要包括以下几个方面。

1）项目规划和管理：在进行精准医学在肿瘤治疗中的应用时，需要制定详细的项目规划和管理方案，包括项目目标、实施计划、人员配备、资源投入等方面。

2）技术实施和优化：在选择合适的技术和平台后，需要进行技术实施和优化，包括系统集成、数据接口开发、算法优化等方面。

3）数据管理和分析：精准医学需要对大量的数据进行管理和分析，因此需要建立完善的数据管理和分析系统，包括数据采集、存储、处理、分析等方面。

（五）应用成效

精准医学在肿瘤治疗中的应用可以带来多方面的成效，包括给患者、给医院和给产业带来的成效。下面我们将分别进行定量定性分析。

（1）给患者带来的成效

1）治疗效果提高：精准医学可以为患者提供个性化的治疗方案，根据患者的基因变异情况、代谢物水平等因素，选择最适合患者的药物和治疗方式。这可以提高治疗效果，减少治疗失败的风险。

2）副作用减少：传统的治疗方法往往存在副作用较大的问题，而精准医学可以根据患者的个体差异，选择最适合患者的药物和治疗方式，从而减少副作用的发生。

3）生存率提高：精准医学可以帮助医生更准确地判断患者的病情和治疗方案，提高治疗效果和生存率。据统计，精准医学在肿瘤治疗中的应用可以将患者的5年生存率提高10%以上。

（2）给医院带来的成效

1）医疗质量提高：精准医学可以为医生提供更准确的诊断和治疗方案，从而提高医疗质量和医疗水平。

2）医疗效率提高：精准医学可以为医生提供更准确的诊断和治疗方案，从而减少医疗资源的浪费，提高医疗效率。

3）医院声誉提高：精准医学是一种前沿的医疗技术，可以提高医院的技术含量和声誉，吸引更多的患者就诊。

（3）给产业带来的成效

1）产业升级：精准医学是一种前沿的医疗技术，可以促进医疗产业的升级和转型，提高行业的技术含量和竞争力。

2）产业发展：精准医学的应用需要大量的技术和设备支持，可以促进医疗设备和生物技术等相关产业的发展。

3）经济效益提高：精准医学的应用可以提高医疗质量和效率，从而带来经济效益的提高，促进产业的可持续发展。

综上所述，精准医学在肿瘤治疗中的应用可以为患者、医院和产业带来多方面的成效，具有广阔的发展前景和应用前景。

（六）创新点

精准医学在肿瘤治疗中的应用，涉及理论体系、技术体系、服务流程、管理方法等方面的创新点。

（1）理论体系创新点

1）个性化治疗理论：精准医学在肿瘤治疗中的应用，强调个性化治疗，即根据患者的个体差异，制订个性化的治疗方案。这一理论突破了传统治疗方法的局限性，为肿瘤治疗带来了新的思路和方法。

2）多学科协作理论：精准医学在肿瘤治疗中的应用，需要多个学科的协作，包括基因学、生物信息学、临床医学等多个领域的专家。这一理论强调了跨学科合作的重要性，为肿瘤治疗提供了更加综合和全面的解决方案。

（2）技术体系创新点

1）基因检测技术：基因检测技术是精准医学的核心技术之一，可以通过检测患者的基因变异情况，为医生制订个性化的治疗方案提供依据。这一技术的创新点在于，可以实现对整个基因组的快速测序和分析，提高检测的准确性和灵敏度。

2）代谢组学技术：代谢组学技术可以通过检测患者的代谢物水平，判断患者对某些药物的代谢情况，从而调整药物的剂量和使用方式。这一技术的创新点在于，可以为医生提供更加准确和个性化的治疗方案，提高治疗效果和减少副作用。

（3）服务流程创新点

1）个性化诊疗流程：精准医学在肿瘤治疗中的应用，需要根据患者的个体差异，制订个性化的诊疗流程。这一服务流程的创新点在于，可以为患者提供更加个性化和精准的医疗服务，提高治疗效果和生存率。

2）远程医疗服务：精准医学的应用需要专业的医疗团队和设备支持，但是这些资源在不同地区和医院之间存在差异。因此，远程医疗服务成为精准医学应用中的创新点，可以为患者提供更加便捷和高效的医疗服务。

（4）管理方法创新点

1）数据管理和分析：精准医学需要对大量的数据进行管理和分析，因此需要建立完善的数据管理和分析系统。这一管理方法的创新点在于，可以为医生提供更加准确和全面的数据支持，提高诊断和治疗的准确性和效率。

2）质量控制和评估：精准医学在肿瘤治疗中的应用，需要对医疗质量进行严格的控制和评估。这一管理方法的创新点在于，可以建立全面的质量控制和评估体系，提高医疗质量和效率，减少医疗风险。

综上所述，精准医学在肿瘤治疗中的应用涉及多个方面的创新点，包括理论体系、技术体系、服务流程、管理方法等方面。这些创新点的应用和推广，将为肿瘤治疗带来更加精准和个性化的解决方案，提高治疗效果和生存率。

（七）经验总结

随着精准医学的发展，越来越多的前沿创新科技被应用于医院的肿瘤治疗中。以下是对经验总结实施体会、可借鉴点总结以及给其他医院的建议的详细描述。经验总结实施体会如下。

（1）建立团队：肿瘤治疗需要多个专业领域的医生协作，包括肿瘤学家、放疗专家、化疗专家、影像学家等。建立一个高效协作的团队非常重要。

（2）建立完善的病例管理系统：精准医学需要大量的数据支持，建立一个完善的病例管理系统可以帮助医生更好地管理患者的数据，提高精准度。

（3）引进前沿创新科技：随着科技的发展，越来越多的前沿创新科技被应用于肿瘤治疗中，医院需要不断引进这些新技术，提高治疗效果。

（4）加强宣传：精准医学在肿瘤治疗中的应用还比较新颖，需要加强宣传，提高公众对精准医学的认识和了解。可借鉴点总结如下。

1）建立跨学科团队：建立一个由不同专业医生组成的团队，协同工作，提高治疗效果。

2）引进前沿创新科技：引进最新的科技设备和技术，提高治疗效果和精准度。

3）建立病例管理系统：建立一个完善的病例管理系统，可以帮助医生更好地管理患者的数据，提高精准度。

4）加强宣传：加强对精准医学的宣传，提高公众对精准医学的认知和了解。

四、基于眼动追踪与眼底摄像技术实现人工智能辅助精神疾病快速诊断

（一）应用场景概述

医院名称：上海市精神卫生中心

场景类别：智慧医疗

场景名称：基于眼动追踪与眼底摄像技术实现人工智能辅助精神疾病快速诊断

关键词：精神疾病、眼动追踪、眼底摄像、人工智能、辅助诊断

场景摘要：针对目前对于如抑郁症、焦虑症、精神分裂症等常见精神疾病辅助诊断的迫切需求，特别是非专科医院对精神疾病的识别率低，漏诊误诊情况频发，且对常见精神疾病的转归缺乏预判，团队通过采集精神卫生服务求助人群的眼动轨迹 / 眼底摄像数据，利用人工智能，"动静（眼动 / 眼底）"结合，卷积神经网络的分析方法，构建常见精神疾病分类和恶性临床转归的预警模型，通过 10 min 内的快速眼动眼底检测技术，辅助临床医师对常见精神疾病的做出客观诊断，并可以预警相关恶性转归的风险，从而解决目前精神疾病诊断缺乏客观检测和预警仪器这一重大技术性瓶颈问题，提升基层和非专科医院医生识别常见精神疾病的能力。

（二）目的

本项目应用场景以精准医学为引导，结合前沿创新科技，通过采集精神卫生服务求助人群的眼动轨迹 / 眼底摄像数据，利用人工智能，"动静（眼动 / 眼底）"结合，

卷积神经网络的分析方法，构建常见精神疾病精准分类模型，辅助临床医师对常见精神疾病的做出客观诊断，预警相关恶性转归的风险，从而解决目前精神疾病诊断缺乏客观检测和预警仪器这一重大技术性瓶颈问题。项目的核心业务目标包括：

（1）建立一套基于人工智能的眼动轨迹与眼底摄像分析系统，实现对常见精神疾病的快速分类诊断，并预测恶性转归风险，提升精神专科和非专科医师对精神疾病及其相关恶性转归风险的识别能力。

（2）建立一个包含眼动轨迹与眼底摄像数据的采集、存储、分析平台，利用人工智能的数据积累和自我学习能力，构建诊断和预测模型，提升临床医师特别是非精神卫生专业医师对常见精神疾病的诊断能力。为个体化精神病恶性转归风险预警指标提供支持，为早期风险管理创造有利条件和时机。

目标通过建立一套基于人工智能的眼动轨迹 / 眼底摄像分析系统，可快速辅助常见精神疾病的分类诊断，并对恶性转归风险进行模型预判，辅助并提升精神专科和非专科医师对精神疾病及其相关恶性转归风险的识别能力。

本应用场景，建立常见精神疾病的眼动轨迹 / 眼底摄像数据的采集、存储、分析平台，进一步利用人工智能数据积累和自我学习的能力，构建诊断和预测模型，辅助并提升临床医师特别是非精神卫生专业的医师对常见精神疾病的诊断能力，并在一定程度上提供个体化的精神病恶性转归的风险预警指标，为早期的风险管理创造有利条件和时机。具体而言，主要结果 / 效果是：

1）一套快速、便捷、无创的眼动轨迹 / 眼底摄像数据采集和分析系统辅助常见精神疾病的分类诊断和风险预警。

2）一个跨病种、跨病程的眼动轨迹 / 眼底摄像数据库，可存储各类常见精神疾病患者眼动轨迹 / 眼底摄像数据，可用于人工智能自我学习优化模型的数据平台。

3）一项完全国内自主研发的眼动轨迹 / 眼底摄像数据分析模型用于精神疾病分类诊断的专利。

4）一套完整的辅助临床医生对精神疾病的客观诊断和早期风险管理的应用解决方案，功能模块可植入医院常规门诊和住院诊疗 HIS 系统。

5）政府、医院、企业三方联动，最终形成一款可服务于精神专科医院、综合性医院、社区医院的快速、便捷、高效的常见精神疾病辅助诊断和风险预警的眼动追踪筛检系统（图 3-1-6），助力我国的心理健康服务水平提升。

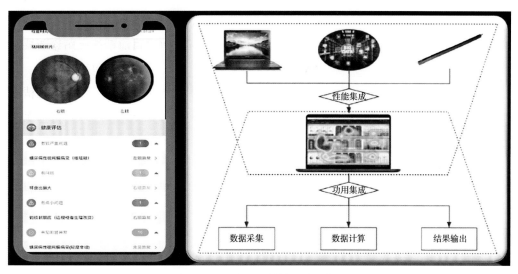

图 3-1-6　眼动追踪筛检系统示意图

（三）难点

目前，各类常见精神疾病的发病率随着国人对其认识的加深以及复杂环境的变化而节节攀升。不但如此，精神疾病所带来的危害也随着人们对生活质量要求的提升而日益凸显。在中国庞大的人口基数上，精神疾病给我国带来的疾病负担尤为沉重。据统计，目前登记在册的各类精神疾病患者人数在 1 亿人以上，其中重性精神障碍患者人数已超过 1800 万，疾病负担已排名首位，约占 20%，预计到 2020 年将上升到 25%。诸如抑郁症、精神分裂症等常见精神疾病的诊疗和防治是 21 世纪脑科学研究的核心问题，也是中国脑计划"一体两翼"中大脑疾病诊疗的重要内容。

精神疾病的早期快速识别是有效治疗和风险防控的前提，眼动轨迹 / 眼底摄像在近年来的精神疾病的诊断研究中的出色表现，眼动轨迹 / 眼底摄像检测的快速、简易、廉价、无创的特性使其在临床医师中颇受欢迎。虽然目前国际上尚无针对精神疾病诊断和风险预警的专用眼动轨迹 / 眼底摄像系统，但既往的一些眼动研究已表明其在诊断精神分裂症、抑郁症、焦虑障碍上有不俗的表现。但目前，国内尚无可实现个体化精准辅助诊断的眼动检测设备。

在眼动轨迹 / 眼底摄像技术辅助诊断上：中国精神疾病具有庞大的社会基数，为这一群体提供早期诊疗服务的最可行的机构是综合性医院、社区医院、区县精神卫生服务机构和健康筛查的方式。如果采用专科医师面对面问诊的方式，显然并不现实。鉴于此，精神疾病的诊疗急需一款可以辅助临床医师更高效地做出精神疾病的诊断分类检测系统，这套系统不依赖于患者的自我报告，通过对患者的客观生物特征数据分析，快速、有效地给出参考诊断分类，并能对患者未来的疾病发展轨迹做出风险预警。

整个测试耗时不超过 10 min，而且信息结果反馈及时，这样的设备可以满足综合性医院、社区、地方快速筛查的需要，提供最有效的数据分析，真正有利于精神疾病防治的推行。

在眼动轨迹 / 眼底摄像技术辅助风险预警上：精神疾病风险人群中是否会发生恶性转归目前最需要回答的问题，最终目的还是服务早期预防和诊疗。而目前特别是国内临床上对风险群体特别是青少年的风险识别的问题是：能否稳定准确地预测？这也是国内与国外、科研与临床实践中对风险人群是否需要干预的症结所在。矛盾之处在于：风险人群中有更大一部分人群并不发生恶性结局，如果真正风险不明确，则可能出现过度医疗或消极医疗的情况。同时早期干预的强度也需要根据风险的严重程度来决定，不同风险程度也决定着不同的风险控制方式，由此可见，依托大样本队列，形成客观的针对恶性结局的预测模型是回答这一问题的基本方法。具体的难点在于：

（1）眼动 / 眼底数据与临床紧密结合：依托桌面式眼动仪的眼动数据和数字眼底照相机（如佳能 CR-2 机器）在不扩瞳的情况下获得的彩色眼底图像数据采集，利用人工智能实现快速、高效的眼动眼底数据分析需要与临床信息紧密相关，只有这样才能真正服务于临床。因此，本项目将数据的采集和验证均密切围绕临床样本，需要保证临床样本具有代表性，并严把评估关，确保数据真实可靠。项目组在风险人群队列的建设上已有相当的经验，通过基线数据和临床队列相结合的方式，将数据赋予临床预测含义，以利于临床应用的后期转化。

（2）眼动 / 眼底数据和临床恶性转归之间紧密联系：如何利用大数据平台实现两者有机结合是项目中的技术难点，恶性转归需要经过长期随访的验证，临床应用过程中可能存在患者失访、脱落等风险，需与患者充分沟通，建立良好的医患关系，设立紧急联系人，关心患者的病情进展，以进一步提高随访成功率。

（3）眼动 / 眼底系统的推广应用：项目通过实现便捷的眼动 / 眼底数据采集和分析技术，整个测试耗时不超过 10 min，而信息结果的反馈却是即时的，这样的设备可以满足社区、非精神专科医院快速筛查的需要，提供最有效的数据分析，真正有利于我国精神疾病诊疗规范的推行。

（四）解决方案与实施方法

（1）调研分析、场景研究：精神疾病的现实诊疗情况是，诊断分类以医生经验诊断为主、无相关风险预警手段。而国内目前有 80% 的各类精神疾病患者首诊是综合性医院，而非精神专科，初诊医生并非精神卫生专业医师，对精神疾病的诊断分类经验有限，更谈不上风险识别和预判。即使是在专科医院精神疾病的各大诊断分类标准仍然属于状态诊断，具有不确定性，对患者风险预估的指导意义受到明显限制。以抑郁障碍为例，相当一部分抑郁障碍患者，在第一次发作时，诊断是抑郁症，2 ~ 3

年后又会出现躁狂发作或精神病性发作，临床诊断改为双相障碍或精神病性障碍。

另外，一些精神疾病的恶性转归所带来的严重后果更是触目惊心。其中，自杀和精神病发作是精神疾病最严重的恶性结局，青少年中更常见。自杀是美国 15 ~ 34 岁人群中第二大死因，每天大约有 100 人自杀，自杀是导致个体死亡的第十大原因。在中国，每年至少 25 万人自杀，200 万人自杀未遂，北京心理危机研究与干预中心的调查分析显示：自杀已成为 15 ~ 34 岁人群的首位死因。这些结果说明自杀是中国一个极其重要的公共卫生问题。在自杀的三大人群主要包括以下三类：精神障碍、夫妻矛盾、经济困难者，其中精神障碍是最不容忽视的一个群体，原因有以下 3 点：第一，精神障碍的比重大，据 2019 年 LANCET 精神病学子刊报道：中国各类精神疾病的年患病率已达到 9.3%，终身患病率达到 16.6%，累及人口众多。第二，精神障碍更易早期识别，利用对各类精神症状的自评、他评和检测，可以实现超早期的识别，据 2019 年 JAMA 精神病学子刊报道：通过对个体抑郁症状的动态评估，可以有效识别自杀的潜在危险。第三，精神障碍更可控，但常错过最佳的干预时机。

因此，对于该项技术的应用场景更多是在于在精神疾病专科或非专科综合医院，通过眼动和眼底的快速辅助诊断，提升精神疾病识别的准确率，并对个体化的恶性结局进行预警，通过人工智能的分析技术真正实现精准诊疗的临床应用。

（2）技术选型：精神疾病是一种感知觉和思维相关的脑部疾病，虽然能通过标准化的量表评估工具可以进行量化，但如何对思维的脑内运作过程进行探索则是目前本学科面临的最大难题。因为人的思维是瞬息万变的，此时所想彼时所思往往大不相同，要探索精神疾病这种高级思维过程中的问题就对实验室检测手段的时间分辨力要求很高。而眼睛是心灵的窗口，眼球活动正是客观反映了人脑的思维过程（俗话所说的"心眼多"也正是印证此意），以眼动探索轨迹为研究切入点，却有可能突破探索思维过程的瓶颈。以往对眼球活动的记录非常困难，而近 10 年来，随着眼动技术的发展和新型眼动追踪设备的开发应用，一种自由视图模式下的眼动检测手段已逐渐走向了精神科的临床实践，并在精神卫生领域涌现了一系列实验。这类研究是记录被试者在自由观察一系列图片时的眼动模式（视觉扫描路径），多数学者认为"扫描路径受限"可能成为精神病性障碍的生物学标记之一，且具有极好的临床应用的前景。

视觉通路神经系统，尤其是视网膜神经纤维等，从组胚学角度来看，是大脑皮质神经纤维的外延，均由外胚层发育分化而成。视网膜的 10 层结构中有 4 层与脑灰质 6 层结构中的 4 层在功能上高度同源，互相调节，因此，视网膜有"大脑之窗"的称号。既往诸多学者从多个角度探索了精神分裂症患者视觉系统结构和功能的异常表现，并且有诸多研究反向探索了视觉系统结构和功能变化与精神和神经系统疾病的关系，比如帕金森病的眼底病变预测作用，痴呆症的眼底病变预测作用，精神分裂症的眼球扫视异常等。

（3）实施历程：团队建立了一套基于人工智能的眼动轨迹／眼底摄像分析系统（以下简称"眼动眼底系统"），可快速辅助常见精神疾病的分类诊断，对恶性转归风险进行模型预判，辅助并提升精神专科和非专科医师对精神疾病及其相关恶性转归风险的识别能力。

（4）眼动眼底系统特点：①指标客观化。本项目利用精神疾病患者眼动轨迹异常／眼底神经血管分布的图像改变的特征，通过采集患者自由观察特定图片（5 min）的眼动注视点轨迹以及数字眼底照相机（如佳能 CR-2 机器）在非散瞳的情况下采集的彩色眼底成像，采用人工智能机器学习的方法来辅助临床医师的精神疾病诊断决策。②分类概率化。依托 >3000 例常见精神疾病诊断分类患者和 >2000 例匹配的健康对照的眼动／眼底数据，以机器学习建模为手段，对疾病分类做出概率性判断，为临床医师提供诊断分类参考。③客观稳定的特点。眼动系统是采集眼神表达信息：眼睛是心理活动的窗口，通过患者眼球活动的信息采集过程来了解患者的内心心理状态，避免主观语言的误导。眼底系统是采集眼底图像，是用数字眼底照相机（如佳能 CR-2 机器）在不扩瞳的情况下获得的彩色成像，也是客观稳定的神经血管分布特征。④报告快速实时。通过让机器来抓取不同患者的眼动追踪轨迹／眼底摄像的特征，并基于模型实现结果的快速判读，几乎实现实时反馈，节省临床医师的门诊问诊时间。⑤风险有效预警。利用已有的 >1000 例临床风险队列的数据挖掘和建模，可以有效抓住疾病恶性转归的提前量，预测模型让医师对精神疾病的潜在风险提前预知，辅助医师做好风险管理。

（五）应用成效

基于眼动仪与眼底摄像技术构建的精神疾病辅助诊断和风险预警系统，将给患者、给医院以及给产业带来积极的成效：

（1）给患者的成效：①提高诊疗效率和精准度。快速（10 min）完成眼动眼底检测，辅助医生客观准确诊断常见精神疾病。提高诊断准确率，减少漏诊误诊。②预警恶性转归风险。通过眼动眼底数据分析，提前预知疾病恶性转归的风险，为患者提供个体化的治疗干预。降低自杀和精神病发作等严重后果的概率。③提高生活质量。正确及时的精神疾病诊断和治疗，有效缓解症状，提高社会功能和生活质量。

（2）给医院的成效：①提升诊断能力。辅助医生特别是非精神专科医生识别精神疾病，降低漏诊和误诊。提高识别率。②提高服务水平。通过便捷高效的眼动眼底检测，缩短门诊时间。满足综合医院和社区医院精神疾病筛查的需求。③提前防范风险。通过恶性转归风险预警，使医生及时采取预防措施，降低患者再次求医的可能性。④优化治疗效果。定向化的个体化治疗方案，可以更高效地改善患者症状，缩短住院时间。

（3）给产业的成效：①创造市场机会。满足国内快速、精准诊断精神疾病的巨大需求，产出一款具有国际水准的精神科眼动仪系统。②推动产业升级。推动人工智能与精神科学领域的深度融合，培育一批相关技术和人才。③带动相关产业。从数据采集设备、眼动仪、眼底相机到数据存储、分析等，形成完整的产业链。④提升国家竞争力。国内首创人工智能辅助精神疾病诊断系统，可作为国家大脑研究计划的一部分，提升国家科技竞争力。

综上所述，本项目的实施，对于患者、医院和产业均带来了巨大的正面影响和成效。在业务目标的问题上，本项目通过建立一套基于人工智能的眼动轨迹/眼底摄像分析系统，快速辅助常见精神疾病的分类诊断，并对恶性转归风险进行模型预判，辅助并提升精神专科和非专科医师对精神疾病的客观诊断和治疗效果。同时，本项技术手段也为医疗企业带来了更加广阔的商业机遇，推动了相关产业的发展和创新。

（六）创新点

（1）研究着力点创新：在一个研究项目中，主要针对的是常见精神疾病客观诊断技术的研究，不但跨病种而且跨病程，通过对精神疾病横向和纵向的全病程系统观察，形成创新驱动。相信本研究是我国第一款基于眼动追踪/眼底摄像，实现了多病种长病程诊断和预测相结合的高科技产品，为精神医学实践提供有关疾病诊断和风险评估的更加实用的临床工具。

（2）关键技术创新：目前，国际上尚未见基于眼动追踪/眼底摄像人工智能双模型的方法实现辅助精神疾病诊断和预测的相关产品，国内外亦未见同类产品。本眼动追踪/眼底摄像分析系统的主要创新性是动静结合、状态（眼动轨迹）与素质（眼底摄像）并重，去客观挖掘不同疾病群体的眼部特征，构建诊断和预测模型。

（3）预测算法创新：项目组首次将大数据的数据处理方法引入精神疾病预警中，基于已有队列大数据为建模基础，应用深度学习，构建预测风险的算法，使机器运算更好地服务于临床。

（七）经验总结

实施体会：在精神疾病诊断方面，传统的医学诊断往往受到主观认识的影响，难以避免诊断标准和结果的不确定性，而本课题的创新点在于利用了先进的眼动和眼底成像技术，将精神疾病的诊断从主观经验转化为客观技术指标，基于机器学习等技术，为临床医师提供了重要的精神疾病分类和预测依据。在实施过程中，我们首先建立了标准化的流程和严格的数据管理制度，保证数据的质量和规范性。然后，我们与专业的眼科医生和精神医学专家相互合作，交流经验并利用各自优势，以应对课题中的技术和实践问题。在不断优化机器算法和技术细节的过程中，我们不断突破问题，并获得了良好的实践经验。

可借鉴点总结：本课题提出的创新方案是在将传统临床经验和眼动／眼底技术相结合的基础上，构建了分类和预测模型，利用机器学习算法方法解决了精神疾病诊断过程中的不确定性，为临床医师提供了科学和客观的诊断方法。其他医院也可以借鉴一些关键经验。

（1）应注重方案整体性：本课题的方案是综合考虑了患者的病程的整个过程，包括病理因素、心理因素以及生物学因素等，从而使机器学习算法的预测效果更加精确。因此，对于其他医院的探索中，应当注重设计具有全面性、系统性和顺畅性的诊疗方案，使经验可迁移和可重复性，以更大的概率获得成功和满足患者需求。

（2）注重技术选型及实现：眼动，眼底成像和人工智能的技术选型对课题设计的重要性不言而喻。只有选用了最先进的技术，同时拥有专业的技术团队，并不断进行优化和拓展，才能保证方案的技术合理性和实现健壮度。因此，其他医院也应重视技术的选择和实施，同时加强团队建设，确保方案能够顺利推进。

（3）医药创业价值的寻找：医药行业的创新性和价值性是高度重视的，作为一个创新型课题，我们将其价值寻找从患者处扩展至医院以及产业参数的扩散。本课题的医学和技术创新代表了一个重要的方向，同时，我们还探索了与产业合作者合作的机会，使创新能够带来制药企业的商业化成功，同时提高科技成果的社会价值，打造医药创业的无限机会。

给其他医院建议：在执行眼动和眼底课题时，医院可以将以下建议用于实践。

（1）集成交叉学科：精神疾病的诊断和治疗本身就涉及神经精神、身体生理等许多学科的交叉，如心理学、神经科学、眼科学等。同时，数据学也被广泛应用于临床实践。因此，医院应该鼓励交叉学科合作和数据分享，以形成医学或科技创新生态系统，为精神疾病领域的研究拓宽视野和空间。

（2）加强技术培训：眼动和眼底成像技术对于医护人员和技术人员要求较高，因此医院需要加强对这些技术的培训和技能提高，以确保技术人员能够熟练掌握技术，为包括精神疾病领域在内的其他临床领域提供更优质的服务。

（3）利用人工智能：在改进眼动和眼底成像技术的同时，医院也应该注重人工智能手段的应用。当前的机器学习、深度学习等技术，极大地促进了医学科技的发展。

总之，项目应用场景提供了一种创新的精神疾病诊断方法，它为整个医疗领域提供了创新的思路和方向。通过引入眼动和眼底特征的数据采集和人工智能分析方法，该方法从整体上大大提高了医生的精度和临床决策能力，为精神病学领域的未来发展提供了建设性的思路。

五、营养与药食结合模式逆转 2 型糖尿病病程

（一）应用场景概述

医院名称：上海市中医医院

场景类别：智慧医疗

场景名称：营养与药食结合模式逆转 2 型糖尿病病程

关键词：结构化营养干预，糖尿病缓解，药膳

场景摘要：体脂量过多引发的胰岛素抵抗和分泌受损是糖尿病的主要病理生理机制，也是血糖控制不佳的根本原因。低热量饮食（low calorie diet, LCD）通过减重减脂，改善胰岛素抵抗，恢复胰岛素分泌，实现血糖达标。部分患者可借此实现糖尿病病程逆转。然而，过程中出现的乏力体倦（中医称"元气馁"）、饥饿难耐（中医称"阴火盛"）降低了依从性和有效率。我们借助基因组学、代谢组学、体质辨识、数字化舌象等技术，了解患者个体对不同营养物质的代谢和反应情况，找到了依从性和有效率的个体差异点。运用药食药膳与结构化营养干预结合模式，提高了患者依从性和治疗有效率。

拟开展以下应用：①在中国超重肥胖的 2 型糖尿病患者中开展为期 1 年的随机对照队列试验，实施营养与药食结合模式的 LCD 治疗，观察血糖达标率和糖尿病缓解率（停药 3 个月且血糖正常）；②通过病例对照研究揭示这种治疗模式的个体差异特征及生物学机制；③通过中长期（≥ 2 年）队列随访，积累这种治疗模式的远期获益（CVOT 证据、恶性肿瘤发病率、卫生经济学数据），为政府卫生决策部门提供有价值的参考。本项目从形成高血糖原因（体脂量过多）而非高血糖本身（血糖参数高）切入（治"本"而不是治"标"），开创运用结构化营养干预与传统药食结合干预方式，为中国逾 1 亿超重肥胖的 2 型糖尿病患者提供新的治疗思路。

（二）目的

血糖控制不佳是 2 型糖尿病致残致死的主要原因。我国糖尿病患者血糖控制达标率（HbA1c < 7%）不足半数。超重肥胖（体脂肪量过多）引发的胰岛素抵抗和分泌功能受损是糖尿病的主要病理生理机制，也是血糖控制不佳的根本原因。

精准医学是一种个体化医疗的理念和实践，旨在根据个体的遗传背景、生物学特征、环境因素和生活方式等多种因素，为患者提供更精准、个性化的预防、诊断和治疗方案。精准医学的目标是提高患者的治疗效果和生活质量，减少不必要的治疗和副作用，同时降低医疗费用和资源浪费。

精准医学在 2 型糖尿病诊疗领域已取得一些突出成果，主要体现在以下几个方面。

（1）遗传风险评估：通过基因组学研究，发现了一些与本病发生风险相关的遗

传变异，后者可以用来评估个体患病的遗传风险。通过遗传风险评估，可以在健康人群中筛查高风险人群，提早采取预防措施。

（2）个体化治疗：通过基因组学和生物标志物的分析，可了解患者对不同药物的反应情况，以及可能存在的副作用风险。这有助于医生选择最适合患者的药物，并调整药物剂量，以获得更好的治疗效果。

（3）胰岛素治疗：通过基因组学研究，发现了一些与胰岛素治疗反应相关的基因变异。这些基因变异可以帮助医生预测患者对胰岛素治疗的反应，并调整胰岛素剂量，以个体化地管理患者的血糖控制。

（4）生活方式干预：通过分析患者的基因、代谢和环境因素等，提供更准确的生活方式建议，包括适合的饮食模式和运动方式，以帮助患者改善血糖控制和管理体重。

（5）早期诊断和预测：通过基因组学和生物标志物的分析，可以识别患有糖尿病潜在风险的个体，并提供早期干预措施，如生活方式改变或药物治疗，以延缓疾病的发生。

临床工作中遇到大量的糖尿病患者血糖控制欠佳，或者无法长期稳定控制血糖。除了指南推荐的常规诊疗措施和手段，我们希望借助精准医学的理念和技术，与临床实践相结合，更好地帮助糖尿病患者实现稳定血糖的目标，提升临床技术的服务体量和诊疗水平。

（三）难点

近年来现代医学蓬勃发展，对 2 型糖尿病病理生理机制的挖掘和认识越来越深入。随着"八重奏"发病学说的广泛接受，以及相应降糖药物的问世和应用，多种治疗理念和新型诊疗模式逐步应用于临床。

LCD 是一种有效的非药物降糖诊疗手段。多项 Meta 分析提示，LCD 可以改善糖尿病患者的血糖控制水平，实施的安全性有保障。体内脂肪的过度和（或）异位堆积，不仅削弱脂肪组织对葡萄糖的利用（增加胰岛素抵抗），而且分泌过多的炎症因子，损伤胰岛 β 细胞分泌胰岛素的能力。LCD 通过减重减脂，改善胰岛素抵抗，恢复胰岛素分泌能力，实现血糖控制达标。部分患者接受 LCD 干预后，还可以实现糖尿病病程逆转（停用降糖药物 3 个月以上，且糖化血红蛋白 < 6.5%）。

但是，接受 LCD 治疗的患者普遍出现容易疲劳、精神不能集中、食欲旺盛、情绪不佳等症状。这种情况不仅影响患者工作和生活质量，还会导致其因无法坚持治疗而提前退出，导致治疗失败。患者出现的乏力体倦（中医称"元气馁"）、饥饿难耐（中医称"阴火盛"）降低了 LCD 的依从性和有效率。解决这个临床难点，就可以有效地提高治疗的依从性和有效率。

2型糖尿病的饮食个性化方面，精准医学已经取得了一些进展。通过基因组学的研究，发现了一些与营养代谢相关的基因变异，后者可能影响患者对特定营养物质的代谢和反应。通过分析患者的基因组和代谢组学数据，为其优化营养物质的配比（碳水化合物、脂肪和蛋白质比例）。基因组学的研究，了解患者对特定草药和膳食补充剂的反应，有助于个性化地推荐患者是否适合使用某些中草药和补充剂，并在需要时调整剂量。

我们希望将精准医学在饮食个性化方面的研究方式和结果，与中医学食疗药膳理论知识和手段相结合，建立一种现代营养和传统药食的创新结合模式，解决LCD治疗糖尿病患者过程中出现的难点问题，提高诊疗能力。

（四）解决方案与实施方法

1.调研分析

通过文献检索、专家咨询、方案论证等多种形式，我们充分调研分析以下内容：精准医学在糖尿病领域的应用和主要突破；糖尿病患者实施个体化治疗的进展和关键点；营养治疗糖尿病的主要类型；精准医学与中医学结合的研究进展；食疗药膳在糖尿病诊疗中应用的现代医学基础；LCD实现糖尿病缓解的成果以及尚未解决的问题；临床科研的样本数据库管理。

2.团队组织

本项目拟通过多学科人才合作实施，团队从欧美、香港等国内外知名高校引进多位青年人才，组成了一支年轻、有活力和国际视野的队伍，承担了多项国家级及省市级科研项目，累计发表SCI收录论文50余篇。选择上海市中医医院内分泌科作为实施临床基地，主要实施者包括钟文泽教授和丁丽丽教授。

钟文泽教授系上海交通大学医学院公共卫生学院流行病学与生物统计学系研究员、系主任、博士生导师，国家自然科学基金优秀青年基金（海外）获得者，上海高校青年东方学者，上海市曙光学者，康奈尔大学营养科学系客座教授，美国营养学会营养流行病学分会主席。长期聚焦糖尿病和心血管疾病的流行病学、营养学、医学信息学和组学等跨领域研究，探讨糖尿病与心血管疾病的病因、机制、人群流行病学监测和预防策略。研究成果影响了美国膳食指南的修订，变革了儿童青少年糖尿病监测方式并被写入糖尿病权威专著 *Diabetes in America* 第三版；被美国糖尿病护理指南引用。迄今以第一／通讯作者发表 *JAMA*（正刊2篇 2019/2021）、*Diabetes Care*（2篇 2017/2018）、*International Journal of Epidemiology* 等论文18篇，累计影响因子超过400。

丁丽丽教授系上海中医药大学中药研究所研究员、博士生导师，美国 City of Hope National Medical Center 博士后，国家自然科学基金优秀青年基金获得者，上海中医药大学杏林学者，上海市浦江学者。长期从事中药抗代谢性疾病药效物质基础和作用机制研究，在国内外期刊发表论文及论著 41 篇，其中 SCI 收录论文 31 篇。以一作 / 通讯作者在 *Hepatology*、*PNAS*、*Acta Pharmaceutica Sinica B* 等杂志发表论文 20 余篇。主持国家自然科学基金优秀青年科学基金项目 1 项，国自然面上 2 项以及国自然青年基金项目、上海市自然基金原创探索类项目等 8 项国家级及省市级科研项目。

实施历程：通过前期研究（Clinical Trials：NCT05472272/ 伦理批件号 2022SHL-KY-23-02），我们发现：将结构化营养干预和中医辨证施膳结合，通过基因组学、代谢组学、体质辨识、数字化舌象等技术手段，可以了解个体对不同营养物质的代谢和反应情况，运用药膳与结构化营养干预结合模式，提高患者依从性和治疗有效率。

3. 拟开展以下应用

（1）实施内容 1：评估基于 LCD 和药食为核心的结构化膳食干预方案的有效性（糖尿病缓解率）和安全性（图 3-1-7）。在西部中医医联体内和有合作基础的本

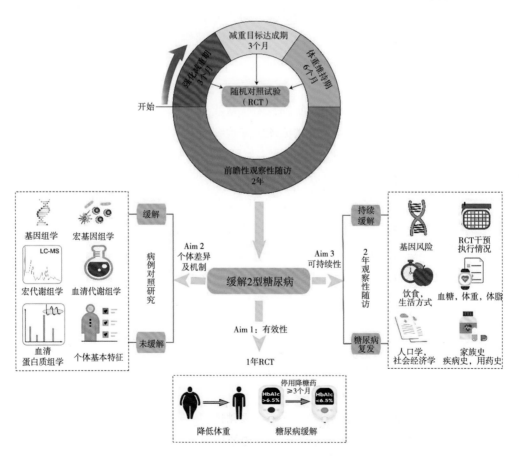

图 3-1-7　基于 LCD 和药食为核心的结构化膳食干预方案示意图

市三甲西医单位范围，联合本市高校流行病学和营养学临床研究管理的高水平团队，开展多中心随机临床研究。通过招募 18 ～ 60 岁、BMI 在 24 ～ 45 kg/m² 以及病程小于 6 年的 2 型糖尿病患者。干预组实施个体化低热卡饮食和生脉颗粒为核心的结构化干预方案，对照组实施个体化低热卡饮食和生脉颗粒安慰剂为主的干预方案。主要观测终点：1 年期内体重减少 ≥ 12kg 的有效率和 2 型糖尿病缓解率（停药 3 个月且糖化血红蛋白 ≤ 6.5%）。

（2）实施内容 2：从膳食营养分析、中医维度表型、基因组、宏基因组、代谢组、蛋白质组等多角度解释本研究实施的干预方案的个性化差异和生物学机制。干预研究结束后，所有受试者进入为期两年的病例对照研究。通过持续结构化的数据收集和生物样本研究，结合机器学习等方法，分析人口社会学指标、临床生物化学指标、人体测量指标、膳食分析、遗传学（单核苷酸多态性）、肠道微生物组、宏基因组、代谢组、蛋白质组以及中医学维度疾病表型（数字化舌象、体质）为精准诊疗提供疗效数据和机制诠释。通过评价干预方案的有效性（意向性分析：减重效果、糖尿病缓解情况和生活质量）和安全性（按照方案分析：不良反应和精神焦虑情况）来探究参与者不依从和体重反弹的影响因素，同时也探索糖尿病缓解过程中其他可能影响因素（如数字化诊疗参数等）。

（五）应用成效

本项目从形成高血糖原因（体脂量过多）而非高血糖本身（血糖参数高）切入（治"本"而不是治"标"）开创运用结构化营养干预与传统药食结合干预方式，为中国逾 1 亿超重肥胖的 2 型糖尿病患者提供新的治疗思路。

对患者而言，2 型糖尿病不再是一种需要终身服药的疾病。我们的临床应用不仅带来糖尿病病情的缓解（血糖稳定），还带来病程的逆转（恢复胰岛素分泌能力），更重要的是传递患者一种积极向上的理念。在我们国家大力发展中医药的背景下，中西医结合的方式给糖尿病患者带来了巨大的生理、心理等多重获益。

本项目形成的诊疗方案和临床证据，以及支持性强的原创证据，可以促成具有中医特色的中西医结合的区域性专家共识，补充现有 2 型糖尿病临床指南，获得该领域国际水平的系列研究成果，并向海外推广，为"一带一路"的国家政策贡献实迹。

通过在医联体内推广应用，提高参与单位专科病种服务体量、服务能力和人员素质，形成良好的社会效应和影响力。

（六）创新点

理论体系：用营养干预替代降糖药物，在治疗第 1 天就停用降糖药，变革中国超重或肥胖人群的 2 型糖尿病治疗模式，从传统以"降血糖"为中心的药物 + 生活方式综合治疗向以"降体重"为中心的营养结合药食治疗转变。干预目标是缓解糖尿病，药物治疗的目标是控制症状。这不仅仅是治疗理念的创新，也是对糖尿病治疗结局目标的突破。如若在中国人群证实可行，将有望创新中国超重或肥胖人群 2 型糖尿病的治疗方式，提供一种与药物治疗互补的，甚至可能是更优的治疗方式。

技术体系：中国是糖尿病全球第一大国，但还未开展营养干预缓解糖尿病的 RCT 研究。其他国家有少量临床研究报道，短期低热量代餐干预可以缓解超重或肥胖的 2 型糖尿病，但基于正常食物的低热量饮食是否能达到类似的效果尚未被研究。基于药食的结合模式膳食干预的更是首创。对患者来说，坚持吃 3 个月代餐是不小的挑战，也不一定适用于所有糖尿病患者。本项目探索创新结合饮食干预的有效性，填补了文献空白，为将来个性化营养干预缓解糖尿病提供高质量科研证据。

（七）经验总结

在 2 型糖尿病患者中系统地实施营养干预，国内同行中并不多。将药膳食疗与现代营养相结合的结构化膳食干预模式，更是国内首创。本单位积累的经验也不算很多。但在实施过程中，受到了广大患者的欢迎和接受，说明这种新型的糖尿病治疗模式是有广阔的应用市场的。前期的研究成果和发现，也促进团队继续走下去，积累更多的经验，发现更多有价值的医学成果。欢迎更多的同行加入这项应用，为中西医结合糖尿病诊疗添砖加瓦。

六、多模式生物医学人工智能辅助糖尿病视网膜病变的精准治疗

（一）应用场景概述

医院名称：上海市第一人民医院

场景类别：智慧医疗

场景名称：多模式生物医学人工智能辅助糖尿病视网膜病变的精准治疗

关键词：糖尿病视网膜病变，辅助眼底诊断，抗 VEGF 治疗，多模式生物医学人工智能，疾病分级，个性化双抗治疗

场景摘要：糖尿病视网膜病变是工作人群中第一名的致盲眼病。早期眼底诊断和抗 VEGF 治疗是目前治疗糖尿病视网膜病变的主要手段。由于人数众多、病变的程度和个体差异等因素，诊断和治疗效果有很大的差异。因此，建立线上线下结合的智能数字化医疗服务糖尿病视网膜病变患者，以及尚未发现眼部疾病的糖尿病患者是大势所趋。患者可通过医院、体检、社区基层等医疗机构，通过线上线下结合的智能数字化医疗服务，建立个人数字信息档案和病史、接受定期随访和监测预警、开展线上咨询预检、分诊和转诊眼科专家团队、个性化单抗／双抗诊治和诊后定期随访等。实现以糖尿病视网膜患者为中心，基于疾病特征的早期筛查和个性化诊疗的智慧医疗新场景应用，提高诊疗质量、效率和温度。

（二）目的

基于电子信息化的早期筛查和多模式生物医学人工智能辅助的单/双抗体个性化治疗的糖尿病视网膜患者的智慧诊疗新场景，旨在降低眼病致盲率和提高患者满意度。

（三）难点

糖尿病视网膜病变是工作人群中第一名的致盲眼病。据国际糖尿病联盟统计，2021年全世界的成年糖尿病患者达到5.37亿；在我国，视网膜病变在糖尿病患者人群中的患病率为25.7%～37.5%，我国20～79岁糖糖尿病患者超过1.4亿，患者数量位居全球首位。糖尿病患者必须进行血糖管理和定期随访以防并发视网膜病变，但对自律要求常高使患者依从性等问题是糖尿病视网膜病变发病率居高不下的主要原因之一。此外，个体差异导致的抗VEGF用药效果有限，以及控制好血糖的患者仍有视网膜病变等患者也亟须个性化精准治疗。

（四）解决方案与实施方法

针对受众、易防、难治和可致盲的糖尿病视网膜病变的中国人群特征，通过优化就诊流程、建立患者电子信息管理、多模式生物医学人工智能（图1-3-8）进行自动化管理和辅助诊断等环节加强糖尿病和糖尿病视网膜病变患者的定期随访和诊断；通

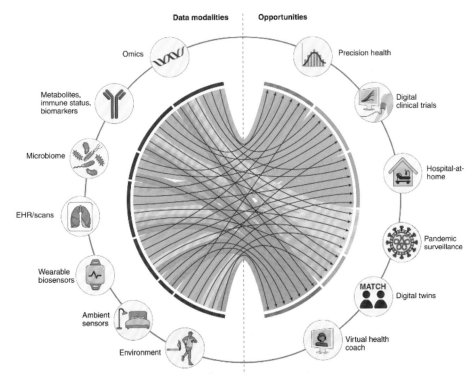

图 3-1-8 多模式生物医学人工智能的方案图

过分级诊疗和医生亚分型患者进行单抗 / 双抗治疗等实现患者个性化治疗和医患互动随访等，为医疗服务注入更多的智能化和人性化的元素，提高治疗效果和患者满意度。具体方案和实施方法如下。

（1）糖尿病视网膜病变患者电子信息管理系统：该系统用于患者信息的录入、存储、管理和查询，包括患者的多模块生物医学电子信息、病史、诊断结果、治疗方案等。医生可以通过该系统快速了解患者的病情和治疗情况，为患者提供更加精准的治疗方案；患者可了解、可阅读、可参与管理自己疾病的发生发展以及治疗的全过程，保护隐私的同时，满足患者不断提高透明度的需求。

（2）视网膜成像检查辅助诊断系统：该系统用于定期对患者的视网膜进行成像和分析，包括 OCT、FA、ICGA 等成像技术。医生可以通过该系统快速了解患者的视网膜病变情况，参考大数据经验，为患者制订个性化的治疗方案。

（3）单 / 双抗体治疗系统：该系统用于单 / 双抗体治疗糖尿病视网膜病变，包括药物的制备、运送、注射和监测。医生可以根据患者的多模式生物医学人工智能辅助形式，综合病情和治疗需求，选择合适的单抗或双抗药物进行治疗，从而实现防止糖尿病视网膜患者的视功能受损和致盲的目标。

（4）治疗效果监测系统：该系统用于监测患者的治疗效果和病情变化，包括视力、视野、眼底图像等指标的监测和分析。医生可以通过该系统及时了解患者的治疗效果，调整治疗方案，从而实现更加精准的治疗。

（5）健康管理系统：该系统通过定期检查各项指标收集的数据数量、频率、持续时间和挖掘隐藏数据信息等，用以决策，其中包括了解变化的常见原因和特殊原因。可用于对患者进行健康管理和预防保健，包括生活方式指导、病情监测、健康评估等。医生可以通过该系统对患者进行全方位的健康管理，促进患者的康复和健康。

（五）应用成效

为更好地满足患者日益增加的个性化治疗和体验感提升的需求，和更好地应对医生数量和个性化治疗时间严重缺乏的现状，结合前沿电子信息化在医疗信息化、临床检查和辅助决策等方面优势及潜力，实现糖尿病视网膜患者或潜在患者的定期、高效、"一对一"健康管理，赋能眼科医生高质量地有序、有力、有效服务患者，辅助医院高质量管理体系建设，链接医疗和大数据及生物大分子抗体制药产业融合，具有非常好的应用前景。

在患者方面，采用智慧诊疗新场景后，患者可以通过网络平台进行在线咨询、预约挂号、缴费等操作，避免了传统医疗系统中的烦琐流程和等待时间过长的问题，提高了医疗体验。通过电子信息化和大数据辅助实现定期随访，提高了随访效率和准确性。在实践中，该方法可以大大减少患者因为忘记随访而造成的漏诊漏治，从而提高治疗效果。据预测，采用智慧诊疗新场景后，患者随访率可提高 30%，随访漏诊率可降低 50%。通过电子信息化和大数据分析，对患者的病情进行实时监测和预警，及时进行干预和治疗，防止致盲和有效控制病情，有助于患者提高生活质量和工作效率。个性化的后期随访有利于提高患者精准医疗服务体验度、提高治疗效率和效果、并为更多未来精准医疗升级积累数字化支撑，为建立质量测量旅程中的里程碑奠定基础。

在医院方面，采用智慧诊疗新场景后，医院的医疗服务效率得到了明显提高，医疗资源利用率也得到了优化。据预测，智慧诊疗新场景的推广可以使医院门急诊量提高 20%，同时医院的收入提高了 15%。医院的医疗质量得到明显提高，医疗事故率和医疗纠纷率得到有效控制。智慧诊疗新场景的推广有望将医疗事故率降低 20%，医疗纠纷率降低 30%。提高医疗服务质量和水平的同时，提升医院形象和声誉。

此外，智慧诊疗新场景的推广可以带动医疗产业的发展，促进医疗器械、医疗信息化、大数据服务和生物抗体医疗等相关产业的发展和壮大，形成了一个良性的产业生态系统。

总体来说，采用基于电子信息化的早期筛查和大数据辅助的单 / 双抗体个性化治疗的糖尿病视网膜患者的智慧诊疗新场景，可以提高患者的治疗效果和生活质量，同时更好地融合产业连接、节约医疗资源和减少医疗成本，推动医疗行业的全面高质量发展和进步。

（六）创新点

（1）理论体系创新：以患者需求为中心，以疾病问题为导向、以信息智能化为辅助、以生物科技为抓手的"结构－过程－结果"连接的高质量个性化精准诊疗模式，提高效率和精度，同时为医疗服务注入温度，开拓守护光明的创新之路。

（2）技术体系创新：依托大量的病历数据进行分析，在病历管理、医疗资源调配和医患交流等方面提供更加智能化的辅助技术方案，提高糖尿病视网膜病变的诊断准确率和治疗效果。

（3）服务流程创新：通过对患者的医疗信息数据管理结合生物技术精准治疗，提供个性化的健康管理和疾病治疗方案，实现医生和患者之间的远程监护和管理，提高患者的治疗效果和生活质量。

（七）经验总结

通过对基于电子信息化的早期筛查和大数据辅助的单 / 双抗体个性化治疗的糖尿病视网膜患者的智慧诊疗新场景的建设和初步实施，我们可以看出，这种新的诊疗模式给患者、医院、产业等各方面都带来了很多优势，同时新场景也亟须更多连接磨合和机制创新，建议：首先，医院需要加强信息化建设，建立完善的电子病历和医疗信息管理系统，为智慧诊疗新场景的实施提供技术支持和保障。其次，我们需要加强和患者人群、医生团队、技术团队和各部门间等的连接磨合，确保全链条安全、顺畅和高质量地服务患者。再次，医院需要加强医疗服务的人性化和个性化，为患者和医者提供更为贴心和个性化的医疗生态。最后，医院需要加强与相关产业的合作和交流，共同推进医疗科技的发展和创新，实现医疗行业的可持续发展。

七、遗传性视网膜疾病的基因治疗

（一）应用场景概述

医院名称：上海市第一人民医院

场景类别：智慧医疗

场景名称：遗传性视网膜疾病的基因治疗

关键词：遗传性视网膜疾病，*RPE65* 基因突变相关遗传性视网膜变性，基因治疗

场景摘要：遗传性视网膜疾病是儿童及工作年龄人群致盲的首因。因缺乏有效干预手段，长期以来被称作"不可治"眼病。上海市第一人民医院眼科摸索和建立起了由临床医生、科研人员和生物科技公司紧密合作的"前院后厂"模式，通过遗传门诊接收、医生诊断、基因测序、基因治疗药物生产和治疗等环节，运用携带正常基因的病毒载体特异识别并转染病变的细胞以持续表达患者缺少的基因蛋白，恢复正常视循环，达到提升视功能的治疗目的。通过"前院后厂"模式实现院前门诊接收患者，院后 GMP 工厂为患者量身定制"基因治疗药物"，实现以最短流程、最快速度为患者提供个体化精准治疗的智慧医疗应用场景，给遗传性眼病患者带来新的光明希望。

（二）目的

基于眼病分级诊断和基因测序技术的"前院后厂"基因治疗模式是遗传性眼部疾病的智慧诊疗新场景，旨在以最短流程、最快速度为遗传性眼病患者带来光明。

（三）难点

遗传性视网膜疾病的患病率为 1/3000~1/5000，以中国每年 1500 万新生儿计算，这就相当于每年将有 4500 个儿童将面临人生的不幸。遗传性视网膜变性是儿童及工作年龄人群致盲的首要病因，因其中绝大多数缺乏有效干预手段，长期以来被称作"不可治"眼病，尽管国际上已有获批上市的基因治疗药物，但动辄上百万美元的"天价药"，让大部分患者望而却步。遗传性眼病的诊断和致病基因及其位点确认是一大难点，需要临床医生判断遗传眼病后运用基因测序精准诊断致病基因；另外，如何以安全有效的基因治疗试剂生产和给药为目标的"医院企业"高效协作是又一大难点。亟须用系统思维组织临床和科研，以更高效的方式推动科学范式变革和创新模式调整。

（四）解决方案与实施方法

根据难治和致盲的遗传性眼病的患者基因特征（图 3-1-9），建立由临床医生、科研人员和生物科技公司紧密合作的"前院后厂"双融合创新模式，通过遗传门诊接收、医生诊断、基因测序、基因治疗药物生产和治疗等环节，运用携带正常基因的病毒载体特异识别并转染病变的细胞以持续表达患者缺少的基因蛋白，恢复正常视循环，达到提升视功能的治疗目的。通过"前院后厂"模式实现院前门诊接收患者，院后 GMP 工厂为患者量身定制"基因治疗药物"，实现以最短流程、最快速度为患者提供个体化精准治疗的智慧医疗应用场景，给遗传性眼病患者带来新的光明希望。具体方案和实施方法如下。

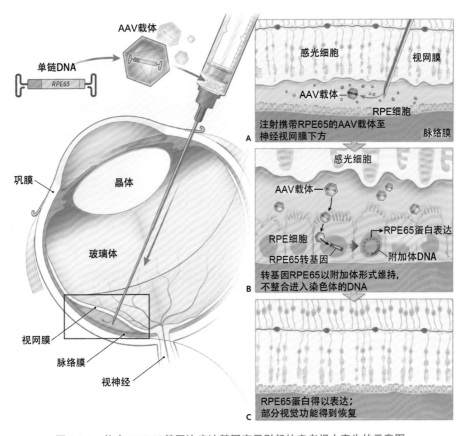

图 3-1-9　体内 *RPE65* 基因治疗该基因变异引起的患者视力丧失的示意图

（1）遗传性眼病患者电子信息管理系统：该系统用于患者信息的录入、存储、管理和查询，包括患者的基本信息、病史、诊断结果、治疗方案等。医生可以通过该系统快速了解患者的病情和治疗情况，为患者提供更加精准的治疗方案；患者可了解、可阅读、可参与管理自己疾病的发生发展以及治疗的全过程，保护隐私的同时，满足患者不断提高透明度的需求。

（2）视网膜成像和基因测序诊断系统：用于辅助医生对患者的视网膜进行成像和分析，包括 OCT、FA、ICGA 等成像技术。医生可以通过该系统快速了解患者的视网膜病变情况，如分级诊断为遗传性眼病，为患者进一步进行基因测序诊断，旨在发现致病基因和辅助制订个性化的治疗方案。

（3）患者定制基因治疗药物系统：基因治疗药物和传统药物不同，"一人一方"，医生根据患者眼部表型和基因诊断，定制可通过安全病毒载体有效表达患者缺失蛋白的基因治疗药物。以上海市第一人民医院眼科和企业合作自主研发的中国第一款针对 *RPE65* 的基因治疗药物为例，该药物通过腺相关病毒 2（AAV2）携带正常 *RPE65* 基因，能特异识别并转染病变的视网膜色素上皮细胞，并在细胞内持续表达患者缺少的 *RPE65* 蛋白，恢复正常视循环，达到提升视功能的治疗目的。在上海交通大学附属第一人民医院成功开展了 LX101 探索性 IIT 临床研究，共入组 6 例患者，目前最长随访时间已超 300 d，显示出该药物具有良好的安全性和改善视功能的优势，其中一名儿童患者视力提升最高可达 ETDRS 视力表 37 个字母。

（4）"前院后厂"双融合的创新制度和系统：基因治疗是"有生命的药物"，须在很短的时间内通过冷链送到患者身边。因此，对医疗机构的要求极高，医院需要有很强的分子基因诊断能力、GMP 生产能力结合高水平临床团队。为推动患者诊断和基因治疗的有效对接，市一眼科面向高端未来医学，首家院内建设从事药物研发和生产的 GMP 生产车间，率先探索'前院后厂'的智慧医疗新模式。实现以最短流程、最佳距离、最快速度为患者提供个体化精准治疗的智慧医疗应用场景，给遗传性眼病患者带来新的光明希望。

（5）治疗效果管理系统：该系统用于监测患者的治疗效果和病情变化，包括视力、视野、眼底图像等指标的监测和分析。医生可以通过该系统及时了解患者的治疗效果，调整治疗方案，从而实现更加精准的治疗。

（五）应用成效

遗传性眼病作为难治性致盲眼病，直到近期国际上获批上市的上百万美元的"天价药"基因治疗药物为患者带来望而却步的希望。上海市第一人民医院眼科团队通过不断创新临床和基础团队融合、创新"前院后厂"机制融合等，开发了中国第一个"在 RPE65 双等位基因突变相关遗传性视网膜变性（IRD）患者中评价 *rAAV2-RPE65* 基因治疗制剂（LX101）安全性和有效性的多中心、多阶段临床研究"，目前最长随访时间已超 300 d，显示出该药物具有良好的安全性和改善视功能优势，其中一名儿童患者视力提升最高可达 ETDRS 视力表 37 个字母。并即将在上海国家眼部疾病临床医学研究中心及全国多家著名眼科中心开启Ⅲ期临床试验。这意味着中国自主研发基因治疗眼科新药步入了"成药快车道"，给遗传性眼病患者带来新的光明希望。并为更多未来精准医疗升级创新范式，为建立质量测量旅程中的里程碑奠定基础。此外，智慧诊疗新场景的推广可以带动医疗产业的发展，促进医疗器械、医疗信息化、大数据服务和基因治疗医疗等相关产业的发展和壮大，形成了一个良性的医疗生态系统。

（六）创新点

理论体系创新：以遗传性致盲眼病患者的临床需求为导向、以基因测序为辅助、以生物科技为抓手的"前院后厂"医疗科技产业融合新范式链接的高质量个性化精准诊疗创新模式，实现最短距离、最高精度，最有温度地守护光明。

技术体系创新：基因测序的分子手段高分辨辅助临床表型诊断系统，辅助实现高精准一人一方案；基因治疗药物的高匹配挽救遗传眼病患者的视力损伤。

（七）经验总结

作为上海市首家院内独立建立 GMP 生产车间实现"前院后厂"探索智慧医疗新场景的单位，通过初步尝试，我们可以看出，这种新的诊疗模式给患者、医院、产业等各方面都带来了很多优势，同时新场景也亟须更多链接磨合和机制创新，建议：首先，医院需要加强信息化建设，建立完善的电子病历和医疗信息管理系统，为智慧诊疗新场景的实施提供技术支持和保障。其次，我们需要加强和患者人群、医生团队、技术团队和各部门间等的链接磨合，确保全链条安全、顺畅和高质量地服务患者。最后，医院需要加强前沿生物技术应用于医疗服务的开拓精神和机制，通过医生、科研人员和技术人员实现生物技术转化为医疗生态的良性循环，实现医疗行业的创新发展。

八、三阴性乳腺癌智能诊断

（一）应用场景概述

医院名称：复旦大学附属肿瘤医院

场景类别：智慧医疗

场景名称：三阴性乳腺癌智能诊断

关键词：三阴性乳腺癌，肿瘤异质性，MRI 成像，数字病理学

场景摘要：三阴性乳腺癌是乳腺癌中的一种亚型，因复发风险高、缺少有效治疗靶点，素来有"最毒"乳腺癌之称。准确鉴别三阴性乳腺癌、明确其分子分型和重点基因突变，对于后续精准施治具有重要价值。复旦大学附属肿瘤医院通过乳腺癌患者增强磁共振影像资料，无须穿刺，精准预测三阴性乳腺癌的分型分类；基于数字病理图像构建的神经网络模型，通过一张病理 HE 染色切片，数小时明确三阴性乳腺癌分子分型和关键治疗靶点。医院通过"院内多学科团队联合＋跨区域医工交叉协作"的方式，实现三阴性乳腺癌的临床诊断的智慧医疗新场景，破解三阴性乳腺癌患者诊

断"痛点"。

（二）目的

基于数字化医学影像和数字病理图像构建的神经网络模型实现三阴性乳腺癌患者的智慧诊疗新场景，旨在提升诊疗精确性，降低诊断成本，提高诊疗效率，提升患者满意率。

（三）难点

乳腺癌是目前我国女性癌症发病率最高的一种癌症。三阴性乳腺癌是指癌组织免疫组织化学检查结果为雌激素受体（ER）、孕激素受体（PR）和原癌基因 Her-2 均为阴性的乳腺癌。这类乳腺癌占所有乳腺癌病理类型的 10.0% ～ 20.8%，具有特殊的生物学行为和临床病理特征，预后较其他类型差。

临床诊断在肿瘤治疗中发挥着"灯塔"的作用。特别是对于三阴性乳腺癌而言，明晰的临床诊断更是为细分亚型、确定个性化的治疗方案奠定了基础，一份三阴性乳腺癌的病理诊断和基因检测报告，通常需要通过穿刺或外科手术获取肿瘤组织，经过一系列处理和检测后方能获得。一方面，获取肿瘤组织不可避免会给患者带来身体创伤；另一方面，后续检测中的肿瘤免疫组化染色、基因测序等处理流程繁杂、步骤多，需投入较多的人力、物力和财力，临床难以实施全面的分子检测。

（四）解决方案与实施方法

早诊早治，是乳腺癌治疗的关键，当下中国女性早期乳腺癌 I 期检出率仅有 20% ～ 25%，患者 5 年生存率只有 80% 左右。实现通过影像资料即可鉴别出三阴性乳腺癌，通过病理切片获得三阴性乳腺癌的精准分型，运用智慧医疗可解决三阴性乳腺癌的两个诊断"痛点"，减少精准诊断的流程和费用，具体方案如下。

影像 AI 辅助诊断系统：通过乳腺癌患者术前对比增强磁共振图像、勾画靶区和提取定量影像特征，将医学影像"数字化"，构建匹配多组学数据的三阴性乳腺癌影像组学队列。基于既往"复旦分型"研究，应用影像组学无创鉴别三阴性乳腺癌及其"复旦分型"；筛选出表征三阴性乳腺癌瘤周异质性的影像组学特征，三阴性乳腺癌肿瘤瘤体边缘的异质性提示不良预后，影像组学高异质性肿瘤呈现免疫抑制及脂肪酸代谢上调等特征，可作为三阴性乳腺癌的预后指标。

病理 AI 辅助诊断系统：通过三阴性乳腺癌患者肿瘤标本的 HE 染色切片，并进行数字化扫描，运用基于数字病理图像所构建的神经网络模型，快速、准确地鉴别三阴性乳腺癌"复旦分型"，预测胚系 *BRCA2* 突变及体细胞 *PIK3CA* 突变等三阴性乳腺癌关键治疗靶点，同时在患者临床病理信息基础上优化患者的预后分层。

（五）应用成效

新场景的应用，为临床诊疗服务提供高质量辅助，对患者来说，患者无须进行有创活检可较为准确地获知疾病亚型，通过组织病理预测分子病理诊断结果，提升诊疗精确性，满足患者精准诊断、个性化治疗的需求，有效缩短患者精准诊断时间，降低了诊疗费用，优化医疗服务，提升患者体验。对医院来说，智慧医疗可以通过系统平台自动化地分析和解读大量的医学影像和病理数据，减轻医生工作负担，提高工作效率和精确性，同时为医生提供辅助决策，减少人为判断的主观性和差异性，提高诊断和治疗的准确性和一致性。对产业来说，智慧医疗的应用推动了医学影像分析、大数据分析、人工智能等相关技术的发展，促进了医疗行业的创新和进步。

（六）创新点

理论体系创新：建立了包括医学影像分析、深度学习、机器学习等相关领域的理论基础。此外，将乳腺癌的病理学、遗传学等专业知识与 AI 技术相结合，建立起疾病诊断与 AI 算法之间的关联。

技术体系创新：运用先进的技术手段，以放射组学数据作为三阴性乳腺癌患者的分子分型和临床结果的无创预测，从病理 WSIs 中全面预测分子特征、亚型和预后，对三阴性乳腺癌患者进行全面分层，推进三阴性乳腺癌患者个性化诊疗方案实施。

（七）经验总结

该场景是复旦大学附属肿瘤医院在三阴性乳腺癌领域的创新应用。

实施体会：

（1）多学科团队协作：在三阴性乳腺癌的智慧医疗实践中，多学科团队的协作是至关重要的。"多学科＋医工交叉"实现整合不同领域的专业知识和技术，完成"智能方案"实施。

（2）数字化技术应用：数字化医学影像和数字病理图像的应用为三阴性乳腺癌的智慧医疗提供了基础。通过影像 AI 辅助诊断系统和病理 AI 辅助诊断系统，可以利用机器学习和深度学习算法分析大量的医学影像和病理数据，实现快速、准确的诊断和预测。

（3）精准分型和靶向治疗：三阴性乳腺癌的精准分型和靶向治疗是智慧医疗的核心目标。通过基于数字病理图像构建的神经网络模型，可以预测分子分型和关键治疗靶点，为患者提供个性化的治疗方案，改善预后和生存率。

建议：

（1）继续加强科研合作：在三阴性乳腺癌的智慧医疗领域，与其他医疗机构、科研机构以及技术公司的合作非常重要。通过合作，可以共享数据资源、技术经验和研究成果，加快创新的步伐，推动智慧医疗技术的进一步发展。

（2）持续优化算法和模型：智慧医疗的关键在于算法和模型的准确性和可靠性。不断优化和改进影像 AI 和病理 AI 的算法，提高诊断和预测的准确性，同时加强模型的验证和评估，确保其在临床实践中的可行性和有效性。

（3）加强数据安全和隐私保护：智慧医疗离不开大量的医学影像和病理数据的收集和分析。在数据的采集、存储和共享过程中，要加强数据安全和隐私保护措施，确保患者的隐私权益得到充分保护。

（4）提高医务人员的技术能力：智慧医疗技术的快速发展对医务人员的技术能力提出了更高的要求。医务人员需要不断学习和更新相关技术知识，了解智慧医疗的最新进展，并能够灵活运用这些技术工具进行诊断和治疗，为患者提供更好的医疗服务。

总之，三阴性乳腺癌的智慧医疗是一项充满挑战和潜力的领域。通过持续的科研合作、优化算法和模型、加强数据安全和隐私保护以及提高医务人员的技术能力，可以进一步推动智慧医疗在三阴性乳腺癌领域的应用，为患者提供更精确、个性化的诊疗方案，提高治疗效果和生存率。

第二节　智慧管理

一、基于大数据技术的智慧门诊构建

（一）应用场景概述

医院名称：复旦大学附属眼耳鼻喉科医院

场景类别：智慧管理

场景名称：基于大数据技术的智慧门诊构建

关键词：门诊管理、大数据、元宇宙技术、数字孪生技术

场景摘要：复旦大学附属眼耳鼻喉科医院依托大数据信息平台，建立医院精细化实时监测系统，实时监测线下四院区和互联网医院各科室挂号人次、候诊人数、初次就诊时间、医生接诊状态、病史处方录入状态、费用信息等。根据监测结果，动态调整出诊医师数量，缩短患者候诊和预约检查等待时间；扩大号源预约率，利用候补号源，为需要就诊却无法挂上号的患者第一时间提供被他人取消的号源。通过 AI 智能预问诊，为患者搭建精准就医通道，根据病情选择合适的科室及医生，预约完成后，提前填写病情摘要，AI 形成初步的结构化病历，就诊时，医生可直接在医生工作站中选择性复制病史资料，提高医生接诊效率。利用元宇宙技术，构造虚拟院区导览，方便患者快速到达所需科室。

（二）目的

通过信息化将门诊管理逐渐由粗放式转向专业化、精细化、科学化的全程管理，

加强对门诊信息实时、准确、科学的采集，统筹安排医生的出诊决策，实现对门诊管理的实时控制。同时增强患者预约精度，优化服务流程，提高医生工作效率，改善患者的就医体验（图 3-2-1）。

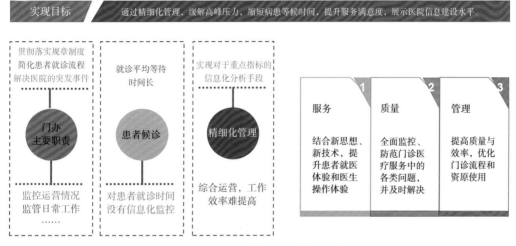

图 3-2-1　智慧门诊实现目标示意图

（三）难点

复旦大学附属眼耳鼻喉科医院作为国家卫生健康委下属唯一一家集医疗、教学、科研为一体的三级甲等眼耳鼻喉专科医院，门诊量呈逐年递增趋势，医疗资源十分紧张。有些患者预约挂号时较为迷茫，不知应该选择哪个科室和医生。医院内布局错综复杂，多个空间高低相连，加上现场人流拥挤的情况对于不熟悉的患者很容易迷失在空间内，到院后无法准确知道该前往何地进行相关检查或治疗。

（四）解决方案与实施方法

1. 患者端

建设"掌上智慧服务平台"，使患者一部手机完成诊疗，目前已升级至 3.0 版本，在多个平台上推出，已经实现的功能有：电子就诊卡绑定、个人信息完善、网上预检台、预约、挂号、查询、缴费（含诊间直扣）、院内导航和健康教育。

（1）诊前：该院为了使尽可能多的患者得到合适的医疗服务，对医院的预约服务进行了智能化升级，提供涵盖智能分诊、精准预约、精准分流、候补加号在内的一体化智能预约服务，体现医疗资源的最高效化利用。

1）智能分诊：通过人机对话形式，线上 AI 智能导诊系统分析患者提供的个人信息和症状描述，解决"知症不知病""知病不知科""找不对医生"的困惑和诉求。

2）精准预约：线下专家门诊以 30 min 一个时段，普通门诊 15 min 一个时段，以及线上互联网门诊 10 min 一个时段，有效节省患者候诊时间。当预约当前医生无号源时，能够智能推荐其他有号源的医生或者通过上传病情资料审核后精准地加号。

3）精准分流：基于智能化引擎支持，对预约资源及服务进行前置分流，支持多路径服务推荐，可以自定义跳转后续页面路径。

4）候补加号：提供和"12306"一样的候补机制，给予患者就医机会的同时，也避免了取消号源或者爽约等情况导致的号源浪费。

（2）就诊：通过智能任务流推送患者手机端，辅助患者快速了解医院医疗流程，并遵循规范化的就医流程实现线上医疗服务场景的快速参与。

院内沉浸式导航基于数字孪生技术，提供三维仿真实景以第一人称视角院内导航应用，为患者提供精确定位、快速搜索、语音导航、距离测算、路线规划、轨迹数据、位置共享、三维实景等服务，为医院建成一套高精度高可用的方便多院区就诊及管理的医院智能导诊、智能位置服务定位、沉浸式导航服务。就医过程中通过对院内患者推送实时定位、诊室位置等信息，并配合就医流程的引导进行实时就医规划，提供最优就诊路径，解决患者院内"寻路难""往返跑"烦恼，进一步提升患者院内就医通行效率。

患者完成挂号后，通过智能预问诊推送，患者先填写相关病历信息，系统自动识别形成病历文书，就诊当天，医生端可直接选择录入电子病史，提高接诊效率。通过电子病历的结构化管理，实现病历录入完整且安全，形成患者全流程的就医服务和保障。

通过数字化的手段院内的重塑院内候诊体系，一方面解决医院有效管理及分发候诊队列及叫号秩序的问题，通过全面管理预约队列、候诊队列，根据智能算法的分发规则与就医引导帮助，合理有效地为线下签到应用、叫号提醒提供支持。另一方面，通过线上智能应用与线下智能终端协同联动，为患者提供准确有效的候诊队列信息，加强患者与诊疗空间的信息互通、就诊服务的上下联动。

（3）诊后：自创一体化电子病历打印机，方便患者诊后打印电子病历，或在就医 24 h 后于手机端查询电子病历，减少门诊区域拥堵；在缴费时可完成挂号、诊疗、手术和药品的付费。

2. 管理端

依托大数据技术和管理思维的门诊精细化管理平台，立足医院管理层和决策者角度，在传统门诊管理基础上，通过汇聚院内不同系统与门诊相关的运营数据，开发智能化数据分析和展示平台。实现出诊、预约、候诊、病历质量等环节进行全过程透明管理，实时掌握管理过程，打造无死角质控，提升医疗质量；提升门诊管理的分析能力，辅助管理决策。

门诊信息管理平台为在医院局域网内运行的信息平台，主要依托于 HIS、CDR、

OA 三大计算机应用系统进行建设，可根据主要操作人员分为三大部分。

（1）医生、护士和检查技术员等工作人员：医生工作站，挂号收费系统，医技工作站，药事服务系统，门诊手术室系统，预约管理系统，输液管理系统，叫号管理系统。

（2）患者：主要操作的系统为"自助服务区"系统。患者可在自助服务区内，在导医的帮助下，进行预约、挂号、缴费、取报告单等功能，而无须在窗口排队完成以上工作。

（3）行政 / 管理人员：主要操作的系统为"门诊实时监测"系统。该系统主要监测各院区各楼层的实名制挂号情况，各院区各楼层各科室各级医生的出诊（含预约量、接诊量、候诊量、药占比等）、诊室利用率、普通门诊预警监测等多项内容。基于该监测系统，行政 / 管理人员实现了对所有工作人员、八大系统工作情况的实时跟踪，通过对患者信息的跟踪，了解门诊运营实时状况，并根据医疗规范拟定出多个应急预案，最终实现"可预防的重大安全事件零发生，高风险的医疗操作流程零缺陷，建立高度可信赖的医疗质量控制系统"的质量与安全管理目标。

（五）应用成效

开放 9 种预约（支付宝、微信、电话、网站、APP、现场、诊间、出院、自助）方便患者选择，所有号源全部开放。从患者、医生角度探索，不断优化预约细则和预约方式，根据每位医生接诊情况、病种特点，制订使患者医生都满意的预约方案。同时完善网络预约机制，加强实名认证手段，抵制贩号行为。目前，该院预约率由 2019 年的 70% 达到现在的近 90%，复诊预约率达到 88.86%，爽约率控制在 10% 以下。通过整合医院多院区各信息系统，优化调配医疗资源，汾阳、浦江两院区实现跨院区实时互通门诊预约、检查预约、报告查询等功能。特殊专科检查除做好分时段预约外，预约到检查时间控制在 3 d 内完成，以减少患者等待时间。医院的普通门诊和专家门诊诊室利用率达到 100% 和 81.03%，均较之前显著提升。医院 11% ~ 13% 的常规检查均可在当天完成，其余的特殊专科检查和综合检查也推出了分时预约制度，根据检查用时设置 0.5 ~ 1 h 的分时段预约，将平均门诊检查预约时间缩短至 72 h 以内。门诊窗口工作量较往年同期相比下降 14.11%，窗口投诉人数较项目实施前同期相比下降 15.06%，患者均次就医时间由 90 min 缩短至 1 h 内。医院四院区电子病历录入率均在 90% 以上，处方质量方面，全部采用前置审方点评，处方合格率均在 97% 以上。医院的各科室各级医生均符合医保均次管理要求。通过"大数据"信息平台的建设，医生工作站中新增医保均次计费的实时提示。医院的费用质量的管控到位是医院建设"大数据"信息平台、采用"数据采集整合——分析报告"联动流程、响应国家医保办规定的坚实成果。目前，AI 咨询累积点击量超 400 万人次，累计预问诊量近 30 万人次。

（六）创新点

通过信息化将门诊质量逐渐由粗放式管理转向专业化、精细化、科学化的全程管理，为医院管理者提供决策依据。将线上 AI 智能导诊系统为患者搭建精准就医通道，基于数字孪生技术还原实体物理就医空间，实现了实景的展现、沉浸式的导航体验，辅助患者提供在线看诊的全流程指引，智能预问诊提升医患双方的交互效率。

（七）经验总结

依托于医院信息化建设的持续改进，促进了医院门诊质量实时控制的持续改进，不仅扩大了号源预约率，缩短了预约检查等待时间，还采用弹性排班制度提高了诊室利用率，最大限度地满足了患者的就医需求，持续提高患者就医体验。

二、医工融合研发数字化裸眼 3D 裂隙灯

（一）应用场景概述

医院名称：复旦大学附属眼耳鼻喉科医院

场景类别：智慧管理

场景名称：医工融合研发数字化裸眼 3D 裂隙灯

关键词：裂隙灯、裸眼 3D、5G、人工智能技术、远程诊断

场景摘要：裸眼 3D 裂隙灯显微镜远程诊断系统配备了高清晰度数字化采集系统，可以实时采集裂隙灯显微镜下的图像并应用最新的图像处理技术，最终在裸眼 3D 监视器上实时显示。医生无须通过低头使用目镜，就能够以自然舒适的坐姿观看裸眼 3D 监视器屏幕，通过屏幕真实还原的深度，结合人工智能技术可辅助并指示病灶的范围、性质（创伤、炎症、肿瘤）、与邻近组织的层次关系。并可通过高速网络传输到异地会诊专家端，专家可通过裸眼 3D 监视器或裸眼 3D 移动终端实时观看到患者的病灶情况，并通过视频、语音和病患及当地接诊医生进行病情交流讨论。

（二）目的

利用 AI+5G 裸眼 3D 数字化裂隙灯，打破时空限制，让远程诊断更精确，减少患者奔波，一定程度上缓解全国医疗资源不平衡的问题；解决传统光学器械下示教 / 带教难的困境，缩短学员医生培养时间，提高学员医生培养效率；摆脱传统光学目镜的束缚，医生坐姿更加舒适自由，极大缓解医生疲劳及职业病的问题。

（三）难点

传统光学裂隙灯无法进行录制、传输和分享。经数字化升级，利用高清晰度数字化采集系统，可以实时采集裂隙灯的图像并应用最新的图像处理技术，在裸眼 3D 监视器上实时显示，并通过 5G 高速网络，将手术过程发送到云端服务器，利用云端服

务器强大的计算能力，进行实时转码、保存、直播，学员医生可以通过裸眼 3D 智能终端、智能手机、电脑等设备，观看实时直播，或者点播往期的手术视频等，极大地方便了学员。

传统光学裂隙灯，医用必须长时间保持相同坐姿观看目镜，容易疲劳，容易患职业病问题。在裸眼 3D 监视器上实时显示，医生无须通过低头使用目镜，就能够以自然舒适的坐姿观看裸眼 3D 监视器屏幕，通过屏幕真实还原的深度，快速分析和定位病灶信息。

（四）解决方案与实施方法

通过 AI+5G 裸眼 3D 远程诊断、治疗及教学操作，突破时空限制，提高诊断准确性，减少患者就医成本。裸眼 3D 裂隙灯显微镜（图 3-2-2）远程诊断系统配备了高清晰度数字化采集系统，实时采集裂隙灯显微镜下的图像并应用最新的图像处理技术，最终在裸眼 3D 监视器上实时显示。医生无须低头使用目镜，就能够以自然舒适的坐姿观看裸眼 3D 监视器屏幕，通过屏幕真实还原的深度，结合 AI 技术可辅助并指示病灶的范围、性质（创伤、炎症、肿瘤）、与邻近组织的层次关系。并可通过高速网络传输到五官科会诊专家端，专家通过裸眼 3D 监视器或裸眼 3D 移动终端实时观看到患者的病灶情况，并通过视频、语音和病患及当地接诊医生进行病情交流讨论。五官科医院自主研发的 5G 裸眼 3D 五官科手术设备，打造显微手术，利用手术机器人进行远程手术操作；根据智能深度算法，对组织学外观特征实时标记，即使离线断网时也可引导当地手术医师操作。

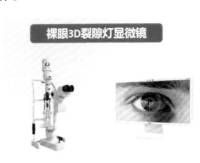

图 3-2-2　裸眼 3D 裂隙灯显微镜示意图

（五）应用成效

（1）远程诊疗，缓解医疗资源分布不均衡：搭配 5G 技术，3D 图像实时传输，轻松打破本地与远程就诊限制。5G+ 数字化裸眼 3D 裂隙灯显微镜系统的面世，是眼科诊疗设备的重大突破。它搭载业内领先的 4K 超高清裸眼 3D 显示技术，呈现舒适真实的数字 3D 影像（图 3-2-3）。利用 AI 技术实时动态捕捉，清晰立体呈现组织层次及病灶，让诊断更精准。更可搭载 5G 技术，实现远程医疗。相较过去通过网络进行远程诊疗，医生只能参考病史数据，现在有了 5G+ 数字化裸眼 3D 裂隙灯显微镜系统，效果就不一样，举个例子：在西部边远地区的某一眼科使用 5G+ 数字化裸眼 3D 裂隙灯显微镜系统，在上海的专家医生通过 5G 进行会诊，看到的图片和视频与在现场看到的一样，有立体细节，这样低时延的远程会诊效果无疑更好，有利于解决眼科医疗资源分布不均衡，促进眼科医疗资源再分配，造福更多的患者。

➤ 裸眼3D真实还原深度觉 AI辅助指示病灶范围 性质与邻近组织的层次关系 实现AI眼病诊断

➤ 5G传输异地会诊 实时观看患者病灶真实3D影像 通过视频 语音与病患及当地接诊医生进行病情交流讨论

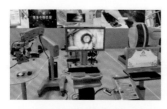
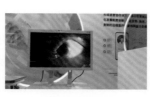
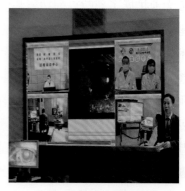

上海市级医院临床科技创新论坛重点展出项目
入选上海市数字化转型展厅

5G裸眼3D 眼病AI诊断

云南永平县多方远程会诊

图 3-2-3　裸眼 3D 应用成效

（2）数字化升级，方便医学教学：高质高效的眼科人才培养机制是视觉健康事业可持续发展的关键。我国眼科医生有 4 万名左右，但其中能进行肉眼手术的医生不足 5000 人，眼科医师尤其是手术人才的紧缺和培养周期的漫长是视觉健康工作高效开展的瓶颈。眼科手术的传统教学因教员与带教学员需共用一台手术显微镜，一个手术台，单次观摩学习只能采用传统的一对一的教学模式，效率极低，使眼科显微手术医生培养周期漫长，难以满足广大患者群体的需求。而目前眼科显微手术教学虽可通过网络进行手术直播教学，但采用的视频终端仍为传统的 2D 液晶显示器，学员无法感知不同深度的解剖平面，难以有切实的立体视觉体会。且视频传输流畅度受网络条件限制，存在可感知的延时，难以实现远程实时手术指导，教学效果十分有限。利用数字化裸眼全 3D 显示、人工智能、5G 等先进数字化、信息化技术和手段，通过 5G 组网和传输实现本地 / 远程超高清 3D 显微手术示教，实现远程高清全息即时的手术观摩与示教指导，提高学习效率，缩短学习曲线时间，可弥补我国显微手术医疗资源不平衡的问题，在全国范围内提供同质化医疗、提升和优化我国眼科行业显微手术医师人才培养模式，为推进上海乃至全国眼科可持续发展提供长远的人才支持。

（3）云端病例库，为医学科研提供助力：借助 5G 高速网络，裸眼 3D 裂隙灯实时采集的手术画面可以上传云端保存，建立和完善眼科大数据中心，为眼科疾病提供数据支撑和参考。同时，可以充分利用云计算、大数据、人工智能等技术，对眼科病例进行数据挖掘和疾病的深度学习，从而逐步实现 AI 辅助诊断，提高临床诊断的效率和准确度，推动全国眼科高质量发展，加快医疗数字化转型，服务广大医患。

（六）创新点

（1）技术创新：将业界领先的裸眼 3D 技术、数字化影像技术以及 5G 技术赋能于传统裂隙灯，实现手术画面实时采集、裸眼 3D 真实显示以及 5G 超高速网络传输，极大地扩展了裂隙灯的功能和使用场景。医生不必低头注视目镜，只需以舒适自然的坐姿观看裸眼 3D 医用监视器呈现的具有真实深度信息的画面，就可以进行精确的手术操作，提高手术效率的同时可以极大缓解医生的疲劳。数字化采集系统及图像处理技术，可以实时采集、保存和处理画面，还可以通过 5G 高速网络上传云端服务器，用于手术直播和点播，方便对手术进行学习和研究。利用云计算、人工智能技术，还可以对云端保存的病例资源进行数据挖掘和深度学习，进行病例的智能分析，提供基于人工智能的疾病辅助诊断。5G 网络的低延时、高带宽、高可靠性，结合裸眼 3D画面具有的真实深度信息，使远程医疗诊断真正具有了实用性。

（2）模式创新：先进技术赋能使医院在医疗诊断模式、示教模式和科研模式方面都有了极大的创新和突破。

在医疗诊断模式方面，医生可以摆脱传统目镜，以自然舒适的坐姿进行诊断，减少医生的疲劳和职业病；通过 5G 高速网络和数字化采集系统，手术的实时 3D 画面可以传输到远端，并在远端通过裸眼 3D 医用监视器真实还原深度信息，进行精确的远程诊断。

在医学示教模式方面，医生不必再采用传统的一机一人的低效带教模式，手术实时画面都会上传在云端，学员们可以随时随地通过 2D/3D 设备观看实时直播、点播往期手术视频等，提高了学习的便利性和效率。

在科研模式方面，可以充分利用云计算和人工智能技术，对云端保存的海量病例资料进行深度学习，形成病例智能分析和 AI 智能辅助诊断，提高科研的能力和效率。

（七）经验总结

以科技赋能传统医疗，加快传统医疗的数字化转型进程。

在医疗领域，要积极拥抱新技术、新方法、新理念，探索与传统医疗的融合点和融合方式，促进传统医疗向科技化、数字化的新型医疗模式转型，借助科技的力量，推动全国医疗的高质量、高效率发展，以科技手段解决我国面临的医疗资源分布不均衡的问题，为全国人民提供高质量的医疗服务。

三、肺癌临床研究与新药研发

（一）应用场景概述

医院名称：上海市肺科医院

场景类别：智慧管理

场景名称：肺癌临床研究与新药研发

关键词：肺癌；精准诊疗；临床 – 基础 – 转化应用；分子分型指导

场景摘要：肺癌居所有恶性肿瘤的病死率首位，但早期诊断和及时治疗可大大提高患者生存率。遗憾的是，肺癌早期无明显临床症状，约 80% 的肺癌患者临床就诊时已属中晚期，失去手术治疗的机会。因此，为了有效改善整体肺癌患者的预后，开展肺癌筛查和早期诊断，刻不容缓。上海市肺科医院周彩存教授团队应用精准医学和前沿创新科技在医院开展系列临床 – 基础 – 转化应用研究，历经 10 余年，成功研发两种新型肺小结节精确诊断血液诊断试剂，建立了分子分型指导下的肺癌精准诊疗策略并进一步优化诊疗方案，改变了中国乃至全球肺癌整体诊疗模式，显著提高了我国肺癌患者的总生存率。

（二）目的

通过临床 – 基础 – 转化应用研究，研发新型肺小结节精确诊断血液诊断试剂，建立分子分型指导下的肺癌精准诊疗策略并进一步优化诊疗方案，改变中国乃至全球肺癌整体诊疗模式，提高我国肺癌患者的总生存率。

（三）难点

肺癌居所有恶性肿瘤的病死率首位，总体 5 年生存率不超过 15%，与其相对比，如肺癌患者在 IA 期发现并治疗，其五年生存率可达 92%。令人遗憾的是，肺癌早期无明显临床症状，目前临床约 80% 的肺癌患者就诊时已属中晚期，失去手术治疗的机会。因此，为了有效改善整体肺癌患者的预后，开展肺癌筛查和早期诊断刻不容缓。当前肺癌诊疗困境主要集中在三个方面：①早期肺癌（如肺小结节）影像学诊断特异度不高；②晚期肺癌缺乏精准分子分型体系；③晚期肺癌尚未建立精准治疗策略。

（四）解决方案与实施方法

建立适合中国人群的肺癌早期诊断新策略：

（1）肺癌血清自身抗体谱：上海市肺科医院肿瘤科周彩存教授团队在肺癌早诊领域持续科研攻关。基于我国肺癌高发的区域，以上海市肺科医院为牵头单位，全国相关专家共同努力，联合北京胸科医院张树才教授团队、河南省肿瘤医院马智勇教授团队、浙江省肿瘤医院徐笑红教授团队、武汉大学人民医院李艳教授团队和南京鼓楼医院蔡后荣教授团队六家单位，开展了前瞻性、多中心临床研究。本研究是国内第一次大规模的针对中国人群进行肺癌自身抗体分子谱筛查的临床研究，通过对 2848 例临床样本进行系统分析，首次确认肺癌血清七种自身抗体分子在肺癌早期诊断中的重要临床应用价值，并在 502 例 I 期肺癌中再次进行验证了早期肺癌诊断的灵敏度。

（2）叶酸受体阳性循环肿瘤细胞：上海市肺科医院肿瘤科周彩存教授团队参与了一项关于利用 LT-PCR 技术检测患者叶酸受体（FR）阳性的循环肿瘤细胞（CTCs）诊断非小细胞肺癌（NSCLC）研究。该研究旨在通过一种新型以配体为靶向的聚合酶链反应（LT-PCR）技术检测 FR+CTCs 以区分患者是 NSCLC 还是良性病变。研究者通过免疫磁性方法去除白细胞后收集富含 CTCs 的 3 mL 外周血，随后通过肿瘤特异度配体叶酸和合成的寡核苷酸结合标记。在洗去游离结合物后，利用定量 PCR 技术分析绑定的结合物。

该研究共招募了 756 例受试者，其中 473 例 NSCLC 患者，227 例肺部良性病变患者以及 56 例健康受试者。NSCLC 患者 CTC 水平显著高于肺部良性病变患者和正常人。与 *CEA*、*NSE*、*Cyfra21-1* 等标志物比较发现，CTCs 的 ROC 曲线下面积（AUC）最大，并且其灵敏度和特异度都高。联合 CEANSE、Cvfra21-1 等肿瘤标志物 CTC 诊断 NSCLC 的效能要明显高于单一肿瘤标志物。此外，Ⅲ/Ⅳ期 NSCLC 患者 CTCs 水平高于 I/Ⅱ期患者。LT-PCR 技术检测非小细胞肺癌患者 FR+CTCs 水平可行且可靠。CTCs 水平或可作为诊断 NSCLC 的有效标志物。另外，周彩存教授等学者发表于 *Clinical Lung Cancer* 的有关"FR+CTCs 在一线 EGFR-TKIs 治疗对 EGFR 突变的晚期 NSCLC 患者的疗效预测和动态监测中的应用价值"的研究通过对 EGFR-TKIs 治疗前后患者外周血 CTCs 水平的动态监测及 CT 影像检查，证实了 FR+CTCs 可作为肺癌患者预后预测和疗效动态监测的重要手段，且最快可比 CT 早 6 个月发现疾病进展。

（3）国际首先建立驱动基因阳性晚期 NSCLC 精准治疗策略和全程管理路径：在 NSCLC 中，EGFR 的激活突变是对酪氨酸激酶抑制剂（TKI）治疗反应的重要标志。上海市肺科医院肿瘤科周彩存教授团队牵头开展了一项比较厄洛替尼单药与吉西他滨联合卡铂一线治疗ⅢB/Ⅴ期伴有 EGFR 19 或 21 外显子突变的非小细胞肺癌开放、随机对照多中心的Ⅱ期临床研究［OPTIMAL（CTONG-0802）］。研究表明一线治疗晚期（ⅠB 期或Ⅳ期）EGFR 突变型 NSCLC 患者，厄洛替尼组（82 例）与化疗组（72 例）的中位 PFS 分别为 13.1、4.6 个月；化疗组出现更多的 3~4 级不良事件（化疗组的中性粒细胞减少为 42%、血小板减少为 29%，而厄洛替尼中性粒细胞减少及血小板减少均为 0），72 例与化疗相关的严重不良事件为 14%，82 例与厄洛替尼相关的严重不良事件为 2%。与标准化疗比较，厄洛替尼可显著性地改善晚期 EGFR 突变阳性 NSCLC 患者的 PFS，且耐受性更好。厄洛替尼对于晚期 EGFR 突变阳性 NSCLC 患者的一线治疗具有重要意义。

同时，当意向治疗人群中出现70%的死亡时进行最终OS分析。亚组OS通过COX比例风险模型分析，包括随机分层因素和研究后的治疗。厄洛替尼组的中位OS为22.8个月，化疗组为27.2个月，总人群中两组间无显著差异（$HR=1.19$；95% $CI=0.83 \sim 1.71$；$P=0.2663$），19号外显子缺失人群中（$HR=1.52$；95% $CI=0.91 \sim 2.52$；$P=0.1037$），21号外显子L858突变人群中（$HR=0.92$；95% $CI=0.55 \sim 1.54$；$P=0.7392$）。对比化疗组，厄洛替尼组中更多患者没有接受研究后治疗（36.6% *vs.* 22.2%）。接受EGFR-TKI和化疗的序贯联合治疗的患者OS获得显著改善，对比只接受EGFR-TKI或化疗的患者（29.7 *vs.* 20.7或11.2个月）。对比接受研究后治疗的患者，没有接受治疗的患者OS明显缩短。在接受EGFR-TKI治疗的患者中可以观察到明显的OS获益，这归功于EGFR突变NSCLC患者的生存期得到改善，表明厄洛替尼应该作为EGFR突变患者的标准一线治疗药物以及一线治疗后的EGFR-TKI治疗可以为这些患者带来明显的益处。

（4）国内率先建立驱动基因阴性晚期NSCLC精准治疗策略：对于EGFR、ALK等靶点突变情况不明的患者，以铂类为基础的双药化疗一直是晚期NSCLC一线治疗的标准方案。贝伐珠单抗是一种以VEGF为靶点的重组人单克隆抗体，其在晚期非鳞癌NSCLC中一线治疗的作用已在白种人群中得到证实。由上海市肺科医院肿瘤科周彩存教授作为主要研究者牵头开展了一项BEYOND研究。BEYOND是一项随机、双盲、安慰剂对照、多中心的Ⅲ期临床研究，入组年龄≥18岁的、局部晚期、转移性或复发的晚期非鳞癌NSCLC患者，将其随机分为两组：两组患者均接受静脉滴注卡铂（AUC=6）和紫杉醇（$175mg/m^2$）d1 q3w方案治疗，治疗周期数≤6个。其中一组同时使用安慰剂，简称Pl+CP组；另一组同时使用贝伐珠单抗（15 mg/kg，d1），简称B+CP组；均治疗直到疾病进展、出现无法耐受的药物不良反应者死亡。主要研究终点为无进展生存期（PFS），次要研究终点为客观缓解率（ORR）、总生存期（OS）、探索性的生物标志和安全性。共276例患者被随机等比例分组。B+CP组患者与Pl+CP组患者相比，中位PFS显著延长，分别为9.2个月和6.5个月（$HR=0.4$，95% $CI=0.29 \sim 0.54$，$P < 0.001$）；ORR明显升高，分别为54%和26%；中位OS也相对有所延长，分别为24.3个月和17.7个月（$HR=0.68$，95% $CI=0.50 \sim 0.93$，$P=0.0154$）。在EGFR阳性突变的肿瘤中，B+CP组患者的中位PFS为12.4个月，Pl+CP组的为7.9个月（$HR=0.27$，95% $CI=0.12 \sim 0.63$）；在EGFR野生型的肿瘤中分别为8.3个月和5.6个月（$HR=0.33$，95% $CI=0.21 \sim 0.53$）。该方案的安全性与B+CP方案治疗NSCLC的既往研究相似，没有发现新的安全性问题。

（五）应用成效

针对低剂量螺旋 CT 筛查肺癌假阳性率高的缺点，团队最早在国内成功研发出两种新型分子标志物诊断试剂（肺癌血清自身抗体谱和叶酸受体阳性循环肿瘤细胞）；通过大规模队列研究发现分子标志物联合低剂量螺旋 CT 可将表现为肺小结节的早期肺癌诊断阳性预测值从 69% 提高至 95%；成果申请专利 6 项，2 项自主研发产品获批上市，目前已在 153 家医疗机构推广应用，获中国抗癌科技一等奖。

精准治疗是提高晚期肺癌总生存期的关键。项目突破肺部小标本获取禁区，在国内率先建立全面的小标本获取方法和精准快速分子检测平台，完善我国晚期 NSCLC 分子分型谱；基于此，项目开展全球首个 EGFR-TKI 厄洛替尼治疗 EGFR 突变中国晚期 NSCLC 的 Ⅲ 期临床研究，确立精准分子靶向治疗的地位；通过转化研究深入解析靶向药物耐药机制和克服策略，建立全程管理路径，突破 EGFR 突变晚期 NSCLC 患者治疗瓶颈，使其总生存期超过 3 年。成果发表于 *Lancet Oncol*、*JCO* 等，被 NCCN 等 10 项国内外权威指南共识推荐临床，获华夏医学科技一等奖。

无驱动基因晚期 NSCLC 中位总生存期仅 1 年左右。项目在国内首先牵头开展Ⅲ期临床研究证实抗血管生成治疗联合化疗可使其总生存期超过 2 年；转化研究明确 cfDNA 突变特征、循环肿瘤细胞计数和胸苷酸合成酶表达水平指导精准化疗，使疗效提高 3 倍以上；成果发表于 *JCO*、*Ann Oncol* 等，被 ESMO 等 6 项国内外权威指南共识推荐于临床，获上海市科技进步一等奖。

总项目成果获省部级科技奖励一等奖 3 项，被写入 10 项国内外权威临床指南，授权专利 10 项，关键技术成果在全国 150 余家医疗机构推广应用。成果受邀在欧洲癌症协会官方杂志 EJC 以专刊形式详细介绍了项目创造的肺癌精准快速诊疗体系，EJC 副主编 Mary 教授称为肺癌诊疗"中国速度"。项目完成人主编专著 11 部，发表论文 342 篇，SCI 论文 200 篇，其中 IF>10 分 21 篇，累计他引超过 6000 次，单篇最高被引 2196 次；培养研究生 186 名，进修医生 5000 余人。成功举办国际性会议 24 次，国家级肺癌个体化诊疗进展学习班 51 次，累计参会 50000 余人；100 余次在世界顶尖学术会议就肺癌精准化诊疗成果进行专题发言和口头报告。

（六）创新点

在理论体系方面，在应用基础研究中首次提出 EGFR/ALK 双驱动基因克隆进化新理论，革新研究观念；在技术体系方面，建立适合中国人群的肺癌早期诊断新策略，首创了分子标志物联合影像学的诊断新策略；在服务流程方面，在国内率先建立驱动基因阴性晚期 NSCLC 精准治疗策略并成功研发靶向肿瘤新生血管的新型化疗药物，为无驱动基因改变的晚期 NSCLC 精准化治疗决策提供科学依据和新策略。

（七）经验总结

（1）应用场景体系总结推广：可通过临床-基础-转化应用研究，围绕诊断研发-精准诊疗-优化方案的模式，实现试剂盒研发推广-分子分型精准诊断-临床医生诊疗方案优化的全流程医院应用转化，从医院进行试点并通过推广开展大规模研究，改变我国乃至全球整体诊疗模式，显著提高我国患者的总生存率。

（2）瞄准亟待解决的科学问题潜心研究：研究者通过多年临床经验，明确研究急迫性和痛点难点。肺癌是我国头号癌症杀手，但由于其早期无明显临床症状，多数肺癌患者就诊时已达中晚期，将失去有效手术改善的机会。研究者据此提出研究目的：为有效改善整体肺癌患者的预后应开展肺癌筛查和早期诊断。项目组历时10余年成功研发两种新型肺小结节精确诊断血液诊断试剂，在此基础上建立分子分型指导下的肺癌精准诊疗策略并进一步优化诊疗方案。

（3）着眼我国临床诊疗实践：中国肺癌流行病学的特点有其自身规律，开展符合中国人群特征的肺癌筛查项目和管理策略是亟待解决的问题。项目开展的基于中国人种进行肿瘤免疫抗体分子谱的临床研究表明，肺部七种自身抗体谱对吸烟与不吸烟人群、男性与女性、肺癌不同分期与亚型都有很好的灵敏度与特异度。总体来说，单独使用七种抗体谱诊断肺癌的灵敏度61%，特异度90%。胸部CT与肺癌七种抗体谱联合，诊断肺癌的阳性预测值可达95.0%。对肺部小结节患者的前瞻性队列研究发现，肺癌七种自身抗体谱联合胸部低剂量螺旋CT可以显著降低低剂量螺旋CT的假阳性率，并提高其阳性预测值。以上结果说明，肺癌七种自身抗体在肺癌的临床诊断和肺部小结节的辅助诊断（联合低剂量螺旋CT）中具有很好的临床应用价值。

第三节　智慧服务

一、"互联网＋大数据"青少年近视精准防控

（一）应用场景概述

医院名称：复旦大学附属眼耳鼻喉科医院

场景类别：智慧服务

场景名称："互联网＋大数据"青少年近视精准防控

关键词：近视防控，云计算，互联网

场景摘要：构建"互联网＋大数据"电子屈光档案，形成连续性视觉趋势图，制订视觉预警范围。依托上海市卫生健康委"健康云"平台，运用云计算、大数据、物联网和移动互联网等信息技术，连接各级医疗机构，公共卫生专业机构和社区卫生服务中心的居民电子屈光档案和电子病历数据的基础上，发挥三级医疗机构诊疗优

势，推进医防融合，"防"与"治"并重实现以康联体为基础的医联体分级诊疗作用，通过早诊断、早治疗，降低近视发生率，尤其高度近视的发生。

（二）目的

通过前沿创新科技，提高近视防控连续性和准确性，根据筛查结果及时干预治疗，最终防止近视发生。

（三）难点

近视筛查数据保存难，无法在多机构实时同步共享数据。患者做完眼健康检查后，只有单次检查结果，不能通过连续的检查结果评估患者近视发展动态，不能实现多方联动机制降低患儿近视发展情况。

（四）解决方案与实施方法

（1）深入基层多形式开展眼科视觉疾病早期筛查，推动建设相关数据库，实现连续跟踪、采集和分析，建立屈光档案。通过早期预防，早诊断、早治疗，分年龄段构建连续性视觉趋势图，制订视觉预警范围，降低近视发生率，尤其高度近视的发生。降低近视发生率，尤其高度近视的发生。共建试点对象全覆盖，每学期初开展一次。眼健康筛查内容包括常规眼科检查、裸眼视力/戴镜视力、电脑验光，眼轴等，检查是否有斜视、弱视、白内障和眼底病变等。眼健康筛查发现有异常者，五官科医院门办给予开放预约转诊绿色通道，至五官科医院视光学组进一步诊疗。目前幼儿园复诊率≥50%，小学复诊率≥30%。

（2）积极推动区域建设形成多方联动（图3-3-1），依托信息技术，全面构建儿童青少年"互联网＋大数据"电子屈光档案（图3-3-2），每年更新一次。记录屈光检查结果，生物测量（眼轴、角膜曲率等）参数，家族史，户外运动时间，每日近距离用眼时间等内容，建立眼健康动态数据库。

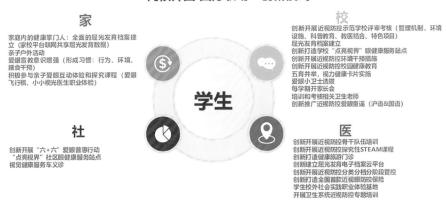

"内核外圈 四方联动"创新模式

图 3-3-1　近视防控四方联动示意图

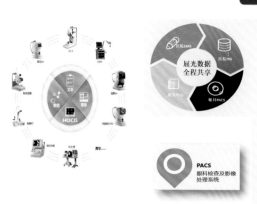

图 3-3-2　屈光档案示意图

（3）积极推进近视管理和近视防控科学举措：对未发生近视的儿童青少年进行眼健康管理，干预措施包括建立屈光发育档案；科普宣教儿童及青少年减少近距离工作，增加户外活动时间；指导宣教儿童青少年养成良好的用眼及卫生习惯。

对于已经发生近视的儿童青少年，通过科学宣教和规范的诊疗，采用个性化的矫正、干预等综合措施来延缓近视进展。对于近视进展缓慢，进展量≤ 0.50D/ 年的人群，首选建议框架眼镜或角膜接触镜，每半年复查；对于近视进展快速，进展量≥ 0.75D/年的儿童及青少年，建议角膜塑形镜、特殊设计框架眼镜、低浓度阿托品眼药水、低浓度阿托品眼药水联合角膜塑形镜或特殊设计框架眼镜治疗，每 3 ~ 4 月复查，密切监测。

（4）开展眼视光专业技术培训，提高区域内专业能力。定期组织安排专科医生培训社区医生、学校卫生老师进行现场技术指导。已经培训了近 600 人次。

（5）开展形式多样的眼视光健康教育：6 月 6 日"全国爱眼日"，邀请家长、学生、老师、社区医院医生共同参与爱眼课堂，由专业眼科专家主讲爱眼知识，对近视干预等眼科问题进行讲解；制作动画健康宣传科普视频，用于学校、社区卫生服务中心范围近视防控健康教育；视光学组传播科普知识，参与电视台、广播电台科普节目录制，在传统媒体上发表 47 篇科普文章，在新媒体上发表 65 篇科普文章；制作各类宣传材料，包括易拉宝、视力表、健康手册发放共建区域学校、社区卫生服务中心。

（6）依托"健康云"平台，建立"儿童青少年近视防控电子屈光档案"（图 3-3-3），为提出适合我国儿童青少年的近视眼防治策略以及在儿童青少年中开展个体化近视干预提供依据。

（7）根据实际情况向区域政府提出合理化建议——在社区卫生服务中心、幼儿园/小学试点推广增配电脑验光仪,用于视力筛查、数据保存,为连续跟踪儿童青少年视力,及时做好防控指导打好基础。

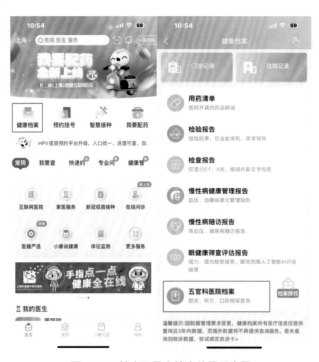

图 3-3-3 健康云屈光档案外展示意图

（五）应用成效

运用健康云以及相关大数据分析工具,对建立后的儿童青少年近视防控电子屈光档案及其与电子健康档案、电子病历数据的整合工作进行风险以及质量安全控制,落实和完善电子屈光档案的建立和管理实践,优化管理流程。深入基层多形式开展眼科视觉疾病早期筛查,推动建设相关数据库,实现连续跟踪、采集和分析,建立屈光档案,分年龄段构建连续性视觉趋势图,制订视觉预警范围。

本项目的实施,创新地将政府、医院、家庭等社会力量融合,以早期徐汇区下属小学作为试点,规范近视防控的检查步骤,并逐渐扩展到黄浦区、闵行区、普陀区的相关学校,共计院外筛查并建立屈光档案 6000 余份。同时,通过院内屈光档案以及自建档案的方式,已成功建立超 100 万屈光档案。通过档案的建立,绘制示例图谱,将视力趋势可视化,同时普及儿童青少年参与发育的相关知识和健康教育,对近视高危人群进行及早干预。形成可复制的近视防控模式,同时积累的数据可以供眼视光等学科进行队列研究,探究近视防控的发展进程、干预条件通过早期预防,早诊断、早治疗,降低近视发生率,尤其高度近视的发生。

通过建立全国首家临床示范中心及培训基地,充分利用近视防治领域的先进技术，从近视防治的标准化体系建设和近视防治从业人员的能力提升两个角度出发，助力基层机构和人员实现近视精准防治，辐射提升各地区近视防控水平。

构建"互联网＋大数据"电子屈光档案，形成连续性视觉趋势图，制订视觉预警范围。依托上海市卫生健康委"健康云"平台，运用云计算、大数据、物联网和移动互联网等信息技术，连接各级医疗机构，公共卫生专业机构和社区卫生服务中心的居民电子屈光档案和电子病历数据的基础上，发挥三级医疗机构诊疗优势，推进医防融合，"防"与"治"并重实现以康联体为基础的医联体分级诊疗作用，通过早诊断、早治疗，降低近视发生率，尤其高度近视的发生。推进医防融合，提供全方位、全周期儿童青少年眼视觉健康管理。具有良好的经济和社会效益。

（六）创新点

（1）与政府、教育部门、疾控中心形成区域共建，多方联动，合力形成"互联网＋大数据"电子屈光档案。

（2）屈光档案"大数据"资料实现动态连续跟踪、采集及分析，分年龄段构建连续性视觉趋势图，制订视觉预警范围。

（3）在电子屈光档案和电子病历数据的基础上，发挥三级医疗机构诊疗优势，推进医防融合，"防"与"治"并重实现以康联体为基础的医联体分级诊疗作用，通过早诊断、早治疗，降低近视发生率，尤其高度近视的发生。推进医防融合，提供全方位、全周期儿童青少年眼视觉健康管理。

（七）经验总结

运用健康云以及相关大数据分析工具，对建立后的儿童青少年近视防控电子屈光档案及其与电子健康档案、电子病历数据的整合工作进行风险以及质量安全控制，落实和完善电子屈光档案的建立和管理实践，优化管理流程。

二、眼耳鼻喉云上 VR 科普馆

（一）应用场景概述

医院名称：复旦大学附属眼耳鼻喉科医院

场景类别：智慧服务

场景名称：眼耳鼻喉云上 VR 科普馆

关键词：五官疾病，穿戴式设备，VR 技术，沉浸式体验

场景摘要：应用场景虚拟现实技术可以使体验者沉浸于显示头盔模拟的虚拟场景，其具有 3D 视觉的效果，让感到人身临其境。五官疾病影响患者感知觉，其中常见的致盲性眼病如高度近视、白内障、青光眼、黄斑病变、糖尿病视网膜病变等可对视觉造成损害，影响患者的生活和工作，严重者还可能导致失明。耳鼻喉疾病不仅影

响听觉、嗅觉，耳鼻喉科急症如急性会厌炎、气道异物等可导致窒息而威胁生命。因眼耳鼻喉各器官与组织结构复杂，常见疾病难以采用 2D 图片与文字描述，采用 VR 技术初步建立了常见眼科疾病 VR 视觉体验与耳鼻喉的解剖与常见疾病 VR 科普平台，以沉浸式的体验让大众体验常见眼病的视觉效果，切身体会五官疾病患者的感受。

（二）目的

提高患者对眼耳鼻喉常见病的认知和了解，强化患者对病情的自我管理和预防意识。通过 VR 技术模拟真实的眼耳鼻喉检查、治疗过程，提高医生的诊断和治疗技能，从而提高医疗质量和效率。通过 VR 技术提供远程医疗服务，缓解医疗资源不足的问题，让更多的患者受益。改善患者就医体验，减少因医疗恐惧症等心理问题导致的就医困难。

（三）难点

在面向精准医学的业务场景下，存在以下几个业务困难。

（1）传统医疗模式难以满足个性化需求：传统医疗模式主要以一般性疾病诊治为主，难以满足个性化的医疗需求，导致医疗效果不佳。

（2）医学科研缺乏高效的工具和方法：传统的医学科研模式主要以实验室为主，效率低下，且难以处理大规模的医学数据，限制了医学科研的发展。

（3）医学教育缺乏多样化教学手段：传统医学教育主要以实习为主，教学资源有限，难以满足不同学生的学习需求。

（4）医疗信息化程度不高：医疗信息化程度不高，医疗信息孤岛现象严重，导致医疗服务效率低下。

（四）解决方案与实施方法

为解决这些难点，需要借助前沿创新科技，如人工智能、大数据、生物医学工程等，结合精准医学的理念，通过以下方式解决：

开发高度仿真的 VR 模拟器，配备高精度传感器和模拟器装置，保证检查、治疗过程的真实性和安全性。

通过智能化的算法和数据分析，结合患者的个体化信息，为患者提供个性化的体检和预防方案。

建设 VR 技术应用平台，实现设备共享和远程医疗服务的模式，降低技术门槛和成本。

建立远程医疗服务的标准和规范，加强技术监管和质量控制，保证远程医疗服务的安全和可靠性。

在医学教育和临床实践中广泛应用 VR 技术（图 3-3-4），提高医生技能水平，实现精准医疗的目标。

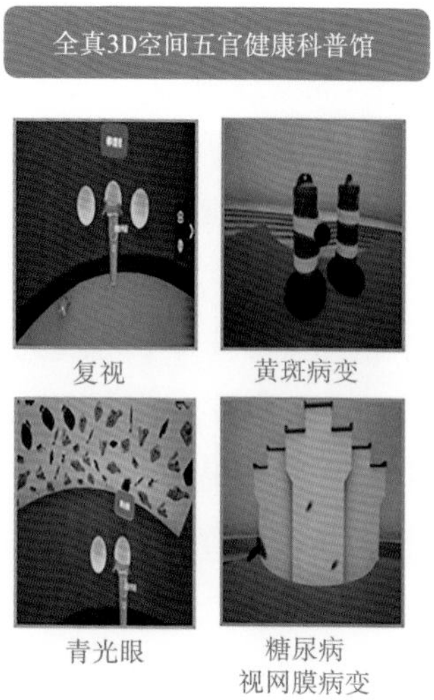

图 3-3-4　裸眼 3D 五官疾病全真示意图

（五）应用成效

（1）给患者带来的成效

1）提高患者对耳鼻喉常见病的认知和了解，强化患者对病情的自我管理和预防意识，帮助患者更好地应对疾病，提高生活质量。

2）提供个性化的体检和预防方案，使患者更加了解自己的病情，提高自我管理和预防的能力。

3）改善患者就医体验，减少因医疗恐惧症等心理问题导致的就医困难，提高患者对医疗服务的满意度。

（2）给医院带来的成效

1）提高医生的诊断和治疗技能，通过 VR 技术模拟真实的耳鼻喉检查、治疗过程，让医生能够更加准确地诊断和治疗疾病，提高医疗质量和效率。

2）推广 VR 技术在医疗领域的应用，促进医疗信息化和数字化进程，提高医疗服务水平。

3）通过 VR 技术提供远程医疗服务，缓解医疗资源不足的问题，提高医院的服务能力和影响力。

（3）给产业带来的成效

1）推动 VR 技术在医疗领域的应用和发展，促进医疗信息化和数字化进程，提高医疗服务水平。

2）促进医学教育和临床实践的创新和发展，提高医生的技能水平，实现精准医疗。

3）扩大 VR 技术的应用场景和市场，提高 VR 技术的商业价值和社会效益，促进 VR 产业的发展。

（六）创新点

（1）理论体系创新点

1）建立基于大数据和人工智能的精准医学理论体系，实现从传统的以疾病为中心向以人为中心的转变。

2）探索精准医学与中医药学的结合，建立中西医结合的理论体系，促进传统医学和现代医学的融合。

（2）技术体系创新点

1）利用大数据和人工智能等技术，构建全流程的医疗信息化系统，实现医疗数据的全面集成和共享。

2）利用基因组学、蛋白质组学等前沿技术，实现个性化诊疗和精准治疗，提高医疗效果和患者生命质量。

（3）服务流程创新点

1）建立以患者为中心的医疗服务流程，提供个性化的医疗服务。

2）推进分级诊疗制度和家庭医生制度，提高医疗资源的利用效率和医疗服务的普及率。

（4）管理方法创新点

1）引入现代管理理念，推进医院管理现代化，提高医院运营效率和服务质量。

2）推行医疗风险管理制度，防范医疗事故，保障患者安全。

（七）经验总结

五官科医院充分考虑患者的需求和体验，开发个性化的 VR 体验方案，提高患者的参与度和满意度。建立科学的 VR 技术应用平台，提供设备共享和远程医疗服务，降低技术门槛和成本，扩大应用范围。引进前沿的创新科技，如人工智能、大数据、生物医学工程等，结合精准医学的理念，提高医疗服务的质量和效率。加强技术监管和质量控制，建立远程医疗服务的标准和规范，保证远程医疗服务的安全和可靠性。在医学教育和临床实践中广泛应用 VR 技术，提高医生技能水平，实现精准医疗的目标。

未来应加强引入相关专业人才，加强技术研发和应用推广。开展 VR 技术应用的培训和推广，提高医务人员的技能水平和应用意识。加强技术监管和质量控制，建立远程医疗服务的标准和规范，保证远程医疗服务的安全和可靠性。加强与 VR 技术企业的合作，共同推进 VR 技术在医疗领域的应用和发展。积极探索 VR 技术在其他医学领域的应用，为医疗领域的数字化和信息化发展作出更多贡献。

三、基于多模态人工智能数据库的肺癌复发精准预防

（一）应用场景概述

医院名称：上海市肺科医院

场景类别：智慧服务

场景名称：精准预防

关键词：血液检查新技术，多模态人工智能数据库

场景摘要：开展 ctDNA、cfDNA 等血液检查新技术，对肺癌患者术后不同时期的循环血里的肿瘤细胞、微小残留病灶（MRD）进行动态监测。融合血液检查、计算机断层显像、病理图像和基因组学等多模态医学数据，建立肺癌多模态人工智能数据库。为患者制订合适的治疗方案，降低复发隐患，利用肺癌多模态人工智能数据库预测肺癌复发风险，及时采用精准辅助治疗，配合个性化营养支持方案，精准预防肺癌患者术后复发。从三级预防角度，服务患者，为肺癌患者个性化定制包含诊疗方案、复查方案、新辅助和辅助治疗方案、营养支持方案在内的复合预防方案，实现肺癌复发的精准预防，提高肺癌患者的生存时间和生存质量。

（二）目的

早、中期肺癌经治疗后复发患者仍占有较大比例，如何避免复发是肺癌患者关注的问题。利用 MDT 多学科诊疗模式为患者及时制订科学合理的治疗方案，利用血液检查新技术、多模态融合技术等建立肺癌多模态人工智能数据库，预测肺癌患者复发风险，利用精准辅助治疗主动出击预防术后复发，从三级预防的角度，服务患者，为肺癌患者个性化定制包含诊疗方案、复查方案、新辅助和辅助治疗方案、营养支持方案在内的复合预防方案，实现肺癌复发的精准预防，提高肺癌患者的生存时间和生存质量。

（三）难点

肺癌是一种高度侵袭性肿瘤，病理分型（组织学分化、血管浸润、淋巴渗透和胸膜浸润）、肿瘤 TNM 分期、基因分型都与预后息息相关。随着肺癌筛查技术的发展，早、中期肺癌患者得到及时有效治疗的比例大幅提高。但是，患者经过手术治疗或抗肿瘤治疗完全缓解后，复发患者仍占有较大比例。肺癌复发以及复发后未能及时发现治疗，是影响肺癌患者生存时间和生存质量的重要因素。

造成肺癌复发的原因，有未及时采用科学适当的诊疗方案，根据肺癌分期分型的不同，即使采用了适当的治疗方法，由于原始肿瘤中的细胞会通过血流或淋巴通道扩散到远处，肿瘤干细胞的存在，机体的内环境失调等因素等也都可以造成癌症的复发转移。探寻术后复发机制与复发时间点，是预防肺癌复发、提高患者生存期的关键。

常规使用捕捉复发时间点、判断复发类型的方法为 CT、PET/CT。然而，常规判断复发的方法无法识别出播散在血液中的肿瘤细胞，判断复发类型的方法具有滞后性，当CT、PET/CT 检查发现肿瘤时，已经相对滞后。复发分为全身复发和转移、孤立复发和转移，不同的复发类型需要有针对性地采取不同的治疗策略，如何及时预测肺癌复发的时间、复发类型，精准开展新辅助和辅助治疗，以预防肺癌复发的发生，提高患者生存时间和生命质量，是当前肺癌临床研究的难点。

除开肺癌治疗、复发的时间、复发类型预测的医学问题，由于预防肿瘤复发，需要长期的复查随访、血液监测、辅助治疗、营养支持等，是一个需要长时间系统专业支持的过程，而患者之间的个体差异又比较大，目前还缺乏为患者个性化定制的预防肿瘤复发的系统方案。这也是协助患者及时发现肺癌复发以免延误治疗及获得更高生存质量的难点。

（四）解决方案

从三级预防的角度，为患者个性化地制订预防肺癌复发的系统方案。一级预防：通过降低复发隐患，实现尽量避免复发的发生。二级预防：根据患者个体情况，制订定期随访复查方案，预测复发风险，实现肺癌复发的早发现、早治疗。三级预防：及早采取辅助治疗，实现避免复发患者复发的发生。配合治疗采用合适的营养支持方案，减少肺癌复发对身体的不良影响。

（1）MDT 多学科会诊，为患者制订合适的治疗方案，降低复发隐患：现已形成通过 MDT 多学科会诊，联合肿瘤科、胸外科、影像科、放疗科、病理科、介入等学科对患者病情做出综合评估的模式，缩短患者诊断和治疗时间，在最短的时间里，为患者制订科学、合理、规范的个性化治疗方案。避免过度治疗，尽可能地减少治疗造成的患者免疫功能损伤，从而尽可能地减少肿瘤的复发和转移隐患。

（2）血液检查新技术、多模态融合技术等精准预测肺癌复发风险：融合血液检查、计算机断层显像、病理图像和基因组学等多模态医学数据，建立肺癌多模态人工智能数据库，对肺癌复发趋势进行预测。为辅助治疗策略提供参考，降低肺癌复发的发生率。开展 ctDNA、cfDNA 等血液检查新技术，对肺癌患者术后不同时期的循环血里的肿瘤细胞、微小残留进行动态监测，可较传统影像学检查提早预警肿瘤的复发；多模态融合的人工智能算法支持。通过深度学习的多模态融合技术，采用显式和隐式相结合的对齐方式，将来源不同的多模态医学影像数据统一在公共特征空间下，实现对每种模态信息的提取。相较单一模态的数据，提高预测的准确性；肺癌复发时间和复发类型的预测。利用建立的融合血液检查、影像数据、基因组学数据的多模态数据库，采用人工智能算法进行训练和验证，预测患者肿瘤复发时间和复发类型，对应采用辅助治疗策略，降低肿瘤复发率。

（3）系统化复查随访，实现早发现早治疗：根据患者情况，制订治疗后系统化复查随访方案。包括每年复查随访频率，随访复查内容，并按每次复查随访结果，根据需要对复查方案进行调整，如通过动态血液监测发现复发风险，则尽早制订相应的治疗策略进行治疗，控制肺癌进展。

（4）精准辅助治疗预防术后复发：对于复发患者，明确患者的分子病理情况及分子水平的复发因素，精准选择辅助治疗手段，以预防复发，使患者在 PFS 和 OS 上获益。如对于不吸烟 EGFA 敏感突变女性肺腺癌复发患者，采用精准全身治疗，以避免复发。

（5）配合治疗制订个性化营养支持方案，减少肺癌复发的不良影响：对于肺癌复发患者，在治疗的基础上，根据不同的治疗方案对患者身体造成的影响，通过评估患者的整体身体状况，制订个性化营养支持方案，增强患者体质以应对复发治疗，辅助患者康复。

（五）应用成效

（1）肺癌诊疗中国速度。肺癌的早诊率从 65% 提高至 95%，肺癌初诊患者从入院到初步确立治疗方案只需 4 d，为肺癌患者尽快得到科学合适的诊疗方案，避免复发，奠定了基础。

（2）血液检测新技术，可以在肿瘤播散早期发现血液中的循环肿瘤细胞，将传统 CT、PET/CT 检查观察到肿瘤变化的时间提前 2 ~ 6 个月。多模态融合技术的支持，提高了肺癌复发风险的预测精度。

（3）及早、准确地预测早、中期肺癌患者经治疗后可能的复发类型和复发趋势，及时采用个体化精准治疗策略，实现肺癌复发的精准预防。

（4）从三级预防的角度，为肺癌患者个性化制订包含诊疗方案、复查方案、新辅助和辅助治疗方案、营养支持方案在内的复合预防方案，提高肺癌患者生存时间和生活质量。

（六）创新点

（1）采用 ctDNA、cfDNA 等血液检查新技术，较传统影像学检查更早更准确地预警肿瘤的发生。

（2）多模态人工智能数据库提高肺癌复发的预测精度。利用人工智能技术，全面融合血液检查、计算机断层显像、病理图像和基因组学等多模态医学数据，较单一模态数据，提高肺癌复发预测的精度。

（3）针对肺癌复发的难点，在采用新技术的基础上，从三级预防的角度，为患者提供服务，制订复合肺癌复发预防方案。

（七）经验总结

通过引入新技术，如 ctDNA 和 cfDNA 等血液检查技术，在肺癌患者的术后不同时期进行了循环血液监测，以追踪肿瘤细胞和微小残留病灶的动态变化。同时，整合了血液检查、计算机断层显像、病理图像和基因组学等多模态医学数据，建立了肺癌多模态人工智能数据库。在实践中，将这一多模态人工智能方法应用于三级预防，为患者提供更全面的服务。不仅制订了包含诊疗方案、复查方案、新辅助和辅助治疗方案、营养支持方案在内的复合预防方案，还通过数据库的信息为患者提供更为个性化的医疗建议。

这一综合性的预防方案旨在降低患者复发的隐患，提高生存时间和生存质量。通过及时采用精准治疗和个性化的支持措施，我们期望为肺癌患者提供更好的治疗体验，实现肺癌复发的精准预防。

四、深度融合新兴科技的个性化健康管理

（一）应用场景概述

医院名称：上海市肺科医院

场景类别：智慧服务

场景名称：深度融合新兴科技的个性化健康管理

关键词：健康管理、移动医疗、互联网＋

场景摘要：随着国家《促进大数据发展行动纲要》《关于促进和规范健康医疗大数据应用发展的指导意见》《"健康中国 2030"规划纲要》等相关文件相继出台，医疗健康大数据和个性化健康管理成为我国健康与医疗事业发展的重点内容。作为健康管理人，我们需将工作重心从筛查疾病转向筛查健康风险因素并及时指导干预。通过将大数据、云计算、移动医疗、人工智能等新兴技术运用至个性化健康管理中，包括互联网医院、基于人群特定数据构建健康管理模型、与传统中医融合的移动 APP 的开发等，实现个性化健康管理与科技的深度融合，从而降低疾病负担，提高居民生活质量。为我国个性化健康管理的移动医疗服务模式提供了宝贵的实践经验。

（二）目的

个性化健康管理是一种对居民的健康状况进行全面评估、分析和管理的过程，其宗旨是通过有效的个性化健康指导及行为干预，达到改善其健康状态的目的。随着医学模式的转化，健康问题中社会的、心理的、个人行为的因素越来越多，个体化的情况和表现个性化的越来越多，因此个体化健康管理意义重大。有效的健康管理，一方面可以通过预防手段避免疾病的发生从而减少疾病治疗的花费；另一方面可以客观衡量对象的健康需要，避免诱导需求或者不理性的医疗花费，从而节省宝贵的医疗卫生

资源。

我国人口数量庞大，老龄化进程不断推进，以肿瘤、心脑血管疾病、精神疾病为主的慢性非传染性疾病严重影响着人们的健康和老年生命质量，因此全生命周期下的个性化健康管理尤为重要，如何用最小的经济成本帮助患者正确认识疾病，延缓病情进展，减少医疗费用支出，提升生活质量，是个性化健康管理的关键目标。

（三）难点

目前，新一代信息技术包括物联网、大数据、云计算、可穿戴设备等在医疗健康领域获得了广泛而深入的应用，我国在医疗健康领域也已积累了海量数据，但个性化健康管理在我国起步较晚，研究与实践的发展相对滞后，亟待将人工智能、云计算等新兴技术成熟应用至疾病预防、个性化诊断等方面，推动医疗服务质量的提升，实现个性化健康管理的快速发展。

（四）解决方案与实施方法

（1）"互联网 +"在慢性病个性化健康管理中的应用：慢性非传染性疾病是危害人们健康的重要公共卫生问题。据 2012 年世界卫生组织调查结果显示，因慢性病引起的死亡数每年可达 36 亿，而在中国等发展中国家慢性病病死率更高，约占世界总死亡数 80%，造成的疾病负担占国家卫生总费用的 70%。因此，慢性病管理已成为全球关注的热点。

目前，欧美、日本等国家的移动健康业务已经向纵深发展，进入精细化阶段。通过移动临床服务、体征监测、移动护理、智能提醒等手段实现从治疗为主模式向预防为主的转变。但在我国移动互联网应用还处于起步阶段。

上海市肺科医院健康管理中心以体检为依托，通过互联网提供各项在线服务，包括检前顾问、检后健康管理、医疗就诊及专病深度咨询等。打造"体检－健康管理－医疗"互联网应用，包括：①检前顾问。健康管理中心的专业健康管理师通过网站、微信等渠道，在线为客户开展体检预约，并进行个性化体检项目设计，同时为客户办理检前手续，提供便捷快速的体检渠道，简化健康体检流程。②检后健康管理。针对客户体检后出现的相关健康问题，中心提供在线健康咨询服务，并为客户提供相关健康知识及改善方案，对于疑似疾病的结果，可直接在线预约相关临床科室，开展进一步的专科检查或就诊。③医疗就诊与专病深度咨询。对疾病确诊人群，该院通过互联网对接专科医生，开展职业病等多学科联合协作，对特殊专项疾病，如高血压、糖尿病、体重等，进行垂直管理及康复跟踪。

（2）基于信息－动机－行为（IMB）模型的健康教育在老年肺结节患者健康管理中的应用：目前，由于大部分老年患者对肺结节缺乏相关专业知识，肺结节检出者往往无法正确理解检查结果，甚至不能接受专科医生的随访建议，往往间断随访，甚至不配合随访，从而影响了对肺结节的及时干预。因此，选取 1 种适合肺结节的健康教育是亟待解决的问题。

针对上述问题且结合目前研究进展，上海市肺科医院胸外科探索建立了一种基于信息－动机－行为技能模型的健康教育对老年肺结节的健康管理。本研究针对通过低剂量螺旋计算机断层扫描（LDCT）筛查老年健康体检者且确诊为肺结节的老年患者，通过研究采用 IMB 模型的健康教育对其影响，探讨对肺结节的正确健康管理，防止恶性变化，预防肺癌的发生。

IMB 模型的健康教育模式干预包括：

1）成立 IMB 健康教育肺结节小组，由健管中心和呼吸内科相关专业医护人员团队组成。医生负责监督控制干预方案的制订、研究方法和质量，护士负责制订肺结节 IMB 健康教育干预方案，收集和整理临床数据。

2）确诊第一天评估患者对肺结节相关知识点的掌握程度，建立信息服务档案。同时，每周定期由护士以团体讲座、互动形式对患者及其照顾者进行专题培训，包括肺结节病因、发病特点、诊断标准、定期检查的必要性，预防措施及个案分析等。培训结束后以知识问答的形式再次评估患者及家属对培训内容的掌握程度，确保患者及家属重视肺结节的健康管理。

3）进行信息干预：发放特制的肺结节认知调查表，根据患者的认知水平，为患者提供针对性、个性化的信息指导。同时向患者发放本院相关专家特殊设计的《肺结节患者注意事项》内容包括肺结节治疗新进展、基本特征、常见问题、诱发及加重因素及肺结节健康管理等，从而使患者更多地了解肺结节相关知识，提高疾病预防依从性。

4）进行动机性访谈：通过特殊案例演示、制订相关目标、肺结节病友座谈会等方式进行动机性访谈。同时，鼓励照顾者参与肺结节干预过程，促进医护、患者、家属三者之间的交流和沟通，提高社会支持，缓解负面情绪，减少患者对抗疾病的孤独感，从而加强患者管理疾病的动机。此外，每周进行 5 ~ 10min 的电话随访，遵照动机性访谈的内容进行沟通，了解患者具体情况，并解答其疑问。

5）进行行为技巧干预：根据患者信息和动机发生改变，行为技巧也相应调整。如按时服用相关药物、正确生活习惯的建立、意识随访的必要性及定期复查的重要性等。此外，医护人员在此行为过程中应及时发现问题并及时纠正。观察指标包括健康知识评分和健康行为评分，负性情绪评估，定期随访完成度。干预 24 周后，健康知识评分、健康行为评分及坚持随访率均有所提高。

（3）基于移动医疗的肺癌中医健康管理平台的设计开发：近年来，互联网移动医疗的发展呈现出快速上升的趋势，其在中医健康管理方面的应用价值也日益受到重视。中医药对于肺癌的防治具有显著的特色和优势，在我国肺癌的诊疗领域发挥了重要作用。

上海市肺科医院中西医结合科基于互联网移动医疗，引入整体观念、辨证论治、体质、治未病与养生康复等中医核心思想，研制适用于肺癌的中医健康管理应用程序"肺 i 中医"和肺癌中医健康管理网络数据系统（图 3-3-5），给广大肺癌患者介绍中医药防治肺癌的理论知识，提供专业的肺癌证候辨识和体质识别，给予个体化的方药及针灸治疗方案，优选药膳和行为干预，康复锻炼的说明与指导等，并推出在线诊疗服务。同时通过后台数据库进行综合评估，进行动态的中医健康干预和随访，探索出中医健康管理在恶性肿瘤领域的移动医疗服务模式。

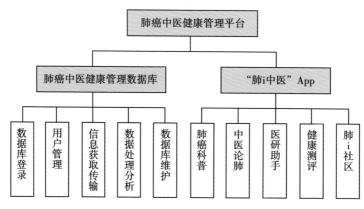

图 3-3-5　肺癌中医健康管理平台主要架构

1）数据库的设计与主要内容：依托网络云平台建立的后台数据库，主要用于存储肺癌科普知识、中医知识、患者个人信息、健康档案、中医证候和体质信息、随访信息等。其中，肺癌科普知识包括肺癌的病因、分型、分期、研究进展等。中医知识包括肺癌的病因、病机、经典古籍条文等。患者个人信息包括编号、性别等。健康档案包括发病时间、确诊时间、中医治疗方式、体育锻炼、情绪心理状况等。中医证候和体质信息包括患者的中医望闻问切四诊信息调查和体质问卷数据。随访信息包括患者每次的医疗记录及时间点、治疗方式变化情况、实验室检查和影像学检查变化情况等。数据库系统的内容包括文字、数字、图片、音频、视频等多种形式，保证了平台资源的丰富多样和生动形象，能够提升用户体验。

2）"肺 i 中医"APP 的设计与主要内容：APP 的主要功能界面包括肺癌科普、中医论肺、医研助手、健康测评、肺 i 社区 5 大核心模块。

肺癌科普模块和中医论肺模块肺癌科普模块下设肺癌病因、肺癌概述等 7 个子目录。中医论肺模块下设病因病机、引经据典、辨证论治等 7 个子目录。两个模块中的每部分均以文字和图片的形式展示，内容会定期更新，医生和患者想要了解的最新肺癌诊治资讯、饮食药膳及中医养生信息等都将定期推送。团队还会定期整理总结名老中医对于肺癌及恶性肿瘤诊治的学术思想，推送给广大医患共享。此外，后台数据库会根据浏览记录结合用户反馈，定期进行数据处理，力争将推送的中西医防治肺癌知识个性化、精准化、趣味化。

医研助手模块下设一般情况记录、环境因素调查等 6 个子目录，该模块主要用于全面记录并形成肺癌患者的健康档案，系统可跟踪记录每个肺癌患者个人在任意时间段的中西医健康状况，并建立动态的健康档案，方便医生对患者进行信息采集、查找分类和随访，以便及时准确地进行恶性肿瘤的中医健康管理干预，并可服务于临床科研的需求。

健康测评模块主要是用于评价肺癌患者倾向的中医证候类型和体质类型，从而给出针对性的中医干预方案，也是 APP 的核心内容。APP 虽然不能替代传统的中医望、闻、问、切四诊，但结合肺癌的相关指南、学术经验及临床实践积累，APP 在功能上尽可能地模拟中医诊疗方法，贴近临床，以求根据患者的个体差异，推荐适合的中医健康管理方案。参照国家中医药管理局制定的肺癌诊疗方案及相关学会指南，系统设定的肺癌主要中医证候类型是气滞血瘀、痰热阻肺、肺脾气虚、肺阴虚、气阴两虚、阴阳两虚 6 种，患者可自己或在医生的协助下在线完成相关的中医临床表现出现与否的问答，根据每道问答的权重赋分，系统计算出患者倾向的证候类型，从而进入相应的中医健康管理界面，包含推荐方药、针刺取穴、食疗方案、养生康复、中医调护 5 个方面，方便肺癌患者在医生的指导下进行自我健康管理。此外，参照国医大师王琦教授的中医九种体质分类方法，患者在线完成相关问答，系统根据计分规则计算出肺癌患者倾向的体质类型，包括平和质、气虚质、阴虚质、阳虚质、气郁质、痰湿质、血瘀质、湿热质、特禀质 9 种。

肺 i 社区模块主要提供在线诊疗服务，实现肺癌患者与医生之间的沟通交流，缩短医患间的距离，旨在缓解看病难、看病贵的问题。后台针对各种问题定期进行数据统计分析，频率较高的问题将被归入常见问答一栏，供患者参看。同时，肺癌患者之间可实现在线交流，分享中西医诊治肺癌的心得体会，实现患者群体间的互帮互助功能，营造积极、健康、温馨的氛围。

（五）应用成效

随着互联网＋深入连接医院、医生和患者，实现信息、服务和数据的连接，从解决低频医疗服务转向健康服务，在结构化大数据的基础之上，提供精准的个性化健康管理服务。医院、医生、患者和数据通过互联网连接在一起，为健康管理中心提供一个方便的数据管理系统，为健康管理专家提供一个数据挖掘的平台，为预防医学专家提供一个个人健康数据的仓库。同时，为个人建立一个个性化的健康数据库，便于跟踪个人的健康状况，对疾病预防起到一定的作用。

基于 IMB 模型的健康教育可有效提高老年肺结节患者的健康知识，改善患者的健康行为，缓解患者的焦虑和抑郁程度，提高患者的坚持随访率，可为老年肺结节患者的健康管理提供有效的方法。

肺癌中医健康管理平台的设计开发，起到肺癌患者与医生之间的桥梁作用。可加强患者对肺癌疾病的认识；用个性精准化的测评给出针对性的中医干预方案，加强肺癌患者的自我健康管理水平；同时在线诊疗服务能够让优质医疗资源惠及更多肺癌患者，增进医患沟通，减轻医疗资源的负担，提高医疗效率，这些最终都有望达到提高肺癌疾病的控制率以及提高肺癌患者生活质量的目的，也能够减轻医生的临床工作负担，促进医患和谐。同时，APP 与后台数据库相辅相成，共同采集各项肺癌中西医表征参数，有助于医生开展科研使用，挖掘分析肺癌健康大数据进行综合评估，制订个体化的中医健康干预计划，并进行动态的随访跟踪，实现精准而高效的肺癌中医健康管理模式。此外，"肺 i 中医"APP 的受众还将纳入长期吸烟者、慢性阻塞性肺病、间质性肺病及肺部结节等容易发展为肺癌的患者人群，通过大数据分析影响肺癌发生的危险因素，并建立基于中西医表征参数的肺癌发生预警模型，传承并发展中医"治未病"理论。综合分析，本平台对于医患双方均有明显的益处，可服务于肺癌的中医临床与科研，具备一定的经济和社会价值。

（六）创新点

利用体检数据实现全生命周期服务，实现院内资源共享，提高体检者对自身健康的了解，依据数字让体检者变被动健康管理为主动寻求健康管理。将人工智能、互联网、物联网、云计算、大数据等现代信息技术与健康体检深度融合发展，打造智慧化体检系统，人工智能穿插于体检的各个流程。此外，将新兴技术与传统中医结合，打造基于移动医疗的恶性肿瘤中西医结合治疗平台，为被评估者提供个性化具有中医特色的预防保健和临床干预服务，旨在"无病早防、有病早治、既病防变"，探索出中医健康管理在恶性肿瘤领域的移动医疗服务模式。

（七）经验总结

互联网移动医疗技术正在打破传统医疗服务模式的壁垒，给患者的疾病健康管理提出了新的解决方案。中医药在我国具有广泛深厚的群众基础，中医健康管理充分发挥"未病先防，既病防变，瘥后防复"的传统中医理念，引入整体观念、辨证论治、体质、治未病与养生康复等核心思想，借助移动医疗技术，建立数据库、APP 及在线诊疗模式，形成疾病的闭环管理，打破时间和空间的限制，对以肺癌为代表的恶性肿瘤的综合防治具有重要意义，是个性化健康管理的积极实践。

为了推动个性化健康产业的建立和完善，应加大对技术、工具、设备等的研究，结合物联网、云计算等技术，推动个性化健康领域向更智能的方向发展。进一步扩大个性化健康服务对象的范围，将服务人群从高收入人群、患者扩大到一般人群，考虑到我国国情，要重点关注老年人和慢性病方面的个性化管理；同时要注重信息库的建立，包括国民健康数据和基因信息都需要建立庞大的数据管理系统。

远程医疗、智能可穿戴及慢病管理、精准医疗和医疗大数据应用等是下一步移动医疗发力的重点。通过大数据与信息技术的支持，健康及医疗行业可实现对现有资源的整合和重新调整，提高运行效率，挖掘产业巨大潜力。同时以大数据分析为基础，物联网服务运营平台为依托，实现个性化健康管理将成为未来健康产业的发展趋势和突破口。应用健康云平台通过智能设备来搜集用户的健康数据，结合大数据分析、处理能力，分析结果同步推荐给线下的服务医疗机构和专家，包括健康咨询公司、减肥教练等，可以为用户提供个性化的健康服务，如减肥瘦身辅导、健康管理咨询、远程心电监测等；另外，通过移动医疗健康平台和智能穿戴设备记录人们的健康数据，开发智能设备。

当前我国健康知识传播渠道众多，质量良莠不齐，民众对获取到的健康知识真假难辨，并且对于不同疾病治疗方式、医疗器械的选择也存在诸多困惑。在"互联网＋大健康"潮流下，为满足民众对健康日益重视的普遍需求，互联网大健康产业将得到快速发展，也将改变公立医院健康管理服务模式。

五、基于脑电生理信号的个体化心理健康早筛和优化管理体系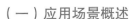

（一）应用场景概述

医院名称：上海市精神卫生中心

场景类别：智慧服务

场景名称：基于脑电生理信号的个体化心理健康早筛和优化管理体系

关键词：预防、精神疾病、脑电生理、深度学习、诱发电位

场景摘要：针对目前对于精神疾病早期识别技术的迫切需求，我们将前期积累的大数据转化为临床可用的自主研发的基于脑电生物学标记的脑健康预测器，该产品完全突破精神科传统诊疗的主观性，破解了行为学特征来预测的不足，不但引入脑电信号这一生物学标记，还将随机矩阵、深度学习等复杂大数据分析引入预测模型，同时将传统脑电信号分析与大数据分析结合，取长补短，依托数据却也不盲信数据，更全面地实现具有自主知识产权的适用中国人群的脑健康预测模型，将各类有价值的临床和生物学数据转化为对每个个体和医生而言更有意义的个体化的脑健康度估计值，为精神疾病的早期识别提供具有科学基础的准确估计，为阻断精神疾病的发病进程提供发力的精准方向。基于风险预测结果，制订更有针对性的早期干预方案，阻断精神病

的发病进程，实现精神疾病防控的关口前移。

（二）目的

在前沿创新科技和精准医学的背景下，我们希望实现的业务目标是建立一套基于精准风险预测、精准人工智能分析和精准干预的中国人群心理风险防治体系。通过将 10 年积累的临床高危人群队列的生物学和行为学特征作为基础，我们将实现以下三个阶段的目标：

首先，开发国内首个具有自主知识产权、适用于中国人群的脑电便携式心理风险预测器。这一临床实用工具将利用来自国内最大规模、随访时间最长的临床队列研究成果，将其转化为真正临床可用、服务群众的心理风险防控利器，实现精准风险预测。

其次，利用大数据平台，将复杂且数据形态不同的变量纳入精准风险预测和精准干预计算中。通过实时将采集到的多维数据传入人工智能后台分析，我们将脑电生物标记转化为对每个患者和医生更有意义的风险预估值和可干预靶点。

最后，我们将搭建心理风险干预工作室。基于人工智能风险预测结果，我们将制订更有针对性的早期干预方案，阻断精神病的发病进程，实现精神疾病防控的关口前移。通过这一整合性的心理风险防治体系，我们致力于为广大人群提供更有效的心理健康保障，推动精神疾病防治水平的提升。

（三）难点

应用场景下可能会遇到的困难以及精准医学和前沿创新科技可以解决的难点进行详细分析如下。

（1）临床难点：传统的精神心理疾病诊疗模式局限于主观评价，诊断依赖患者的症状自我暴露，治疗依靠医生的临床主观经验。这一诊疗模式已经与现代医学的模式脱节。生物特征如脑电生理学、基因表达和影像学等已经被越来越多地证明具有独特的价值。寻找更能反映疾病的素质标记并在早期具有预警价值的行为学和生物学特征则成为各国学者们共同的目标。

精准医学和前沿创新科技可以通过以下方式解决临床难点。

1）早期诊断与预防：利用生物学特征进行精神疾病的早期筛查，辅助精神疾病的诊断，以便在疾病早期进行干预和预防。

2）个体化治疗策略：利用基因组学、表观组学等生物信息，为患者制订个性化的治疗方案，提高治疗效果和患者生活质量。

3）跨学科合作：促进心理学、神经科学、基因学等多学科的交叉合作，推动精神疾病研究的深入发展。

（2）技术难点：目前，脑电生理检测技术虽然在机制研究中有所建树，但并未在精神疾病的诊断领域真正应用，特别是精神分裂症等精神病性障碍的机制尚不清楚，因此需要另辟蹊径来实现风险预测的优化。传统脑电信号分析中对已知数据范围的解释可能有限，而脑电数据所包含的信息远不止于此。

精准医学和前沿创新科技可以通过以下方式解决技术难点。

1）脑电生物标记转化：将脑电生物标记转化为对患者和医生更有意义的风险预估值和可干预靶点，从而实现精确风险预测和干预。

2）大数据分析与人工智能：利用大数据平台，将复杂的非结构化数据纳入精准风险预测和精准干预计算中。通过实时将采集到的多维数据传入人工智能后台分析，提高分类预测的准确性。

3）高级脑电信号处理方法：开发和应用高级脑电信号处理算法，如深度学习、神经网络等，以挖掘脑电数据中隐藏的信息，提高诊断和预测的准确性。

4）新型生物传感器：研究和开发新型生物传感器，提高脑电信号的采集质量和稳定性，为精神疾病的诊断和治疗提供更为可靠的生物学数据。

（四）解决方案与实施方法

（1）调研分析、场景研究：寻找更能反映疾病的素质标记并在早期具有预警价值的行为学和生物学特征则成为各国学者们共同的目标。2016 年 Cannon 等利用美国的高危队列及其随访结局开发了一款基于临床特征和认知功能为因子的预测模型，预测 2 年内发生精神病的准确率在 71% 左右，并将这款产品在网络上公开（http://riskcalc.org:3838/napls/）。虽然该预测器具有很好的应用潜力，但对于中国人群而言面临了两个重要的壁垒。首当其冲的是地区人群的差异性，该预测器完全基于北美人群的特征进行开发，是否在中国人群中适用存疑。本项目组利用在中国上海从 2011 年至 2015 募集的 1000 例随访 2 年的高危临床队列对该预测器的预测准度进行了验证，我们发现其准确性仅为 63%，这就意味着可能有 1/3 的患者应用此预测器得到的结果是错误的。由此可见，目前国内风险预测所面临的困难和挑战：识别的精神病高危人群真正转化为精神病的患者不足 1/3，而西方国家研发的预测器在中国人群中有高达 1/3 的错误率。

由此可见，以本土高危队列为基础的预测模型无疑在转化应用上具有更明显的优势。目前 SHARP 项目组已根据国内高危人群队列构建了几款适合不同医疗评估条件下使用的临床预测器，构成预测器的主要是临床和行为学变量。已开发的预测器有两个版本，可在不同条件下实施。第一版是临床简版，即由临床评估特征进行简化模态下的预测，适用于所有条件有限的地区和医院，准确度在 70% 左右。该版本将临床症状信息，简化为二分类问题，以风险甘特图的形式，实现最简易的风险预测。

第二版是在临床简版的基础上加上了认知评估结果，是本项目组基于队列数据自主开发的临床＋认知版：这一版本以手机 APP 的形式服务于临床工作，临床医生可根据患者的临床特征和认知水平进行精神病发病风险预测，预测准度达到 78%。这一版本的风险预测模型在预测的准度，使用的方便性上均较 NAPLS-2 的预测模型有所改进，而且基于 APP 的计算方式可以离线操作，更有利于患者的隐私保护，也更方便临床医生使用。更重要的是，在这款模型中，不但能计算风险，而且能计算风险的构成，计算出的风险度进一步计算风险在四因子（阳性症状、阴性症状、一般功能和认知功能）上的风险权重，更有利于指导后续的风险控制。但不足之处在于与其他国家开发的预测器一样，单纯基于行为学特征的风险预测，因其所包含的信息量有限，且带有主观不确定性，因此准度往往无法超过 80%。

团队开发的脑电版风险预测器全面突破了主观行为学测试的局限，被测者可以在整个检查过程中不发一言，基于脑电客观生物标记指标系统地探讨可预测精神病转化和疾病进展的特征。与现状的全球研发产品依托行为学预测工具比较起来，客观性是本款研发设备的独特优势，本团队提供的脑电版精神病相关风险模型更加可靠和客观。

（2）技术选型：为了克服现有预测模型的局限，我们选择了以下技术和方法。

1）数据收集：收集中国上海地区 2011 年至 2015 年的 1000 例高危临床队列数据。

2）特征工程：通过对数据进行特征提取和分析，找出与精神病发病相关的关键特征。

3）模型构建：根据关键特征，构建适用于中国人群的精神病风险预测模型。我们开发了两个版本的预测器，分别是自发脑电版和诱发脑电版。

4）移动应用程序开发：为了方便临床医生使用，我们将自发脑电＋诱发脑电预测器开发成了一个自动处理脑电信号的应用程序系统。

5）脑电版风险预测器：为了进一步提高预测准确性，我们开发了基于脑电客观生物标记的脑电版风险预测器。

脑电信号作为脑功能状态的生物学信号，不但能反映肺功能异常状态的机制且满足大数据分析要求。项目组首次将脑电作为大数据引入个体化风险预测模型，而不再拘泥于组别差异的机制研究。

脑电诱发电位（ERP）是受试者在外源刺激下对其进行认知加工时出现的电位变化，过程涉及人的注意、记忆、情绪等脑功能水平，是公认的作为精神分裂症等精神疾病的机制研究的一个重要生物学特征标记。ERP 信号可以在一定程度上反映被试者肺功能异常状态，正如项目组前期的数据和国内外学者所报道的结果那样，基于不同范式下的 ERP 成分，可以有效反映精神病患者的肺功能异常机制。以最早发现的 ERP 的内源性成分 P300 为例，P300 潜伏期、峰值改变均被证实与精神病状态下信息加工缺陷相关。SHARP 高危人群的脑电检测结果显示，高危患者在 P300、MMN 等范式下，均表现出一定程度的受损，结合随访的数据我们可以进一步看到，在 2 年内发生转化（即发展为精神分裂症）的高危在基线时 P300、MMN 的波幅和潜伏期改变最明显，而未转化的高危患者的改变程度介于两者之间。这些数据足以支持我们开展基于机制服务于临床风险预测的转化。

医工结合：团队与上海交通大学工科专家进行了密切合作。先期以项目组 1000 例精神病高危人群的脑电信号数据进行大数据的机器学习分析方法，进行临床分类判别和结局预测，应用随机矩阵理论的算法，发现以脑电波构建的随机矩阵的本征值的分布，能够很好地刻画各类精神疾病的相关性。双方进一步密切合作，应用深度学习的算法，明显提升分类或预测的准确性，与人工规则构造特征的方法相比，利用大数据来学习特征，更能够刻画数据的丰富内在信息。前期结果数据驱动的深度学习方法可实现区分临床疾病的准确率达 90% 以上，预测精神病发病准确度接近 90%。

实施历程：目前对于精神病早期识别和干预的临床研究而言，急需将这些研究成果转化为临床可用的工具，而不仅仅是组间差异。与美国研究的思路类似，我们在本项目中希望能将前期积累的大数据转化为真正临床可用的基于脑电生物学标记的风险预测工具——脑电版精神病发病预测模型，并要进一步突破美国研发团队仅局限于行为学特征来预测这一瓶颈，将复杂大数据纳入我们的精算仪中，与上海交通大学工科团队密切合作，实现具有自主知识产权的适用中国人群的临床实用工具，利用嵌入式芯片、可视化操作系统、便捷的数据转入，以及大数据后台分析等数据分析优势，将各类有价值的临床和生物学标记的指标转化为对每个患者和医生而言更有意义的精神病发病风险度估计值和风险调控的可干预靶点，为临床的早期识别提供具有科学基础的准确估计，进而以此为基础，制订更有针对性的早期干预方案，阻断精神病的发病进程。

精准风险预测：脑电便携式心理风险预测产品，完成外观设计、可视化软件界面设计，体现便携、简易、准确、快速等性能，产品全面进入中试，完成小规模试制，初步形成生产流水线，并进一步进行预测风险效度的验证，申请医疗仪器注册证，并在医疗机构、社区、高校、部队等部门进行初步的推广应用，在相关群体中进行使用的培训。

大数据精准诊断和靶向干预的计算：引入机器学习和大数据分析的方法，实现精准诊断和靶向干预。风险度主要由后台 AI 处理平台利用机器学习的方法进行处理。数据通过网络实时传输给云端，后台大数据的分析是一种基于随机矩阵理论和深度学习的多维数据分析算法，可以在数据存储的同时，进行相关的数据分析。

精准干预：搭建精准风险防控的工作室，基于大数据的 AI 计算结果，组织临床专家组，对不同风险特征人群进行靶向风险控制。

实施过程分为以下几个阶段。

1）调研与分析：我们对现有的精神病风险预测模型进行了深入的调研和分析，发现对于中国人群而言，现有的预测模型存在较高的错误率。

2）数据收集与预处理：我们收集了中国上海地区 2011 年至 2015 年的 1000 例高危临床队列数据，并对数据进行了预处理，使其适用于后续的特征工程和模型构建。

3）特征工程与模型构建：我们对收集到的数据进行了特征提取和分析，并根据关键特征构建了适用于中国人群的精神病风险预测模型。开发了两个版本的预测器，分别是自发脑电版和诱发脑电版。

4）移动应用程序开发与测试：我们将自发脑电＋诱发脑电版预测器（图 3-3-6）开发成了一个应用程序系统，并在实际临床环境中进行了测试。测试结果显示，该 APP 的预测准确度达到了 89%，且具有较好的易用性和隐私保护功能。

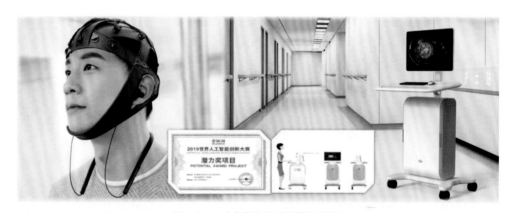

图 3-3-6　脑电版风险预测器示意图

5）脑电版风险预测器开发与验证：为了进一步提高预测准确性，我们开发了基于脑电客观生物标记的脑电版风险预测器，并在实际应用中进行了验证。验证结果显示，脑电版预测器具有更高的可靠性和客观性。

总结来说，本项目通过调研分析、场景研究、技术选型和实施历程等方面，成功开发了适用于中国人群的精神病风险预测模型，其中包括自发脑电和诱发脑电版预测器。这些预测器在预测准确度、易用性和客观性等方面相较于现有的预测模型具有明显优势，为精神病的早期预警提供了有力支持。

（五）应用成效

形成适合中国精神病风险人群早期筛查工具一套，早期诊断工具一套，推出精神病风险分期诊断的国内标准，建成多中心、多机构联动的精神病风险预警体系。发布中国首个精神病临床高危人群识别和干预的专家共识——《中国精神病临床高危综合征早期识别和干预——CSNP 精神病性障碍研究联盟专家共识（2020 版）》，应用相关技术服务临床和高校人群超过 10000 人次。该成果在很大程度上扭转我国精神障碍诊疗滞后和早期阶段干预缺乏针对性的被动局面，将精神病风险控制在萌芽阶段，开启精神医学从临床医学到预防医学的模式转变，其潜在社会效应和受益群体巨大。

本项目建立的早期预警技术已与高教系统、地方精神病三级防控体系全面对接，对不同风险等级建立高校心理咨询筛查、专科医院牵头负责高风险、综合医院实施针对卒中风险、社区和心理健康服务机构落实低风险的综合风险管理体系。应用新技术首先根据精神病风险的定量分析进行分级，进而根据高中低三类分级分层系统管理，对中高风险进一步分析风险原因，开展对因干预（综合医院和专科医院）。依托项目形成以高新科技为主要特征的超早期防控网络，以社区和学校为终端、以综合医院临床心理科为触手、以各地精神卫生中心为"门户网站"，将对推动全社会的精神病性障碍防治起到深远作用。

高校是本项目多中心预警体系的第一站：该站点主要功能在于以学校心理咨询室为立足点，建立所有在校学生的脑健康度档案，通过应用便携式基于脑电信号的采集设备，利用人工智能的计算分析系统，获取学生当前的脑健康水平。本项目组研发的预算器突破传统主观报告来识别风险的明显不足，不但引入脑电信号这一生物学标记，还将随机矩阵、深度学习等复杂大数据分析引入我们的预测模型中，同时将传统脑电信号分析与大数据分析结合，取长补短，依托数据却也不盲信数据，更全面地实现具有自主知识产权的适用中国学生人群的脑健康度计算模型，将各类有价值的生物学数据转化为对每个学生和咨询师而言更有意义的个体化的脑健康度估计值，为心理疾病的早期识别提供具有科学基础的准确估计，为防止心理疾病发展提供发力的精准方向。预算器本身为一种便携式的可视化工具，该工具包括前端便携脑电采集部件、数据分析计算和结果反馈三个环节。被测者只需要在脑电预测器前安坐约 20 min，完成脑电数据采集，数据将自动在当地服务器进行基于随机矩阵理论的数据处理，将处理结果发送至云后台的总服务器，进行深度学习分析，利用先验的队列结果，反馈相应的健康度至便携式客户端。云后台的预测功能可自身净化，随着验证数据的不断增加，准确度可不断提升。

应用成效分析：

（1）给患者带来的成效：

1）通过早期筛查工具和诊断工具，可以在精神病风险的早期阶段进行识别和干预，降低精神病的发病率。

2）通过多中心、多机构联动的精神病风险预警体系，患者可以获得更为及时、全面的诊疗服务。

3）应用相关技术为患者提供个性化的脑健康评估和干预方案，提高治疗效果。

（2）给医院带来的成效：

1）推出精神病风险分级诊断的国内标准，提高医院在精神病诊疗方面的规范化和专业化水平。

2）通过与高教系统、地方精神病三级防控体系的对接，实现资源共享和优化分配，提高医疗服务效率。

3）应用新技术和方法，提升医院在精神病防治领域的研究和发展能力。

（3）给产业带来的成效：

1）通过本项目研发的预测器和技术成果，推动精神病诊疗领域的技术创新和产业发展。

2）依托项目形成的超早期防控网络，为精神卫生立法和政策的制定提供有力支持，推动产业规范和健康发展。

3）通过项目实施，提高社会对精神病性障碍防治的认识和重视，促进产业与社会需求的良性互动。

（六）创新点

本项目特色在于"早""准"和"精"三个方面。首先——"早"，项目要解决的问题和解决的方式都是瞄准了疾病很早的阶段。目前全球范围内，特别是国内尚缺乏精神病患病风险识别特别有效预警工具和有效干预工具，这一重大技术难点急需突破，项目正是针对这一问题，着力于有效前移识别关口，以前期的精神病临床高危队列数据为基础，在研究着力点上将会成为重性精神病性障碍领域的尝试病前有效识别的经典案例。其次——"准"，本项目大胆引入脑电生物学客观标记和机器学习大数据分析方法来构建精神病发病危险度预测模型，目前国际上，仅有美国研发了基于网络 APP 的风险计算器，但该计算器的计算方法比较传统，数据仅仅局限于行为学及量表评估的结果，且准确率一般，本项目致力于将多种复杂脑电生物学信息可以作为精神病发病危险度预测器的数据源，真正将客观生物学数据纳入分析系统，并尝试和大数据分析结合，提升风险预测的准确性和客观性。最后——"精"，本预测模型的另一个重要贡献是将预测结果实现了个体化，即模型的目的不是组间差异，而是对一个个高危患者而言实实在在的风险度，这和传统的组间分析研究有很大的差异，一旦成型则更有利于临床转化，该模型还将风险度进一步细化为风险权重，更有利于临床实践中对高危患者实施精细化管理，并提供更具有靶向意义的早期干预临床路径。

"早""准"和"精"三大特点使 AI 应用于这一特殊群体具有以下三大创新性。

研究着力点：在一个项目中主要针对的是精神病临床高危者这一特殊队列研究，随访临床高危者可以将精神病发作的全过程连续起来，这样在较短的时间窗口内获得对精神病全病程风险的系统观察和监控，这是一种创新。我们相信本研究是我国第一个针对精神病高危状态疾病发作的最关键关口的研发预测工具，为我们提供有关精神病发作过程脑卒中风险评估和干预更加实用的临床工具。

主观指标 *vs* 客观标记：基于脑电客观生物标记指标系统地探讨可预测精神病转化和疾病进展的特征。与其他全球性长期随访研究（两项）以及那些没有进行生物学标志检测的研究相比，我们提供的精神病相关风险模型更加可靠和客观。

预测算法创新：项目组首次将机制驱动和大数据驱动结合引入精神病发病预测中，用机制驱动模型实现预测的合理性，用大数据的处理能力实现预测的准确度，进一步将各种神经相关信息标记降维，拟合复杂信号，应用深度学习和随机矩阵理论，构建预测风险的算法，使科研数据更好地服务于临床。

本项目的创新点主要体现在理论体系、技术体系、服务流程和管理方法等四个方面。

（1）理论体系：项目关注精神病患病风险的早期识别，填补了国内外精神病早期预警工具缺乏的空白。本研究将成为重性精神病障碍领域病前有效识别的典范案例。

（2）技术体系

1）项目引入脑电生物学客观标记和机器学习大数据分析方法，构建精神病发病危险度预测模型。这一创新突破了传统计算方法的局限，利用客观生物学数据提升风险预测的准确性和客观性。

2）项目采用机制驱动与大数据驱动相结合的预测算法，利用深度学习和随机矩阵理论构建预测风险的算法，使科研数据更好地服务于临床。

（3）服务流程

1）项目实现预测模型的个体化，更有利于临床转化。模型不仅关注组间差异，还关注个体患者的风险度，有利于临床实践中对高危患者实施精细化管理。

2）项目将风险度细化为风险权重，提供更具靶向意义的早期干预临床路径，有利于精神病高危患者的精准干预。

（4）管理方法

1）项目以精神病临床高危队列为研究对象，系统观察和监控精神病全病程风险，为精神病发作过程中的风险评估和干预提供实用临床工具。

2）项目基于脑电客观生物标记指标系统地探讨可预测精神病转化和疾病进展的特征，提供更可靠和客观的精神病相关风险模型。

总体来说，本项目在理论体系、技术体系、服务流程和管理方法等方面的创新，使 AI 应用于精神病高危患者具有"早""准"和"精"的特点，为精神病领域的研究与临床实践提供了新的方法和工具。

（七）经验总结

本项目应用旨在解决精神病患者早期识别、精确预测和精细化干预的问题，通过研究和实施，我们在理论体系、技术体系、服务流程和管理方法等方面取得了一系列创新成果。在此，我们总结项目实施的体会、可借鉴点和给其他医院的建议。

（1）实施体会

1）跨学科合作的重要性：本项目涉及精神医学、脑电生物学、大数据分析等多个领域，跨学科合作为项目的顺利实施提供了有力支持。在未来的研究中，我们要充分发挥各领域专家的优势，加强合作，共同攻关。

2）数据质量的关键作用：高质量的数据是精确预测和精细化干预的基石。在项目实施过程中，我们注意保障数据的质量和完整性，为模型的构建和优化提供有力支持。

3）临床需求的指导作用：本项目始终以临床需求为导向，关注精神病患者早期识别、精确预测和精细化干预的问题。我们要在未来的研究中，进一步关注临床需求，为患者提供更好的服务。

（2）可借鉴点总结

1）项目关注精神病患者早期识别，以前期的精神病临床高危队列数据为基础，为重性精神病障碍领域的病前有效识别提供了典范案例。

2）项目引入脑电生物学客观标记和机器学习大数据分析方法，结合深度学习和随机矩阵理论，构建精神病发病危险度预测模型，提升风险预测的准确性和客观性。

3）项目实现预测模型的个体化，关注个体患者的风险度，有利于临床实践中对高危患者实施精细化管理，提供更具靶向意义的早期干预临床路径。

（3）给其他医院提建议

1）建立多学科合作机制：为了更好地推动精神病预测和干预工作的开展，各医院应建立跨学科合作机制，发挥各领域专家的优势，共同攻关。

2）加强数据质量管理：医院应重视数据质量管理，确保数据的质量和完整性，为模型的构建和优化提供有力支持。

3）关注临床需求：在开展精神病预测和干预工作时，医院应始终以临床需求为导向，关注患者的实际需求，提供更好的服务。

4）深入开展科研工作：医院应继续加大科研投入，积极探索精神病早期识别、精确预测和精细化干预的新方法和技术，为患者提供更有效的治疗手段。

5）开展培训和宣传：医院应加强对医护人员的培训和宣传工作，提高他们对精神病早期识别、精确预测和精细化干预的认识和技能，提升整体医疗水平。同时，通过宣传活动，让更多患者和家属了解精神病的预防、诊断和治疗知识，增强社会对精神病患者的关爱和支持。

通过本项目的实施，我们深刻认识到精神病早期识别、精确预测和精细化干预的重要性。希望通过团队的努力，为精神病领域的研究与临床实践提供更多可借鉴的经验，促进精神病患者的早期识别、疾病进展的精确预测和患者得到更有效的干预，为提高患者生活质量和社会福祉作出贡献。

六、基于 BIM 的医院布局优化提升医疗服务效率

（一）应用场景概述

医院名称：上海市第一人民医院

场景类别：智慧服务

场景名称：基于 BIM 的医院布局优化提升医疗服务效率

关键词：楼宇信息建模（BIM）；优化楼层布局；功能定位；医疗服务效率

场景摘要：本研通过将楼宇信息建模（BIM）系统与先进算法相结合，优化医院的楼层布局与功能定位，旨在提高医疗服务效率和患者就诊体验。项目立足于深入分析医院运营数据，包括患者就诊路径、设备的使用状况、医护工作流等，这些数据被精准录入 BIM 系统中，构建起详尽的医院三维信息模型。通过实时数据分析和机器学习算法，实现模型的实时动态优化，进而达成高效医疗服务流程，优化患者就医体验。

（二）目的

在信息技术的推动下，医疗服务领域正在加速发展。BIM 作为一项前沿技术，其在医疗行业中的应用前景尤为广阔。BIM 技术不仅能够创建建筑物的数字化模型，还能够对建筑物的使用寿命进行全周期管理。该技术的引入旨在通过数字化转型，实现医院布局和服务流程的科学化、精细化管理，以期解决传统医院设计中存在的诸多问题，如资源分配不均、流程设计不合理、应急响应能力不足等，从而显著提升医疗服务质量和效率。

本研究的目的在于探索 BIM 技术在医院建筑规划、建设及运营管理中的具体应用方法，优化医院的空间布局和内部流程。通过构建医院的三维信息模型，可以使医疗人员对建筑空间和医疗设施的使用情况一目了然，进而在资源配置和流程设计上做出更为合理的调整。

BIM 技术提供的三维模型和数据分析能力，可以帮助医院管理者在现有基础设施的框架下，进行科学的空间重新规划和流程重组，从而无须大规模建设就可以提升服务能力。不仅如此，医院是一个动态变化的复杂系统，各种突发事件可能导致医疗需求的急剧变化。BIM 技术能够提供灵活的空间和资源调整方案，帮助医院迅速

响应突发公共卫生事件，如传染病疫情等，确保医院在危急时刻能够发挥最大的服务能力。

本研究的目的通过BIM技术的应用，推进医院建筑和服务流程设计的现代化，解决传统医院在空间规划和流程管理上的不足，提升医院应对复杂情况的能力，最终实现医疗服务效率和质量的全面提升。

（三）难点

在数字化转型过程中，医疗服务流程的复杂性带来了诸多挑战。首先，如何将繁复的医疗服务流程准确而高效地数字化并集成至BIM模型，需要技术实力与创新能力，其次，医疗服务流程中涉及诸多变量，如医护人员的工作模式、设备的使用频率等，必须通过深入研究和精确建模予以综合。最后，医院运营的动态性要求BIM系统能够灵活响应并及时更新建筑模型，这不仅需要先进的算法支持，还需要对医疗服务流程的深刻理解。

（四）解决方案与实施方法

在现代医疗服务环境中，创新科技的融入已变得尤为关键，因为科技不仅能提升医疗服务质量，还能显著提高效率。医院内部的楼层布局与功能分区面临诸多挑战，包括服务流程的不畅、空间利用的低效以及不尽如人意的就医体验等。

在实际应用场景中，首步深入研究并理解医疗服务流程的各个环节，搜集了大量医院运营的相关数据，包括空间利用率、患者流动模式、关键医疗流程等，设定BIM实施的具体目标，如缩短患者等待时间、优化资源配置等。数据的收集与分析为建立医院的三维BIM模型提供了坚实基础，展示了医院的物理建筑结构，同时包含了各科室的功能定位以及医护和患者的移动轨迹。

接着，引入了机器学习算法，根据实时数据，动态地调整和优化医院的三维模型。通过算法收集的实时数据，能够清晰地展示哪些区域的使用频繁、哪些使用较少，哪些流程效率高、哪些需要改进。基于这些信息，可以对医院的楼层布局和功能定位进行优化及精细调整。例如，将使用频率高的设备或部门布局在更方便的地方，将流程效率低的部分进行改造，以提高医疗服务的效率和质量；在急诊科室的布局设计中，通过BIM技术模拟患者从入院到接受治疗的全过程，以发现并改善可能的瓶颈环节，减少患者等待时间，提高急救效率。

最后，考虑到医院运营状况会随时间以及医疗技术的演进而变化，BIM系统实施后持续监测BIM在医院运营中的效果，并根据反馈进行必要的调整和改进。因此，BIM系统不仅会依据现有的数据来进行实时优化，还会基于对未来数据的预测来进行预先调整，不断地适应和优化，以确保医院布局和服务流程能够适应未来的变化，进而持续提升医疗服务的整体效率和质量。

（五）应用成效

实施该方案后，医院的空间利用效能及服务流程得到了显著的优化与提升。通过BIM系统优化的楼层布局，不仅提升了医护人员的工作效率，还实现了患者的就诊流程的顺畅化。这一进步不仅提高了医院的运营效率，也极大地改善了患者的就医体验。此外，通过实时更新的三维模型，医院管理者对医院的运行状态进行精确把控，从而进行更科学的决策和管理。

（六）创新点

医院构建了一个BIM技术在医疗服务中的应用模型（图3-3-7），将算法与BIM系统相结合，利用机器学习等技术动态调整医院的建筑模型，通过详细地分析医疗服务流程，将这些流程数据化，并通过算法将这些数据反映到BIM系统的三维模型中，大幅提高了医院的空间使用效率和服务流程。

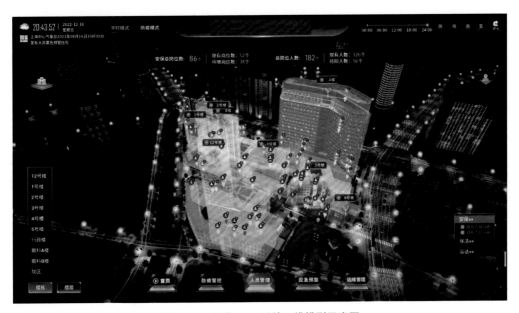

图 3-3-7　医院 BIM 系统三维模型示意图

（七）经验总结

在应对挑战的过程中，认识到BIM系统在医疗领域的应用不仅需要跨学科的知识储备，包括建筑学、数据科学及医疗服务管理等，也需注重患者隐私与数据安全的维护。尽管BIM技术在优化医疗服务效率方面显示出显著潜力，但其所面临的挑战同样不容忽视。因此，该领域仍需持续地研究探索与实际应用验证。

七、全预约及资源统筹的医技检查

（一）应用场景概述

医院名称：上海市第一人民医院

场景类别：智慧服务

场景名称：全预约及资源统筹的医技检查

关键词：医技检查；医疗服务；预约优化；资源统筹

场景摘要：在医院医疗服务中，医技检查是不可或缺的环节。然而，目前大型医院面临的问题是如何优化医技检查的预约模式，以充分利用医疗设备资源并缩短患者的等待时间。基于此进行了深入研究和实践，旨在通过创新技术和管理模式改善此情况。围绕医技检查预约流程，研发核心算法与关键技术，提出了一整套可应用、可拓展、可推广的信息系统与管理模式。研究结果表明，通过这些预约模式的应用，医疗服务的效率得到了显著提升，患者的就医体验也得到了改善。

（二）目的

医技检查是医院医疗服务的重要组成部分，也是医院的重要医疗资源。目前，国内大型医院普遍关注优化医技检查预约模式，从而充分利用医疗设备资源，缩短患者的等候时间。

对患者而言，只有诊断、检查、治疗的时间才是增值的医疗服务时间，缩短患者的医技检查时间，本质上是缩短患者在检查前的等待时间，其意义包括：一是门诊检查或术前检查所占用的时间将影响到患者下一步的入院时间、确诊时间、手术预约时间等，直接关系到患者接受治疗的最佳窗口期；二是在医技检查过程中，患者因等待时间过长会造成焦虑的心理，对于检查效果、医患沟通产生不良的影响；三是医技检查的等待让大量患者积聚在医院，增加了医院空间资源负荷。

本项目以患者医技检查预约等候时间缩短和医技检查设备工作强度平衡为目标，在预约排程过程中充分考虑不同患者的需求、不同检查项目的特殊要求（如空腹、前置药物准备）、不同检查项目的开展时间与地点、检查设备工作强度的均衡性等因素，以最适配的模型算法得出最优化的排程结果，为每个患者提供科学合理规划的检查顺序，同时也确保每个医技检查设备的工作强度平衡高效。

（三）难点

（1）医疗多重因素的复杂性：医疗服务是多元化的，涉及各种各样的患者需求、检查项目特殊要求、时间限制和地点考虑。每个患者的体质、疾病和需要的检查方法都有所不同。因此构建一个既能够满足广大患者群体，又能考虑到各种细微差异的系统是非常复杂的。

（2）设备工作强度的平衡：医疗设备常需要高投资，因此必须高效运用。如何调度设备以确保其不过度使用而降低使用寿命，同时又不因闲置而浪费资源，是一个巨大的挑战。

（3）患者的动态变化：每天患者的需求和病情都会发生变化，导致患者的检查需求也随之改变。为了应对这种动态变化，预约系统必须有足够的灵活性，以快速重新调整预约时间和资源。

（4）人员协调和调度：医疗团队包括医生、护士和技术人员，他们的工作时间、休息和培训都需要考虑。确保他们都在恰当的时间、地点为患者提供服务，是一个复杂的人力资源管理问题。

（四）解决方案与实施方法

（1）基于多目标动态规划模型的医技检查预约排程系统：多目标动态规划模型将不同维度点阵资源和规则冲突进行向量化，旨在为患者提供最优化的检查预约时间。分析检查预约规则，开立检查后，系统根据开立项目医技排班号源信息选择最早的时间进行预约。针对检查项目的差异性，设置基础预约规则信息知识库，基础预约规则知识库主要包括预约规则知识库、预约排班知识库；各医技科室排班管理员以预约排班基础知识库为基础，根据每台设备的项目种类、服务人次、门诊住院服务量，不同周期内患者数量，进行排班维护，生成多配置，自由度高的分时段预约排班。

最终得出的排程结果统筹兼顾了不同患者的需求、不同检查项目的特殊要求（如空腹、前置药物准备）、不同检查项目的开展时间与地点、检查设备工作强度的均衡性等因素，为每个患者提供最优化的检查预约时间。

（2）统一的检查预约与陪检调度模式：医院运送人员主要是负责患者的陪检，是医院物资运送，标本传递的主体，全天24 h为医院服务，是医院运行环节中不可或缺的一部分；其运送的及时性与规范性直接影响医疗的安全。将实际问题转化为三阶段供应链调度问题，将患者返回病房的时间总时间最小化，即尽量减少全部完成的总到达时间。通过精准时间数据、精准位置，让陪检人员，及时了解每项运送任务具体时间节点，合理规划安排检查路线，原先调度承担的接收任务、优先排序、派工跟踪等工作转变为由系统辅助完成，避免了工作流在中心调度处卡顿等情况。运用统筹兼顾的基本思想，对错综复杂、种类繁多的工作进行统一筹划，合理安排各项事务。利用科学的分解方法，推导出确保目标实施的主要工作有哪些，进而通过对这些主要工作进行分类，作为陪检服务分类的实际依据，从而通过各纵横指标分析后，提高整个陪检工作服务。

统一的检查预约与陪检调度模式实现将所有检查项目的预约时间与陪检运送服务等资源纳入同一平台进行协同调度。全院住院患者的检查任务按规则优化排程，并根据患者陪检要求（如护理等级、自主行动能力），分派陪检服务人员、运送推车或推床，安排最优的检查时间顺序。

（3）构建了基于支持向量机AdaBoost集成的回归预测模型学习库：通过医院真

实运行数据的反馈，利用 SVM 集成学习的显著优势，针对门诊患者的医技设备预约排程问题提出一种基于 AdaBoost 的 SVM 集成算法，解决门诊患者医技项目检查排程的时间预测问题。

系统将排程结果与实际效果（如患者实际等候时间、设备的实际闲置率）进行对比验证，持续学习迭代，从而更为精准、快速的人工智能预约排程提供技术积累（图3-3-8）。

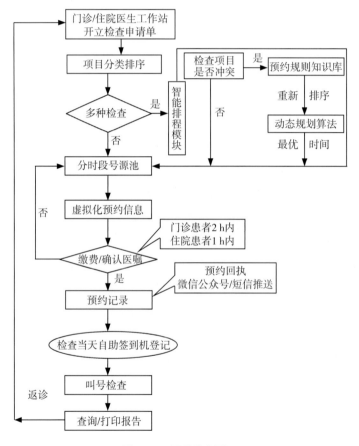

图 3-3-8　预约流程图

（五）应用成效

新型模式的预约系统，取得了良好的成果。CT 类检查平均等候时间由 3.2 d 缩短为 1.7 d，超声检查平均预约时间由 6.2 d 缩短为 3.7 d；与此同时患者就诊时长由 5.1 h 缩短为 2.2 h。住院平均住院日由 6.40 d 变为 5.01 d。在统一的检查预约与陪检调度模式下，住院患者平均术前待床日为 2.12 d，平均住院日由 6.4 d 变为 5.01 d。

"智能预约"的应用，颠覆了传统预约流程，简化了患者的预约流程，尽量安排在同一天内完成检查，减少了患者的往返次数，大大提高了患者满意度。与此同时，提供优化了医技科室资源配置，提高了科室工作效率，取得了良好的效益。

（六）创新点

（1）个性化预约系统：在大多数医院，预约系统往往是固定的，很少能根据患者的具体需求进行调整。而我们的多目标动态规划模型，首次实现了为患者提供个性化的检查预约时间，完全根据他们的需求和检查要求，提供最优服务时间。

（2）统一调度模式：以往不同的检查项目和资源往往有各自的调度和预约方式。现在将其整合到一个平台上，打破了部门之间的壁垒，使资源的调度和利用达到了前所未有的高效。

（3）数据驱动决策：在医疗领域中大量数据被浪费或未被充分利用，引入基于支持向量机 AdaBoost 集成的回归预测模型学习库，利用数据进行决策，从而提供更为精准和高效的预约排程。

（4）患者体验优化：在系统中患者不仅可以更快地完成检查，还能在等待时间中获得更多的舒适和便利。一站式的预约和调度服务，减少了患者在各个部门间来回奔波的时间和精力。

（5）自动预约模式：打破"开单－付费－预约"的传统流程，开启"开单即预约，付费即生效"的新型自动预约模式。自动预约，采用的是先锁号，付费生效的模式，患者需要在指定时间内，完成付费，若未能付费，系统会智能释放号源，同时会以短信或公众号消息的形式推送预约失效信息给患者，通知患者进行付费改约。

（七）经验总结

本项目将运筹学算法和信息技术相结合，实现了现代信息技术在卫生管理中的深度应用，以动态规划算法，以及检查知识库作为建立智能医技自动预约的基础，有效改变医技检查预约服务模式，于医院优化医技检查预约流程具有示范性标杆作用。

第四章 精准医学前沿技术在基层健康服务中的应用

快速老龄化和沉重的双重疾病负担决定我国必须坚持以基层为重点，提供整合型卫生健康服务。随着工业化、城镇化和人口老龄化进程的加快，我国居民生产生活方式和疾病谱也发生了重要的变化，相关费用压力加大。为提高个人健康福祉、提升社会人力资本、减轻老龄化背景下的医疗和照护负担，都要求我们必须基于基层提供基于人的全生命周期的精准健康服务，必须完善基层医疗卫生服务体系，基层前沿创新科技的应用为建立完善基层健康服务体系提供了巨大的发展潜力。

第一节 理想的基层健康服务体系及前沿创新科技带来的潜能

一、理想的基层健康服务体系

从世界卫生组织的指南和全球多国的共识来看，基层医疗健康服务应具备以下4个特点：一是主动连续的签约服务，体现连续性和契约式服务；二是关口前移的医防融合服务，体现服务的整合性和综合性，并提供具有成本效益的适宜技术；三是个性化定制，能够精准回应全生命周期的多项服务需求；四是服务体系的良好整合与协调，包括横向上与其他机构的良好协调（如第三方检验机构、老年护理），纵向上在不同层级医疗机构间的基于需求的转诊机制。在老龄化背景下，随着失能半失能人数的增加，居家上门医疗服务也越来越受到重视，能够提供上门服务和居家医疗也成为重要的基层服务特点。

（一）主动连续的签约服务

主动连续的契约式服务是基层医疗健康服务发展的一个重要方向，旨在通过建立稳定的服务提供者与服务接受者之间的合约关系，以提高服务的连续性和个性化，从而更好地满足居民的健康需求。这种服务模式应该具有以下几个特点。①主动性：以家庭医生为核心的基层医疗健康服务团队应主动服务，对社区居民进行健康教育、疾病预防和健康促进活动，而不仅是被动地等待患者来访。这包括定期的健康检查、疾病筛查以及针对特定人群（如老年人、儿童、孕产妇等）的健康管理和干预计划。②连续性：服务不仅要在患者患病期间提供，更要在疾病预防、治疗和康复的每一个阶段都能提供连续的支持和干预。这意味着基层医疗机构需要通过电子健康记录系统等手段，实现对患者健康状态的长期跟踪和管理。③契约式服务：通过完善落实现有的家庭医生签约服务，与居民签订服务契约，明确双方的权利和义务，提供个性化、定制化的服务。这种契约可以基于个人或家庭的健康需求来定制，确保服务提供的针对性和有效性。④全面性：基层医疗健康服务应覆盖健康促进、疾病预防、治疗和康复等各个方面，形成一个全方位的健康服务体系。这要求基层医疗机构能够提供一站式服务，或与其他医疗机构建立紧密的合作关系，以满足患者多样化的健康需求。⑤团队协作：为实现好的签约服务基层医疗健康服务的提供应当是一个多学科团队协作的过程，包括家庭医生、护士、公共卫生专家等，他们共同参与到健康管理和疾病治疗的全过程中，以实现最优的健康结果。⑥信息化：利用现代信息技术，如电子健康记录、远程医疗服务等，提高服务的效率和质量。信息化可以帮助实现患者健康信息的共享、服务的持续性管理以及医疗资源的合理分配。⑦社区参与：鼓励和促进社区居民的参与，建立社区支持网络，促进健康知识的普及和健康生活方式的形成。社区参与可以增强服务的接受度和满意度，形成良好的健康文化。

（二）关口前移的整合型服务，体现医防融合理念

在我国双重疾病负担下，提供医防融合的整合型卫生服务是降低疾病整体负担、提升卫生投入宏观绩效的重要方式。提供整合型服务需要将包括健康促进、疾病预防、治疗和临终关怀等在内的各种医疗卫生服务的管理和服务提供整合在一起。根据健康的需要，协调各级各类医疗机构为病患提供终身连贯的服务。不仅关注疾病的治疗，还注重健康的促进、疾病的预防和康复。它包括了预防、早期诊断、治疗、康复和长期护理等多个环节。将个体置于服务的核心位置，关注个体的整体健康需求和权益，提供个性化、全面的医疗和健康关怀。需要不同领域的合作，包括医疗、公共卫生、社会福利、教育等，以确保提供全面的健康服务，涵盖了从基层到专科、从社区到医院等不同级别的服务，以满足不同层次、不同需求的人群。同时，还需确保个体在不同环节、不同服务提供者之间的无缝连接和信息共享。

（三）个性化定制，精准回应全生命周期的健康需求

基层医疗和健康服务系统应当能够针对个人从出生到老年的整个生命过程中出现的各种健康需求提供准确、及时、个性化的医疗和健康服务。这里的"全生命周期"强调的是从婴儿、儿童、青少年、成年到老年各个阶段的健康需求，而"精准回应"则意味着服务需要根据个人的具体健康状况、生活习惯、遗传特点等因素来定制，以

达到最佳的健康管理和疾病预防效果。因此，基层医疗健康服务覆盖个人生命周期中的所有阶段，从婴儿期的预防接种、儿童期的生长发育监测，到成年期的慢性病管理和老年期的健康维护。

（四）服务体系的良好整合与协调

为实现上述所提及的医疗服务的全面性、连续性和高效性服务体系的良好整合与协调，需要各级医疗机构、医疗服务提供者以及相关卫生管理部门之间的有效沟通、协作和资源共享。一是不同级别的医疗机构之间，包括基层医疗机构、社区医疗机构、中级医院和综合性医院等，在医疗服务的转诊、转运、病案信息交流等方面实现顺畅衔接。二是各级医疗机构和卫生管理部门之间建立健全的信息交流机制，实现医疗信息、病例信息、卫生数据等信息的共享，为决策提供科学依据。三是根据实际需要和地区特点，合理配置医疗资源，确保医疗服务的覆盖面和可及性，避免资源的浪费和不均衡分配。四是不同专业的医护人员之间、医疗机构与公共卫生部门之间的协作，促进医疗服务的多学科融合，提高诊疗水平和服务质量。

在我国推进分级诊疗的背景下，需要继续各级医疗机构之间建立有效的转诊转运机制，保障患者在不同医疗机构之间的顺畅转诊，并确保诊疗信息的连续性和完整性。调整医保支付方式和报销比例，鼓励患者按照分级就诊的原则，减轻患者医疗费用负担。建立完善的卫生信息平台，实现各级医疗机构之间的信息共享和数据互通，为医疗服务的整合与协调提供技术支持。加强对各级医疗机构的监督管理，确保医疗服务的质量和安全，推动医疗机构之间的协作和资源共享。建立合理的利益分配机制，确保各方利益得到平衡和保障，避免大医院带来的虹吸效应。

（五）居家上门医疗服务

在老龄化背景下，失能半失能老人出行就医负担很重，居家上门医疗服务已经逐渐成为一个趋势。家庭是成本最低、最便捷的医疗场景。居家医疗使患者能够在自己的家中接受医疗护理和治疗，避免了去医院或诊所排队等待的不便，且在熟悉的环境中，患者更容易遵循治疗计划、恢复活动和康复锻炼，有助于加快康复速度。相对于住院治疗，居家医疗通常更经济。

基层健康服务内容（图 4-1-1）应该涵盖从健康教育、疾病预防到常见疾病诊治、慢性病管理、妇幼保健、老年人保健、急救与应急处理、精神卫生服务、康复护理、家庭医学服务等一系列内容，以满足社区居民全面的健康需求，包括以下内容。

（1）健康教育与促进，向居民提供健康教育，包括健康知识、生活方式指导、预防保健等，促进公众健康意识和健康行为的形成。

（2）疾病预防与筛查：实施疾病预防措施，包括疫苗接种、传染病防控、慢性病筛查等，提高社区居民的健康水平。

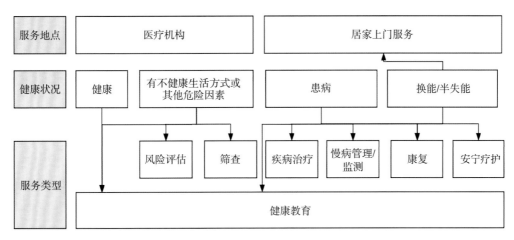

图 4-1-1　理想的基层医疗健康服务内容

（3）常见疾病诊治：对常见的轻微疾病和常见病、多发病进行初步的诊断和治疗，开展常规的检验检查。

（4）慢性病管理：对慢性病患者进行长期的监护和管理，包括高血压、糖尿病、心脏病等的诊断、用药指导、定期随访等。

（5）妇幼保健：提供孕产妇产前检查、婴幼儿健康检查、计划生育服务等妇幼保健服务。

（6）儿童保健：提供儿童健康监测、生长发育评估、疫苗接种、常见儿童疾病诊治等服务。

（7）老年人保健：提供老年人健康评估、慢性病管理、日常护理等服务，帮助老年人维持良好的生活质量。

（8）急救与应急处理：提供常见急救措施和处理方法，如心肺复苏、止血处理、急性中毒处理等，应对紧急情况。

（9）精神卫生服务：提供心理健康咨询、心理治疗等服务，帮助居民解决心理健康问题。

（10）康复护理：对康复期患者进行康复评估、康复训练、康复指导等，帮助患者恢复功能。

（11）家庭医生服务：提供家庭医生签约服务，为居民提供长期的全面医疗服务，包括健康管理、疾病治疗、居家安宁疗护等。

（12）社会医疗服务：协调社会资源，提供社会福利服务、社区康复、残疾人康复等服务，满足居民多方面的健康需求。

二、我国基层健康医疗服务存在的问题和面临的挑战

尽管我国政府在财政上投入巨大，出台了许多支持政策以推进基层健康医疗服务的发展，旨在实现全民健康的愿景，但追求这一目标的过程中仍面临诸多挑战，随着医疗需求的日益复杂化，基层医疗机构在技术、管理和服务模式上的创新仍然滞后，难以满足居民对高质量医疗服务的期待。

（一）医疗服务和公共卫生服务割裂明显且质量不高

推进基层机构签约医生服务是近年来旨在强化医防融合、健康管理以及服务模式创新的重点政策，但在实际操作中，尚未对签约医生的责权利形成有效的制度支撑。受限于服务能力、激励机制和信息系统等因素，签约医生提供主动服务与健康管理还有明显短板。这导致慢病管理效果欠佳，以高血压为例，根据两项具有全国代表性的研究，其知晓率（32% 和 47%）和控制率（10% 和 15%）均较低，人群筛查和临床护理均存在短板且割裂明显。这也导致中国的高血压入院率（每 10 万人 490 例）远高于经济合作与发展组织（OECD）的平均水平（平均每 10 万人 95 例）。

（二）服务模式仍以"等客上门"为主

当前基层医疗健康服务模式仍相对被动，主要依赖于患者在出现健康问题后主动寻求医疗帮助，而不是主动提供预防性健康服务或进行健康宣教活动，导致很多可预防的健康问题未能得到及时干预，更多是对已经出现的健康问题进行反应和处理，而不是通过主动的健康管理和预防措施来减少疾病的发生。

（三）基层医疗机构人员服务能力有限

主要体现在以下几个方面。

（1）基层机构专业人员的学历和资历水平较低：2018 年，社区卫生服务中心 25% 的医生和乡镇卫生院 42% 的医生学历低于大专。自 2011 年发布全国医学研究生教育改革以来，家庭医生的培训已成为全国的优先事项。中国合格的家庭医生人数增加了两倍（从 10 万增至 30 万）。然而，这些合格的家庭医生仍然只占中国初级卫生保健机构所有执业医生的一小部分（从 2011 年的 4% 增至 2018 年的 13%）。

（2）基层机构专业人员的在职培训存在很大差距：中国的基层机构专业人员每年必须参加继续医学教育项目并获得一定学分。然而，据原国家计划生育委员会报告，2016 年，超过 1/3 的初级卫生保健机构的医生、护士和公共卫生专业人员没有接受过继续医学教育。原因在于没有时间参加培训，而且培训内容贫乏、培训师不合格，无法满足他们的需求。此外，尽管各学术和专业机构发布了大量指南和共识声明（例如，关于高血压，至少有 5 份临床指南和来自 14 个机构的 13 份共识文件），但缺乏针对基层的整合型服务（含预防服务）的权威性指南，也使人才队伍培训面临掣肘。

（3）合格的全科医生短期内培养难度也很大：对标理想的基层健康服务愿景，全科医生有很高的能力要求，包括广泛的知识面（内科、外科、妇产科、儿科等），综合的技能要求（包括临床和预防等多种服务），这需要长期的系统培训和实践经验积累，通常需要投入数年的时间和大量的精力。加上我国全科医生的职业发展路径相对于专科医生相对模糊，职业吸引力还不足，基础薄弱，压力就更大。

（四）居家上门服务受到较大制约

①医疗资源不足：居家上门医疗服务需要有足够的医疗人员和医疗资源进行支持，但目前中国的医疗资源仍然相对不足，导致难以提供居家上门服务。②激励机制不健全，收费缺乏明确的标准：居家上门医疗服务通常需要投入更多的人力、物力和时间成本，但由于目前医疗服务的收费标准较低，使医疗机构和医护人员对于提供此类服务的积极性不高。③监管政策不明确：目前对于居家上门医疗服务的监管政策相对模糊，相关管理规定不够完善，缺乏统一的标准和规范，使医疗机构和医护人员在提供此类服务时存在法律风险和责任不清的问题。此外，关于执业地点等法律法规限制也尚未取得突破。

（五）各层级医疗机构间协调机制尚不健全，职责区分不清、信息不能打通问题尤其突出

各级医疗机构之间的信息沟通不畅，相关健康诊疗信息无法相互联通，导致患者转诊过程中信息丢失、信息不准确的情况较为普遍，影响了患者就医的顺畅程度和诊疗效率。转诊流程较为复杂，手续烦琐，耗时长。各级医疗机构之间的协作互动相对不足，缺乏有效的合作机制和沟通平台，导致在医疗服务、病例交流、技术培训等方面存在合作不畅的问题。整体而言，上级医院对基层还存在虹吸效应，职责区分不清的问题仍然很突出。

三、前沿创新技术带来的新机遇

针对上述基层存在的短板弱项，前沿创新技术带来了新的解决方案，尤其是人工智能、大数据、云计算等前沿科技的广泛应用，彻底提高基层医疗健康服务的质量和效率迎来了前所未有的机会。通过整合这些创新技术，不仅可以优化医疗资源分配，提高疾病预防、诊断和治疗的精准度，还能为医护人员提供决策支撑，优化管理模式，减少对人员能力培训的依赖，并提升人员培训效率。

（一）优化服务模式

（1）技术可引领医疗服务模式由中心化向分布式转变：我国医疗服务模式的转变同技术发展息息相关，一定程度上而言，技术正催生着医疗服务模式从中心化走向分布式。传统医疗以医院为中心，所有的诊疗、购药、支付、后续复诊等过程均需在

医院内完成；互联网医疗阶段已可以在线上完成诊疗全流程，但各主体间的信息互通较差，较为割裂，整体呈现网格化；而未来理想的智慧医疗模式，将会拓展更多场景，真正实现"健康管理全周期、服务延伸无边界"。由此可见，医疗服务场景正在从大型医院、社区医院、家庭医生、药店逐步过渡到居家，数字化医疗服务的普及和监测技术的革新，正在赋能基层医疗和普通百姓，真正有效助力实现分布式医疗模式。

（2）促进个性化医疗，实现主动连续的签约服务，精准回应全生命周期的健康需求：医生将能够根据患者的基因、生活方式和医疗历史提供高度个性化的治疗建议。个性化医疗的目标是根据患者的独特特征（如基因信息、生活方式、环境因素和医疗历史）来定制治疗和健康管理方案，从而提供更加精准和有效的医疗服务。而在大数据和人工智能的帮助下，可以处理和分析海量的健康数据，包括医疗记录、遗传信息和实时健康监测数据。这些技术能够揭示健康和疾病之间的复杂关系，预测疾病风险，以及优化治疗方案。

（3）居家上门医疗服务的能力和可能性大幅提高：数字健康技术、移动互联网、人工智能、远程监控设备和物联网技术的快速发展，使医疗服务提供者能够在患者家中提供与传统医院相媲美的医疗服务。这些技术使远程诊断、健康监测、电子健康记录管理、个性化治疗计划的制订和执行变得可能。

此外，通过大数据分析和机器学习，更好地预测疾病的风险，并采取预防措施，能够更好地体现预防导向，体现医防融合的理念。

（二）提高服务能力

医疗机构间、医疗机构与公共卫生机构间的医疗信息共享，上级机构可以通过远程医疗直接参与诊疗，并减少烦琐流程和重复性工作，将相当一部分疾病预防和管理工作融入医疗服务过程中，这些都能够直接提升基层健康服务能力。临床辅助决策对提升能力和效率都有好处，通过临床诊断治疗、健康管理的临床路径、技术指南，提升基层服务能力。

（三）提升管理效能

前沿创新技术同样可以作用于行政管理部门，有助于发挥以下功能。①优化配置：充分发挥平台聚资源、促配置作用，实现医疗健康数据等资源立体打通、多点互动，改善医疗资源空间分布不均衡、医疗资源配置不合理局面。②数据共享：通过平台实现个人健康档案的授权调阅服务，构建个人动态健康档案，进而实现不同医疗机构间的数据信息共享、互通，有助于解决医联体、医共体信息互联互通和数据共享难题。③智能监管：提高医保智能化监管能力和监管效率，通过搭载人工智能处方审核系统，有效杜绝大处方、重复开方、不合理开方等，依托数字化溯源手段，有效遏制过度医疗、欺诈骗保等行为。④业务协同与激励机制：通过数字化手段赋能，建立医疗机构、医生等多元主体的利益共享和激励机制，更好地调动不同主体的积极性。

第二节　优化服务模式

对居民而言，可以更加方便地获得全生命周期服务，提高服务可及性，跨越地理和财务障碍，通过远程医疗、移动健康应用程序和远程监测，向农村或偏远地区以及未充分服务的人群提供医疗服务。增加预防性服务和健康管理服务，可穿戴设备、移动健康应用程序和远程监测能够帮助跟踪患者的生命体征和行为，允许早期发现潜在的健康问题并及时进行干预，减少住院需求，降低医疗保健成本。数字健康工具可以教育和吸引患者，赋能患者，促进自我护理、自我管理和遵守治疗计划，最终达致更好的健康结果。具体应用场景如下。

一、为上门医疗服务提供技术支撑

（一）居家医疗健康设备

当前的基于家庭的健康医疗设备种类较多，共同构成家庭健康系统（图 4-2-1），其主要功能包括对普通人群的日常检测，对智障、残疾、传染病等特殊人群的特殊监测，对老年人群的摔倒报警，对行动不便无法送往医院进行救治病患的视频医疗，对慢性病以及老幼病患的远程照护，还包括自动提示用药时间、服用禁忌、剩余药量等智能服药系统等。家庭成员通过操作线下的外部设备，可以从手机终端查阅或处理反馈信息，得知自身或家庭成员健康情况。此外，手机终端的数据还可以通过互联网同步至医院，家庭成员可以利用手机终端与医院进行信息交流。

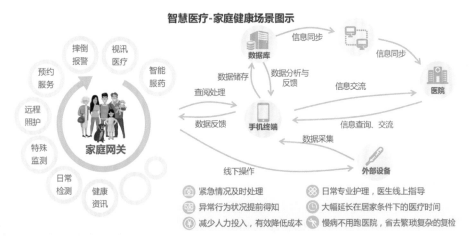

图 4-2-1　居家智慧医疗场景及其功能

资料来源：艾瑞咨询《2022 年中国医疗科技行业研究报告》

（1）智能可穿戴设备：智能可穿戴设备是指对日常穿戴物品，运用摄像头、传感器、芯片等科学硬件，通过软件支持和云端控制进行数据交互的设备。当前可穿戴终端多以手机辅助设备出现，其中以智能手表 / 手环、智能耳机和智能眼镜最为常见，健康监控、运动追踪为最主要的功能。智能穿戴设备行业的下游是应用，根据目前市场应用状况，针对不同的产品形态、产品功能、应用场景，智能穿戴设备发挥着不同的作用。按形态分，可以分为头戴式、手戴式、服饰类，按照功能分类，可分为健康监测、运动追踪和综合智能终端类，前者主要通过传感装置对用户的健康状态及运动情况做出记录与评估，大部分需要与移动终端进行连接来将信息反馈给用户。按照应用场景分类，可分为专业医疗和商业消费类。

随着技术的发展，智能可穿戴设备可以监测的指标越来越多。心电、心率、血氧、运动检测等运动相关的功能已经发展到一定阶段，智能穿戴设备的传感器技术应在健康领域持续深挖迭代，为居家健康监测提供更大的可能性。利用可穿戴设备通过传感器实时检测生命体态数据变化的功能，发挥其体积小巧、穿戴灵活、功能性强的优势，除了帮助老年人及其家属随时了解他们的呼吸、心率、血氧、血压、血糖、睡眠质量等状况外，其强大的数据信息收集和储存功能，也可为老年人日常生活中的医疗就诊提供有效可靠的数据参考。目前，可穿戴医疗设备已细分出健康监测、筛查、诊断、治疗、干预等类别，包括华为、苹果、亚马逊、小米、歌尔、乐普、OPPO、VIVO等品牌，主要应用于健康监测、疾病治疗、远程康复等方面。

（2）家用医疗器械：家用医疗级智能器械指适用于家庭使用的智能医疗器械，区别于医院用的医疗设备，家用医疗设备具有操作简单、体积小巧、携带方便等特点。医用级指拥有 NMPA 医疗器械注册证，根据其智能化水平，可分为三个阶段：一级阶段是在软件支持下实现传输、记录；二级阶段是针对单一数据进行分析并根据波动进行预警；三级阶段是针对患者各种生命体征综合判断患者健康状态，并反馈指导性建议等功能。

目前，家用医疗器械可分为检测类、治疗类和康复类。检测类包括电子体温计、血糖仪、血压计、心电监测仪、脂肪测量仪、血脂测试条、血糖测试条、尿酸测试条、幽门螺杆菌检测试纸、采血针等，治疗类包括磁疗仪、理疗仪、呼吸机、制氧机、雾化器、煎药器、助听器、睡眠仪、视力改善器材、气血循环机、疼痛按摩工具、真空拔罐器等，康复类包括康复训练器、功能椅、功能床、支撑器牵引器、矫形器、防压疮床垫、轮椅、拐杖、卧床护理器械、翻身器等。

家用医疗设备不仅小巧便捷、易于使用，也具备基本的预防诊断和保健康复功能。有数据显示，70% 左右的小型医疗器械已拥有家庭版。据 36 氪数据，很多老年家庭至少配置了 2 ~ 3 件家用医疗设备，帮助老年人群日常进行检测预防和保健养生。与传统的水银体温计、气囊血压仪、木质按摩滚筒等传统设备相比，智能化的家用医疗设备无疑为医学知识欠缺的老年人群开辟一种简便快捷、科学安全的操作路径，提升用户体验的同时，也为日后市场开拓提供前提条件。

当前，受到追捧且对基层提供健康服务有助力的家用医疗设备为以下三类：

一是血糖血压检测与慢病管理服务。高血压、糖尿病管理是基层的重要工作内容。各大家用医疗设备供应商陆续加码布局血糖、血压赛道，旨在提升其检测系统的渗透率和市场规模，覆盖更多的老年家庭。当前，市面上已有动态血糖监测系统，可以实时动态监测血糖。部分厂商也会通过"硬件＋软件＋服务"模式拓展 OCT 检测业务，提供更全面的糖尿病预防、管理的整体解决方案。还有一些厂商选择 ToB 模式，由社区医疗卫生机构为患者提供相应服务，极大助力了慢病管理服务的开展。

二是家用检验检测试剂，助力患者在基层医师的指导下及时诊疗。随着疫情防控的常态化，新冠病毒抗原检测试剂盒也被应用在居家场景中。作为日常核酸检测的补充，这一方式有助于检测的分级分流，缓解检测资源紧张。相比现行的核酸检测方式，抗原检测操作简单，结果反馈快速，不占用医护资源、检测仪器和场地的同时，可以避免检测时人员聚集带来的风险。因此，对于一些行动不便、失能失智或者无人照护的老年人来说，居家进行新冠病毒抗原自测无须专业知识，安全性较高，节省时间和精力。除新冠外，当前，甲流、乙流、支原体等病原体都可采用家用检验检测试剂检测，为上门服务提供了更好的支撑。

三是可打造智能化家庭医疗场景，为医生上门服务和远程服务提供依托和支撑。除医疗器械厂商外，海尔、松下等家电企业也开始研发生产可进行健康管理、辅助治疗康复的家用医疗设备，如医用制氧机、静音雾化器、血压计等。以海尔为例，其结合老年人群居家场景下的生活习惯和健康诉求，推出智慧吸氧、智慧血压、智慧按摩等全方位健康服务。海尔血压仪可随时监测老人血压数值，并上传云端以供家属实时掌握，预防健康风险。部分厂商开始搭建一体化的健康监测智能产品，推动智慧家庭医疗场景的建设。例如，和信康医疗研发了一款集合 5 项内置医疗模块，通过蓝牙连接传输的一体化心脑健康检测仪，老人们通过一台体脂秤就可同步完成血压、心电、血氧、血糖、体温、体脂 6 项基础参数的日常检测和数据同步，可覆盖大多数家庭的健康管理场景。二是得益于智能家居互联的发展，医疗设备已逐渐嵌入现代家居的场景之中。日本 Seraku 公司曾基于 MGSS 专利技术，开发出支持触摸操作、内设健康管理系统的智能健康镜，提供智能健康监测、语音助手、智能交互等功能。对于出行不便、行动受限以及不适合穿戴医疗设备的老年人来说，智能健康镜只通过手指，就能帮助他们精准测量血压、血氧、心率等身体数据。在与智能秤等智能设备连接之后，便可以同步完成体重、体脂、胆固醇、血糖、尿酸等健康指标的检测和评估。基于检测所生成健康评估报告，智能健康镜可通过语音助手，帮助老人进行健康管理和服药提醒，甚至可以绑定私人家庭医生，条件允许的情况下可实现远程医疗诊断。

四是家用监测设备，帮助基层医生监测重点群体情况。基于物联网的智能床垫等家用设备，由物联网平台技术＋无线智能床垫＋体温标签＋物联网数据采集引擎＋可视化管理软件组成，可以对患者的压疮、心率、呼吸率及体动翻身、在离床等数据进行动态实时连续的采集、分析统计，通过物联网接入到平台，平台将接收到的体征数据进行标准化转化，可实现床位监测、异常事件实时报警提醒，还可通过对患者体征、翻身等情况进行连续监测与分析，全面评估患者的压疮风险，提供压疮相关护理绩效和敏感指标数据。这些数据可以据此为失能老人提供更加精细化的服务。此外，毫米波雷达人体跌倒检测器等整体居家设备都能协同发挥这一功能。

（二）小型便携医疗设备及巡诊设备

现有的小型便携医疗设备及巡诊设备等可移动的具有实时数据传输功能的设备，可以用于提升家庭医生工作效率，还可为偏远山村的巡诊服务提供支撑。

（1）便携的家庭医生签约服务支持：智慧家庭医生工作站可为监管、签约、履约的服务提供硬件和软件支持。硬件设备包括随访包、公卫一体机、手机、家医PAD、查体车等。软件系统嵌入硬件设备中，主要功能是实现健康数据的采集、上传、存储、分析以及反馈。

1）随访包：配备工作Pad、身份证读卡器、血压计、血糖仪、血氧仪、额温枪及体脂秤等便携式医疗设备，能够实现电子签约、常规检查和常见病诊断等功能，同时能够将相关数据同步上传至家庭医生云平台，平台通过人工智能运算，反馈分析结果，为家庭医生医疗决策提供参考。

2）公卫一体机：提供快速心电监测、血糖血压监测、体质辨识等服务，居民通过公卫一体机能够查询健康档案、自测健康状况。所有公卫一体机都与数据管理平台连通，实现数据共享。

3）手机APP：推出电子签约、免费问诊、健康档案查询、健康教育等功能，签约居民可以在线签约、在线问诊、在线评价服务、在线学习等，家庭医生也可以完成在线随访、健康监测等。

4）家医Pad：作为家庭医生的移动办公室，携带方便，功能齐全。家庭医生通过Pad可以实现签约管理、履约管理、会诊管理、健康管理等功能。

5）查体车：配备医疗常规设备，如B超机、血生化、血常规、尿常规及心电监测仪等，其应用场景主要为家庭签约服务、公卫查体服务、专项查体服务（两癌／艾滋病／肿瘤筛查等）、远程医疗诊断及健康管理等。

（2）巡诊车及村医巡诊设备箱（图4-2-2）：可以实现检测数据实时传输的小型

便携的医疗设备包括心电图、便携超声、血液检测、影像检查、肺功能仪等；部分地区已经开始试点使用村医巡诊设备箱，配备读卡器直接与健康档案关联，巡诊包里的设备可以开展必要的检查；实时出结果并将结果传输至卫生院，为诊疗提供支撑。

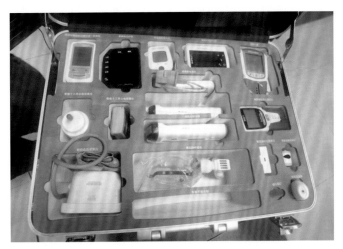

图 4-2-2　村医一体化智慧巡诊箱

（三）提升上门服务效率

（1）通过信息实时传输可提升机构整体服务效率，可采用护士上门，医生远程提供诊断和治疗建议：例如，护士上门时携带的可穿戴设备或移动医疗设备可以实时收集患者的生理数据（如心率、血压、血糖等），并通过安全的网络即时传送给远程医生。医生可以通过接收到的实时数据进行远程诊断，并基于这些信息提供治疗建议。通过视频通话或其他远程沟通工具，医生能够指导护士现场进行必要的医疗操作或解答患者的疑问，使诊断和治疗更加准确和高效。

（2）优化上门路线，提高上门医疗服务的效率：采用智能路线规划软件或算法，如基于 AI 的优化工具，可以根据预约时间、地理位置、交通情况等因素，为上门服务人员规划最优路线。这不仅能减少护士和其他医疗人员的移动时间，也能提高服务覆盖范围和效率。通过分析服务需求的时间分布和地理分布，结合人员技能和专长，使用人力资源管理系统进行优化配置。例如，对于需要特殊护理或治疗的患者，可以安排具有相关专业技能的医疗人员上门服务，以确保服务质量。建立动态调度系统，根据实时情况（如突发紧急情况、服务延时等）调整人员安排和路线规划，确保资源的有效利用，并提高对紧急需求的响应速度。

二、主动的健康管理服务

（一）数字化健康管理应用程序（APP）

利用现代数字技术能力，对人群的健康危险因素进行全面的监测、评估与后续干预，力图从"治已病"向"防未病"发展。基于全程覆盖的理念，围绕健康管理手段与生物医学技术、信息化管理技术等应用创新，致力于实现面向健康和亚健康人群、慢性疾病患者群、康复期人群等不同群体的全生命周期健康管理服务，从而促进全民健康。提供的服务内容包括：营养方案、复诊方案、居家护理/养老、健康教育和健康促进、生活方式管理（提醒和监督）、慢性疾病管理、就医需求管理、康复服务、智慧养老等（图4-2-3）。

■ 数字化健康管理服务内容

服务内容	保健预防健康促进	生活方式管理	慢性疾病管理	就医需求管理	康复复健	智慧养老
健康/亚健康人群	✓	✓				✓
慢性疾病人群	✓	✓	✓	✓		✓
康复期人群	✓	✓		✓	✓	✓

图 4-2-3　数字化健康管理服务内容

资料来源：艾瑞咨询

（二）数字疗法（digital therapeutics，DTx）

通过数字疗法开展慢病管理可有效提高患者慢病管理的可及性与依从性。主要通过为患者提供循证治疗干预以预防、管理或治疗疾病。因其自身特性，主要被应用于治疗干预措施较多、有相关临床指南、需长期管理、患者依从性较低的相关疾病，如精神疾病、内分泌与代谢疾病、神经系统疾病等。这一疗法需要获得医疗器械审批。目前，数字疗法在全球尚处于发展初期，通过监管审批的数字疗法数量并不多，美国和德国是审批最为积极且具备一定政策支持的国家和地区。

数字疗法可以解决以下患者痛点，提供个性化治疗，提高生活质量及降低就医成本。①提高可及性：绝大部分数字疗法基于移动互联技术，患者可以随时下载使用数字疗法，极大地提高了医疗服务的可及性。②提高慢病管理的依从性：治疗效果不佳的主要原因在于患者依从性不佳。数字疗法可以通过数字技术主动提醒患者，并通过界面改善、患者教育以及激励机制等多个维度提高患者依从性；并在必要时引入人工干预，有效提升了患者依从性。③提升用户体验：相比前往医院就诊需要经历长途跋涉和拥挤排队的不便，数字疗法可以使患者在家中获得咨询并接受治疗，用户体验大幅提升。此外，数字疗法可以为精神和认知健康状况方面的患者提供更好的隐私保护，使其就医体验提升；从而提高此类患者寻求治疗的概率，并减少因病耻感导致的患者自觉美化病情对医生判断的误导。通过与硬件的结合，数字疗法比以往更加轻松地实现对用户基本数据的采集和分析，并基于数据驱动为用户提供个性化的治疗方案。

（三）健康教育和健康行为干预

通过人工智能和机器学习，基于患者当前的健康档案和健康信息，预测疾病风险，自动生成可以操作的健康管理方案（含药物、营养、运动处方等）。通过大数据分析，基于患者信息的连续性比对，在输入新信息后自动对比，发现潜在的健康趋势，改进疾病管理策略，以及优化卫生服务的交付。通过聊天机器人等工具，可以实现健康信息的精准传播、情感陪伴，发挥虚拟健康助理的作用，发挥知识库的作用，从而进一步提升健康教育的针对性。通过移动互联网、沉浸式体验技术、健康管理平台，开展药物依从性管理和健康行为干预。基于监测的患者的健康数据、提供健康教育和自我管理工具，以及提醒患者服药和追踪病症。增强患者的参与度，帮助管理慢性疾病，提高整体健康。

（四）智能康复服务

智能康复服务，特别是元宇宙和虚拟现实技术在认知功能康复训练中的应用，为在基层批量化开展阿尔茨海默病等认知障碍治疗、肢体康复等都提供了新的可能性。这些技术通过创造沉浸式的虚拟环境，能够模拟现实世界中的复杂场景和活动，为患者提供定制化和互动性强的康复训练。

（1）定制化训练环境：根据患者的具体症状和康复需要，设计个性化的虚拟环境和训练任务。例如，为阿尔茨海默病患者设计记忆训练游戏，通过重复的记忆练习帮助他们提高记忆力。利用 VR 技术，可以创造各种生活场景（如超市购物、家务活动等），这些场景可以帮助患者在安全无压力的环境中练习日常生活技能，提高生活自理能力。

（2）提高参与度和动机：VR 和元宇宙提供的是互动性强的环境，可以通过游戏化的元素提高患者的参与度和训练动机。例如，通过完成虚拟任务获得奖励，患者更有可能持续参与训练。沉浸式的体验有助于提高患者的注意力和集中度，使训练效果更加显著。同时，这种体验还可以减少患者的焦虑和抵触情绪，使康复过程更加顺畅。

（3）实时反馈和进度追踪：VR 系统可以提供即时反馈，使患者了解自己在训练中的表现和进步。这种反馈对于调整训练计划和方法具有重要意义。通过收集和分析患者在虚拟环境中的行为数据，医疗专业人员可以更好地监测患者的康复进度，及时调整康复方案。

（4）安全和无障碍：对于行动不便或存在跌倒风险的患者，VR 提供了一个安全的训练环境，患者可以在不真正面临风险的情况下进行训练。VR 和元宇宙技术允许患者在家中进行康复训练，为那些交通不便或居住在偏远地区的患者提供了更加方便的康复服务渠道。

第三节　提高基层服务能力

一、辅助医生决策

（一）临床辅助决策系统

通过综合分析包括海量患者的临床数据、诊疗效果和医疗费用等历史数据，依托人工智能算法开展疾病危重程度评估与分级分类分析，获得疾病的致病因素和严重程度结果，形成专病治疗决策模型，确定个性化的疾病诊疗指南、临床路径和干预措施，可帮助医生确定对个体最有效和最具成本效益的治疗方案。得益于大数据技术对非结构化数据分析能力的日益加强，临床决策支持系统（decision support system，DSS）在大数据分析技术的帮助下变得更加智能。例如，可以使用图像分析和识别技术识别医疗影像数据，或者挖掘医疗文献数据建立医疗专家数据库，从而为医生提出诊疗建议。基于大数据分析，开发具有预防性、预测性和可参与性的个性化医疗诊断辅助工具，可将诊断辅助工具直接集成到医疗信息系统，在诊疗过程中为临床医务人员提供治疗方案的参考建议。这样，一方面可以减轻医务人员对疾病诊疗需要进行大量循证分析的工作负担；另一方面可以减少人为因素干扰，弥补年轻医务人员知识经验不足造成的影响。临床决策支持系统的应用可有效拓宽临床医生的知识减少人为疏忽，帮助医生提高工作效率和诊疗质量。考虑到当前我国基层医疗机构尤其是农村和偏远地区基层医疗能力不足的现状，这一作用显得尤为重要。据疾病知识库和现有临床路径（还可加入健康教育、营养、运动处方）构建决策支持系统，根据病历信息、患者症状、体征、检验检查结果，给出建议或相应参考。

例如，灵医智惠临床辅助决策系统通过学习海量教材、临床指南、药典及三甲医院优质病历，基于百度自然语言处理、知识图谱等多种 AI 技术，打造临床辅助决策系统，用以提升诊疗质量，降低医疗风险。该系统也可以帮助医院端与产业端在诊疗场景共建最前沿、最灵活、最精准的规范化诊疗路径。基层"爱助医"通过辅助决策将优质医疗知识下沉到基层，嵌入基层医疗全场景、各环节，助力政府分级诊疗的推进，目前已经服务 3400+ 基层医疗机构。

（二）检查检验辅助诊断

AI 在医学检查检验领域的应用正在迅速发展，提供了强大的辅助诊断功能，特别是在影像学、病理学、基因组学和临床检验等方面。AI 辅助诊断系统通过深度学习和其他机器学习技术，能够分析大量的医学数据，帮助医生做出更准确、更快速的诊断。通过 AI 即可实现影像检查阅片、心电图阅读和异常发现，在必要时可直接转诊，也可将相关检查结果直接传递至上级医疗机构，提升转诊效率。

二、提升区域协同

（一）区域一体化健康服务平台

通过底层数智能力构建具有系统性、整体性、协同性的整合型医疗卫生服务体系，提供高效、连续、便捷的医疗服务，优化就诊转诊流程，促进优质医疗资源下沉。促进不同层级的医院及服务主体之间相互合作、突破边界、降低成本，以寻求最佳的资源组合，实现有限医疗资源的优化配置。纵向整合的目标为实现区域分层医疗卫生服务体系的一体化，建立区域医疗服务领域新型的竞合关系。这要求医疗机构间要素的分配与整合，以服务对象为中心实现分级诊疗，在三级医院、二级医院及基层卫生机构不同主体之间实现人员、信息、职能、医保等方面的整合。横向整合的目标为防治结合、多元发展，实现慢病管理、康复护理等服务与价值产出。这需要在同一级别医疗机构间实现各种要素流动，整合慢病管理、健康护理等能力，"已病"与"未病"两手抓。侧向整合的目标是充分调动各方资源及能力，以政府主导、市场驱动的方式盘活整体医疗卫生服务体系，由政府前期对市场进行培育和催化，为医疗服务领域开展市场竞争创造条件，同时与市场机制相结合，以平衡公共利益与各相关者的利益。

上级医院与基层医疗卫生机构共同构建筛查体系，提供单病种的全流程闭环防治服务。以台州市预防阿尔茨海默病为例，台州市依托医联体，将筛查环节下放到基层，由社区提供早期认知障碍筛查服务，通过 MMSE、MoCA、声纹、脑电图等新型无创、方便操作且测试时间短的检测手段（图 4-3-1），在社区广泛实施。通过与妞诺科技合作，以妞诺科技自主研发的"妞诺脑电云"为依托，利用新技术平台串联起健康管理全流程，构建起城市脑健康全时空预防体系（图 4-3-2）。并以此为基础，进一步基于院内、院外疾病管理诉求，构建起覆盖多场景的标准化慢病管理服务模式，以及全域范围的专病全流程解决方案平台，提高疾病知晓率，让健康管理始于零级预防。据此，在需要时，由基层提供筛查服务，脑电结果可直接上传至相应的临床科室，由医院的人员读图，从而提高筛查效率和准确性。在确定筛查结果后，再继续由基层提供康复和认知能力培养活动，实现各级医疗机构间的更好合作，也为探索脑健康的干预路径提供了模板。

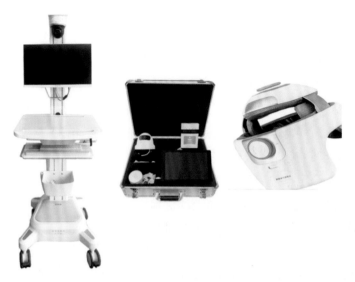

图 4-3-1　台州市基层认知障碍筛查工具

资料来源：调研时由该医疗机构提供

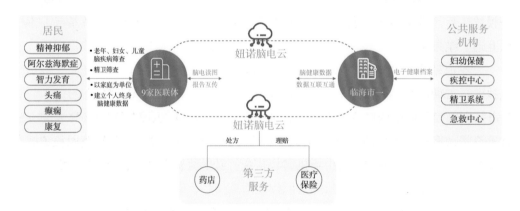

图 4-3-2　台州市脑健康城市"三化"体系

资料来源：调研时由该医疗机构提供

（二）智能云平台

（1）通过智能云端构建健康共同体：通过智能云平台增强资源共享是当前科技进步和信息化背景下，提升公共服务效率和资源利用率的重要途径。重要的云平台分为四类，涉及用药、检查、管理和服务，天津市的数字健康共同体就是其中典型的例子。

天津微医总医院（天津微医互联网医院）牵头、协同全市 267 家基层医疗卫生机构共同组建天津市基层数字健共体。2020 年 4 月，基层数字健共体建设全面启动，通过落地"云管理""云服务""云药房""云检查"这"四朵云"平台数字化赋能基层，提供诊前、诊中、诊后全流程医疗和健康维护服务。

1）"云管理"：打通了全市各级医疗机构的各类信息系统，实现各类数据互联互通，推进医疗卫生信息共享，促进基层数字健共体内各类医疗服务纵向贯通融合，实现不同医疗机构间预约挂号、双向转诊、远程会诊、远程培训、远程教学等多项功能。目前已初步实现基本医疗、基本公卫、家医签约等系统的数据互联互通。

2）"云服务"：发挥家庭医生"健康守门人"作用，集中受理居民提出的家庭医生签约、上门入户特需医疗服务、建立家庭病床、"互联网＋护理"等服务需求，按照全市统一医疗质控标准，依居民签约属地网格管理，为居民提供多形式、多层次、多样化的中西医结合医疗护理和健康管理服务。

3）"云药房"：引入"互联网＋药品保障"服务模式，使全市基层医疗卫生机构和二、三级医疗机构药品目录有效衔接，延伸基层慢病管理和长处方工作制度，通过强化处方点评和监管、处方外流、现代物流配送药品、用药指导等方式，解决基层医疗卫生机构药品保障不足、使用不规范等问题，满足社区慢病患者多样化用药需求。

4）"云检查"：通过搭建云影像中心、云心电中心、云检验中心等区域医疗共享中心，分阶段逐步覆盖所有基层医疗卫生机构，推进"基层检查、上级诊断"的服务模式。目前投用的云巡诊车、云巡诊包已初步统一基层检测能力，实现检验信息互联互通、结果互认。

天津市基层数字健共体云平台聚集各成员单位 2800 多名家庭医生在健共体内多点执业，首期以 21 家三级医院和专科医院为重点，打通基层预约上级号源绿色通道。T 市基层医疗卫生机构以往供应药品品种平均不足 400 种，通过"云药房"平台，遴选补充居民有需求的药品种类，涵盖 1560 个品种，品规数达 2785 个，目前已累计为居民提供 177 万余张处方服务，送药到家 12 万余次，优化处方 8.8 万余张，专业用药指导 1.7 万余人。

（2）解决单体机构药品配备和检查检验能力问题：除天津市的案例外，对于偏僻地区和偏远农村，"云药房"和"云检查"意义更加重大，这些地区基层医疗机构分布较为分散，用药需求量小，在药品配置上不能讲求"大而全"的模式，要想能够有药品的统一管理，这一方式对保障用药需求意义重大。

"云检查"的意义还在于：一是构建云端服务＋设备共享的模式，避免机构间的"军备竞赛"和资源配置的浪费。二是构建影像联合体，解决基层有设备没有人的问题。目前，很多地区都有政府投资配备的 DR 设备，但"机器好配，人难配"。目前，我国医学影像数据的年均增长率约为 30%，而放射科医师数量的年均增长率约为 4.1%，放射科医师数量的增长远不及影像数据的增长。基层缺人、医师培养周期长、设备闲置等问题困扰着资源本就匮乏的基层医疗机构。2017 年，开始有企业（翼展医疗集团）在银川市第一人民医院打造宁夏首家远程影像诊断平台。该平台依托三甲医院的设备和技术，为基层医院提供远程会诊、远程阅片服务，主要连接县级医院、乡镇卫生院、民营医院等。基层医院拍片后将图像上传云端。中心专家再调阅图像，书写诊断报告，将诊断报告反馈回基层卫生院。对于心电图、X线等检查结果，部分乡镇卫生院工作人员可能并无相应解读能力，通过云端直接上传，由第三方检验机构或由上级医疗机构直接解读，并给出报告结果，比起培养乡镇卫生院工作人员而言，效率更高，可行性也更强。三是建设独立影像中心，解决基层医疗机构的单个医学检验需求量小、缺乏检验设备、专业人才不足的问题。对检查检验需求不大的基层机构，为保障服务的全覆盖，基于云端的独立影像中心可发挥重要作用。

（3）基于物联设备＋人工智能的远程医疗服务，由上级医院医生帮助提升能力：一是基层医生拿不准时可直接请求上级医院帮助；二是由人工智能实现自动监测预警，在发现需要干预的信号时（如智能心电设备），由上级医生直接作出诊断。

三、提高工作效率

（一）数字疗法（医生端）

医生可以将相应数字疗法作为重要的诊疗和慢病管理工具。这比单纯患者端自行使用更加具有针对性和有效性。对于医疗服务机构来说，数字疗法主要可以提升服务效率、患者满意度及数据采集及辅助能力，并降低服务成本。通过各种数字技术的采用，数字疗法可以极大地提高医疗服务的可及性，在适当的时候提示医生主动干预，并进一步通过提升单次医疗服务的效率或扩大服务能力的方式，进而提升医疗服务机构的服务效率。例如，采用某一系统管理糖尿病患者，数字疗法可实现通过物联网获取指标信息，自动同步到医生端，系统自动研判，对管理情况较好的患者，由系统自动管理，对管理情况不好的患者，系统将相关情况推送给医生，由医护团队进行管理。对于情况危急的患者，还可以发送警报提醒。提供这一类基于数据驱动的个性化诊疗并基于医学原理和数据分析模型为医生提供辅助诊断功能，从而提升医疗服务机构的诊疗效率，在同样条件下服务更多的患者，从而实现了服务成本的降低。数字疗法可以更加方便地获取患者在院外的健康信息数据；同时，可实现健康信息的连续不间断采集。这将极大地补足医院对患者院外数据的匮乏，从而更好地实现预防－诊疗－康复的全程管理。此外。数字疗法所采集的信息涵盖患者生理、心理、生活方式、自然环境等多个维度，可为临床科研提供更多真实世界数据，从而提高行业对疾病的认知与科研能力。

（二）智慧家庭医生签约服务

通过数字化手段实现无纸化签约和电子健康档案建立，减轻负担。无须填写纸质资料，签约和建档同步进行，节约资料填写时间，减轻家庭医生工作负担。签约居民通过手机也能够方便快捷地查询签约服务协议内容，还能帮助签约居民及时地履行各项义务及费用。在服务内容方面，通过多端口的健康数据共享，实现上门服务、预约服务、在线问诊、健康档案查询、绿色通道转诊、就医全程跟踪指导等一系列服务，使签约居民获得最佳的就医体验。在健康管理方面，家庭医生利用物联网技术对签约患者健康数据状况进行实时管理，做到高频数据采集，实时监控，实现"第一时间预防及第一时间治疗"。同时，智慧家庭医生能够通过大数据来科学地制订健康管理计划，对管理周期，相关内容及成效等多个方面进行个性化制订。针对签约用户的个人健康状况，结合季节、温度、疾病流行情况等，通过家庭医生综合服务管理系统云平台的数字化手段，提供个性化健康教育和健康咨询等。因此，智慧家庭医生在服务手段、服务内容、服务质量等方面都优于传统家庭医生，使服务更加智能化、便捷化、高效化，大幅增加了居民的获得感。

通过大语言模型（如 ChatGPT）等减轻行政工作负担，实现工作的合理分担。大语言模型，如 ChatGPT，可以在医疗行业中扮演重要角色，尤其是在减轻医务人员的行政负担、优化工作流程和提升医疗服务质量方面。①自动化病历书写和规范化门诊记录：通过与电子医疗记录系统集成，大语言模型可以自动生成病历摘要，包括患者病史、诊断、治疗计划等，减少医生手动输入的时间。根据最佳实践和医院标准，指导医生完成规范化的门诊病历记录，确保信息的完整性和准确性。②减轻低水平重复内容的工作负担：大语言模型可以回答患者的常见问题，如药物副作用、疾病预防措施等，减少医生和护士在解答常规咨询上的时间投入。AI 可以帮助整理和归档医疗文档，包括患者档案、检查报告等，提高信息管理的效率。③提供基层医生的助手：在收集患者病史和初步检查结果后，大语言模型可以提供初步的诊断建议，帮助基层医生快速定位问题。模型还可以根据最新的医疗指南和研究进展，提供治疗方案的建议，帮助医生做出更加科学的决策。④实现工作层级和工作量的合理分工：通过识别任务的紧急程度和复杂性，大语言模型可以帮助自动分配任务给适合的工作人员，如护士、社工等，确保高效利用每个人的专业能力。AI 可以提供定制化的培训材料和教育程序，帮助医疗人员更新知识和技能，提高整体医疗团队的专业水平。

四、助力医生培训

一是利用 VR 和 AR 技术，全科医生可以与虚拟病患互动，模拟不同的疾病场景和诊疗过程，提升诊断和沟通能力；通过 AR 技术，全科医生可以学习和练习如何使用各种常见的医疗设备，如心电图机、血压计等。二是人工智能和机器学习，帮助全科医生快速诊断常见疾病，提供治疗建议和药物推荐，提升诊疗效率；根据医生的学习需求和实际情况，定制个性化的学习路径，提供最需要的知识和技能培训。三是大数据分析，利用大数据技术，更好地管理和分析患者数据，了解患者的健康趋势和风险因素，提供更精准的预防和治疗方案；了解社区健康状况和疾病分布，制定更有效的公共卫生策略。四是通过在线学习平台参加持续医学教育课程，保持专业知识的更新，且在线平台提供虚拟病例讨论功能，全科医生可以与同行分享经验和观点，提升临床思维能力。五是通过远程医疗技术，全科医生可以与专科医生合作，进行远程会诊，提升诊疗能力；同时，可为患者提供在线咨询服务，提高服务覆盖面和便利性。六是使用生物传感器和可穿戴设备，实时监测患者的健康状况，提供个性化的健康建议和预防措施；更好地管理和监测慢性病患者的病情，及时调整治疗方案。七是利用模拟患者和角色扮演，全科医生可以练习与患者及家属的沟通技巧，提高医患关系和患者满意度，并模拟应急情况，如心肺复苏、急性过敏反应等，提升应急处理能力。

第四节　提高监管部门管理能力

一、自动化决策系统

（1）通过 AI 搭建智能风控：借助 AI 能力可甄别骗保行为，加强医保风险控制。医保基金场景中，欺诈、侵占、挪用、重复报销、制度衔接等违规现象一直是打击和监管的重点。国家政策一直要求各地根据欺诈骗保行为特点变化完善监控规则、细化监控指标和智能监控知识库，提升智能监控效能。利用 AI、大数据等技术，解决医保风控中"监管智能精细化及全流程化""动态监测实时化"等问题，还有各类医保科技企业在 AI 平台上搭建风险控制模型，能够以更为高效更为精准的方式挖掘数据之下的骗保行为；部分医疗信息化类企业则利用计算机视觉进行医患行为分析，如易联众开发的智能视频监控可通过 AI 对住院行为、门诊行为、门特诊疗行为、高频高额检查行为、健康理疗行为、药店购药行为、门特购药行为等相关行为进行自动化的分析、监管和预警，能够有效打击医院、定点零售药店、持卡人的欺诈骗保问题，实现基金监管从人工抽单审核向大数据、AI 智能监管转变。

（2）完善对家庭医生和基本公共卫生服务的过程监管：智慧家庭医生能够利用数字化手段实现数据采集及共享，大幅提高了政府监管部门的数据采集效率，监管部门能够第一时间掌握签约对象数量与构成、服务质量、健康管理效果、签约居民基层就诊比例等情况，有利于各级卫生健康行政部门推进对家庭医生服务情况考核评价工作。而且智慧家庭医生通过云平台建立政府监管部门与签约用户及医生的快速沟通渠道，有利于处理家庭医生相关的各项投诉及建议。

（3）大数据挖掘，了解本辖区、管理的居民的主要健康问题、需要干预的环境健康因素等。通过数据挖掘，识别辖区内主要的健康问题，如慢性疾病的高发率、传染病的暴发等。评估特定的环境因素（如空气污染、水源污染）对公共健康的影响，确定需要干预的环境问题。及时发现潜在的传染病疫情风险。基于数据分析结果，制定针对性的公共卫生干预措施，如改善环境卫生、推广健康生活方式、提高疾病防控能力等。实施干预措施后，持续监测健康和环境数据，评估干预效果。

（4）药房管理、供应链安全、药品、耗材的智能追溯，以及良好的医疗质量控制系统。

（5）通过数字孪生技术＋人工智能，对现有数据进行虚拟仿真模拟，评价改革、措施的效果和改进方向。

二、支撑激励机制落地

（1）衡量健康结果：借助于 AI 能力延伸保险服务范畴，可通过加强患者健康管理的方式减少治疗环节带来的保费支出。已有创业公司通常选择赋能慢病管理这一路径与药企、保险公司进行合作。以鹰瞳科技为例，基于视网膜 AI 的健康风险评估帮助保险代理人进行业务推广，同时融入保险公司的核保方式中，制定更加个性化的健康保险方案。具体而言，鹰瞳科技通过定期给受保人进行 AI 健康风险评估，及时反馈健康信息，可以很好地评估受保人健康干预的效果，对受保人起到健康促进的作用，做到高效精准的健康管理，对保险公司来说也能够及时发现风险做好应对，实现患者与保险公司的"双赢"。对于这类数据的积累和方法的积淀，加上可以更加全面生成健康结果评价指标体系，通过既往的数据虚拟患者，生成对照组，用以评估工作带来的健康绩效变化，同时精准把握指标变化趋势，用以为"健康结果付费"提供支撑。

（2）优化绩效考核，完善激励机制：依据按劳分配的原则，调动家庭医生工作积极性。家庭医生服务费主要由签约居民、医保基金及基本公共卫生服务经费三方承担。而家庭医生服务费作为家庭医生签约服务主要的收入部分之一，其家庭医生团队薪酬分配，主要遵循按劳分配的基本原则。智慧家庭医生利用信息化技术对考核的各个指标及流程进行数据化处理，使考核方式更加简便及合理。信息化技术在方便考核过程的同时，使家庭医生考核制度能够有效地进行下去，体现了薪酬分配公平、公正及公开的基本方针。同时，智慧化、智能化的 AI 系统，还可以更加精准地为医生的工作量、工作成果画像，从过程、效果等进行全面评价，生成新型绩效评价模型。

三、提升数据共享安全性

通过数据报告和分析，有助于更好的疾病预防和公共健康改善，帮助识别趋势，追踪疾病暴发，并为公共健康政策提供信息，使在人群水平上的干预更有效和有针对性。

第五节　助力医学科技发展

基层医疗卫生机构在医学科学发展中主要承担数据收集和数据集成、精准医学和前沿创新技术应用、效果反馈作用。

一是发挥海量数据优势。基层应该是居民全面健康情况的"管理者"和"守门人"（含传染病和慢病），电子病历、物联设备、诊断筛查、智能监测等，都会生成大量数据，这些是精准医学发展的重要基础。

二是技术应用及反馈。技术发展的路径和曲线，技术的不断优化，模型的更新迭代和不断调整，需要使用端的良好反馈，基层可以承担这一功能。

第五章　精准医学发展的支撑体系研究

第一节　精准医学发展的伦理与数据隐私

一、精准医学发展的伦理研究

如今，精准医学已在世界各国迅猛发展，为医疗护理带来了巨大的变革和潜力，给人类带来了极大的健康福祉。然而，精准医学在某种程度上是一种基于大数据的医疗范式与实践体系，随之而来的伦理和数据隐私问题也需要得到充分的重视和解决，以确保精准医学的可持续发展并维护个体的权益和隐私。

（一）精准医学伦理问题与挑战

（1）知情同意：知情同意是生命伦理学的一个核心原则和标准，被视为保护患者和受试者的有效武器，其原则是"充分告知""完全理解""自主选择"。但是，在精准医学研究和临床实践中，要做到"准确"知情和"真正"同意却很难。在精准医学中，医生和患者往往需要面对由于基因变异、环境因素和其他未知因素引起的不确定性。由于知情同意书内容往往冗长复杂，一般医生难以准确全面地告知，患者或受试者理解信息的能力不一，加上信息的告知也可能给患者造成伤害等原因，"充分知情"这一要素基本无法实现。精准医学面对的既是患者或受试者个人，也是具有遗传或地缘相似性的群体，如果只征求个人同意，则可能置群体于风险之中。再者，研究者在未来可能对收集的数据再次进行挖掘研究以产生新的用途，而此时再一一征求数据源产生者的同意不具现实操作性，受试者在这个过程中往往不知不觉地失去了控制自身数据的权利，这些都成为"同意"的障碍。

（2）资源分配：精准医学的发展也引发了关于医疗资源配置的公平性和社会正义的问题。精准医学的应用可能导致更高的成本和技术需求，从而可能加剧医疗资源的不平等分配。某些群体可能由于经济条件、地理位置或文化因素的限制而无法享受精准医学的好处。在精准医学实践中，需要确保数据的广泛代表性，加强在少数群体和弱势群体中的研究和数据收集，以避免将精准医学变成一种只服务于少数人群的特权医疗。大数据技术的发展使精准医学中各项数据可存储至网络平台或云端，同时与第三方实现共享进行不同目的的研究，此时出现了权益在数据提供者、数据分析机构、与数据使用机构间如何分配的问题。对于大部分数据提供者来说，并不知此部分数据背后价值与使用方法，无法直接享受到数据有益性反馈，因此在数据提供者与研究机构及平台间会出现失衡的现象，在一定程度上对社会公平造成损害。

（3）结果反馈：在精准医学临床运用中，偶然发现一般是指基因检测过程中产生的检测目的之外的发现；在精准医学研究中，研究结果可分为两类：一类是预期研究结果，一类是预期结果之外的发现。关于是否向患者或研究参与者返回各种结果、何时返回、如何返回，这些问题都存在争议。欧洲理事会《人权与生物医学公约》规定："任何人都有权知道与其相关的任何健康信息，但个人不愿告知的意愿也应得到尊重"。联合国教科文组织也明文规定："每个人决定是否愿意被告知基因检测结果及基因检测结果意义的权利应当被尊重"。然而，以上规定一直以来备受争议。

（二）精准医学伦理原则

1946 年《纽伦堡法典》明确提出了人类受试的知情同意原则、安全性原则、受试者利益优先原则。1964 年《赫尔辛基宣言》和 1979 年《贝尔蒙报告》确立了生命伦理的四条原则：不伤害、有利、尊重、公正。精准医学伦理构建是对经典生命伦理的变革、发展与完善，在凸显保护个体患者权益的同时，从人类生命整体的视域出发，建立一种互惠利他的健康伦理，其原则是知情同意、保护隐私、共建共享、共责共治。

（1）知情同意：知情同意指医生或研究者有义务向患者或受试者全面、准确地告知治疗或试验的基本事实与风险，并使患者或受试者对信息有充分的理解与认知。患者或受试者在不受任何力量的干涉、胁迫以及不正当的引诱时，自主选择是否参与到某项研究或治疗行为之中。精准医学项目必须尊重个体的自主权，即个体有权决定是否参与该项目，个体应该充分了解项目的目的、风险、利益以及数据的使用和共享情况，以便做出知情的决策，且他们有权了解参与精准医学项目以外的其他治疗选项，并能够在需要时撤回或更改自己的参与决策。

（2）保护隐私：在某种意义上，精准医学可以被看作一种基于大数据的新型医学模式与诊疗体系，公众信任、愿意参与并贡献他们的健康数据，是其成功的关键，而信息安全和隐私保护是项目所要关注的首要核心。在精准医学中，个人隐私不再只是个人的涉己信息，而是与他人存在着某种意义上的深度关联。以基因信息所包含的隐私利益为例，一个人的基因信息不仅与其私人属性有关，而且还和与其关联的血亲家庭甚至整个种族彼此关联，精准医学中不同个体之间的隐私利益彼此关联、相互影响，隐私保护已经完全超出了个体所能控制的范围与限度。为确保生命医学数据的共享且不侵犯隐私与个体信息安全，保密设施必须是精准医学基础设施建设的优先事项。个体的医疗和基因组数据应被视为敏感信息，应受到严格的保密。医疗机构和研究人员应遵循合法性和目的限定原则，采取适当的技术和组织措施，确保个体数据的安全存储、传输和处理，防止未经授权的访问、泄露或滥用。

（3）共建共享：精准医学的发展与实现需要大规模人群的共同参与、共同建设，需要从技术创新、伦理与社会文化价值、医疗机构实践与治理举措等方面促进人们对精准医学的信任与支持。各种利益相关方，如医疗机构、研究机构、患者、医疗专业人员、科研人员、政策制定者等，明确共同的目标，并通过合作与协作来实现这些目标，包括提高医疗服务的质量与效果、推动科学研究的进展、促进疾病预防与控制等。精准医学中的生命数据应遵循对项目成员和其他研究人员开放的原则，包括研究背景、计划和所收集的数据与标本类型等。同时，作为基础的、战略的大型队列研究应具有根本上的公益性，要求其成果归全社会共有，尤其要注重对弱势患者的保护（如儿童、认知能力受损的个体等）。总之，精准医学使人们结合成具有连带关系的共同体，共同体中的各成员有着共同的健康需求，只有通过共建共享才能满足这种共同需要，共同推动医疗健康领域的发展与进步。

（4）共责共治：精准医学构建了全方位、多层次、复合型的生命医学网络，个人健康与他人健康之间呈现出相互渗透、交错关联、难分难解的共同健康利益。站在人类共同健康利益的立场，并在共同责任的要求和指引下，每一位参与者都共同承担责任，共同制定和遵守适用于精准医学的伦理准则和规范，才能保证共同体成员之间合作互惠的持久性。

（三）精准医学伦理问题解决方案

精准医学的发展在一定程度上代表医学未来方向，对改善人民健康具有重要意义，为应对我国精准医学的伦理挑战，应汇聚医学、哲学、法学、管理学、人类学、社会学等不同学科领域的专家，整合跨学科间的多种理论范式，共同致力于思考、设计解决其复杂伦理问题的方案与策略。

（1）完善精准医学法律体系：精准医学研究及其应用涉及人体样本的采集与处理、数据储存与共享、知识产权与专利保护、商业利益与国家机密等诸多问题，需要在充分了解国情和精准医学发展需要的基础上，运用法律的刚性作用来强制性管制，以促进精准医学产业的健康发展。《欧洲通用数据保护条例》（GDPR）于2018年5月生效，强调个体对其个人数据的控制权和知情同意，要求组织在处理个人数据时遵守特定的原则和规定，包括数据最小化、目的限制、安全性和透明度等。此外，GDPR还规定了对个人数据泄露的通知要求和处罚制度。《美国健康保险可移植性与责任法案》（HIPAA）于1996年颁布，规定了个人健康信息的隐私和安全要求，要求医疗机构采取措施保护个人健康信息的机密性，同时明确了个体的权利，如访问自己的健康信息和控制信息的共享。《中华人民共和国人类遗传资源管理条例》，自 2019 年 7 月 1 日起开始正式施行，明确了人类遗传资源的采集和保藏、利用和对外提供、服务和监督、法律责任等内容。《中国个人信息保护法》于 2021 年 11 月生效，是中国第一个专门针对个人信息保护的综合性法律，强调个人信息的合法、正当和必要的原则，要求组织在处理个人信息时遵守知情同意、目的限制、数据安全和数据主体权利的要求。需要注意的是，法律框架在不同国家和地区可能存在差异，因此，在进行精准医学研究和实践时，必须遵守所在地区的适用法律和伦理要求，并咨询专业法律和伦理咨询机构的建议。此外，随着技术的不断发展和伦理问题的出现，相关的法律框架也可能进行调整和更新，以适应不断变化的环境和挑战。

（2）制定精准医学伦理规范：与精准医学相关的数据采集权、保存权、所有权、知情权、使用权以及隐私权等已经成为每一个公民的新权益，在精准医学研究与临床中如何维护这些权益；当大规模基因测序产生的"意义不明的变异"数据临床意义得到明确后，是否重新联系并告知患者及其家属；生物样本库的收集、储存和应用过程如何标准化，与样本相关的临床信息、病理变化、随访记录等资料如何管理。精准医学的发展过程中必然伴随着一系列的伦理问题，需要有相关的法律、政策、规范的更新和调整，如隐私保护的伦理规范、基因检测的伦理规范、生物样本库的伦理规范、人工智能的伦理规范、专病数据库的伦理规范等，这可能涉及医疗卫生、市场监督管理、遗传资源管理、数据安全、伦理审查和相关侵权责任（主要指医疗损害责任）等在内的领域，为精准医学的健康发展营造良好的生态环境。

（3）加强精准医学伦理评估与监督：科技伦理治理是负责任研究和创新的基础，权衡精准医学创新与发展的风险收益，最大限度地保障人类的权利和尊严，在享受科技成果的同时防范可能的风险，最终达到精准医学发展的目的，改善人民的福祉和促进社会的繁荣，其中覆盖精准医学活动全流程的伦理评估、审查与监管是重要环节。在基础研究阶段，伦理评估能促使精准医学符合特定的伦理考量，向好向善发展；在临床试验阶段，精准医学伦理委员会对其试验的科学性与伦理性进行审查，以保障该研究遵循生命伦理尊重人、不伤害 / 有益于人和公正的原则，确保受试者的健康权益高于科学和社会的利益；在临床应用阶段要进行伦理监督，一旦发现某些精准医学产品的应用会显著危害人类健康，就要通过立法的形式加以禁止。

（4）健全精准医学伦理培训：精准医学研究与实践的进步对精准医学伦理的教育培训提出了挑战。紧跟精准医学研究的发展步伐，健全精准医学伦理培训体系，对于增强从业人员的伦理意识和道德素养，加强精准医学的合规性和可持续性发展，保障人类健康与安全，具有非常重要的现实意义。我们不仅要从师资、课程设置、培训模式与方法、实践操作、考核方式等方面，建立完整的精准医学伦理培训体系，使从业者熟悉国家有关精准医学的方针政策、法律法规、实施标准等基本知识，提升从业人员的伦理素养，提高其对伦理规范的践行能力，而且要将培训对象扩展至患者及受试者群体，针对目前患者及受试者对于精准医学的认识有限、接受率低的现状，普及精准医学相关知识，增强患者及受试者的伦理意识与伦理认知。

（5）关键问题的解决：有效的知情同意。在精准医疗研究中医疗机构或医务人员必须遵循生命伦理尊重原则，在保证患者的尊严和自主决策的基础上：①采取主动的方式将患者的病情、医疗手段等如实告知患者，并且不得向患者、受检者、样本捐赠者传递不真实的、极具误导性的信息，及时认真负责地解答患者的疑问，帮助他们真正理解所提供的信息，让参与精准医疗的医务人员与患者就精准医疗诊疗的具体情况开展沟通并达成一致。②精准医疗研究人员应该以目前精准医疗技术发展所达到的水平和可以预先判断的风险对患者进行完整的告知，不能仅仅向患者介绍精准医疗技术的优越性，也要将其目前技术的缺点以及在精准医疗诊疗过程中可能带来的危险也要全部告知患者，使患者能够清楚了解精准医疗目前存在的潜在风险，使患者方便做出准确判断。③精准医疗研究机构应当针对偶然发现的个别情况对患者进行特殊告知；在精准医疗诊疗之前，医务人员应当向接受精准医疗诊疗的患者说明在基因检测过程中可能存在偶然发现的情况，可以制订不同风险评级对偶然发现的情况分别约定是否告知患者或其家属，以确保患者的基因知情权。④保护弱势群体，特别需要关注和保护弱势群体（包括未成年人、认知能力受限的个体、精神疾病患者等）的自主权和知情同意权利。对于这些群体，需要采取特殊的知情同意程序，确保他们的权益得到充分保护，并与监护人或合法代表进行适当的沟通和协商。

知情同意是一个过程，个人通过这个过程在了解对其医疗干预或参与研究所有相关方面之后，自愿表达其同意参加的意愿。根据不同的情形，可采用经典的同意、层列式同意、广同意、一揽子同意、推定同意、同意的豁免等各种知情同意形式。同意文件应包括项目的目的、方法、预期风险和利益、数据使用和共享政策、隐私保护措施以及个体的权利和选择权等内容。文件的语言应简明扼要，避免使用专业术语或复杂的语句，以便个体理解和做出知情的决策。知情同意是一个持续的过程，医疗专业人员和研究人员应该与个体保持沟通，及时告知个体更新的项目进展内容、风险和利益的信息。如果项目条件发生变化或个体表达了不同的意愿，需要重新评估和更新知情同意。

关于公平问题的解决对策，我国政府相关部门需要加强对精准医疗资源分配的研究，提倡遵循公平原则，适度合理地保障精准医疗发展，合理地解决精准医疗带来的公平性问题。要保证社会公平和经济效益并存，把公平摆在前面，做到社会效益做主导，经济效益来驱动。其中适度就是保持事物质和量的相对稳定，做到质和量的统一，只有使事物的发展在度的限定范围内，才能保持事物发展的相对稳定。在大力推动精准医疗发展的同时，不能刻意减少基础医疗保健和基本医疗体系建设的资金投入，必须保证普通医疗资源建设所需资金充足，并且要将已经成熟的精准医疗产品积极纳入基本医疗保障内容中，保证普通民众也能够享受精准医疗的成果，在遵循公平原则的条件下，把握好精准医疗的度。公平原则就是有同样需求的人，在满足需求方面应该被同等对待，对有不同需求的人则应该坚持不同等对待。但是我们不可能对所有的同等需求都做到同等分配，只有涉及基本需要时才可以这么做。在大力开发精准药物的同时，不应该减少或放缓对普通疾病药品的研制，不能使药品过于小众单一化，政府相关部门在政策上要符合市场需求，引导和鼓励医药企业研发符合规范的精准医疗药物。近些年，我国普通医疗资源压力加重的迹象尤为明显，仅依靠政府在财政上的支持远不能满足。因此，需要引入民营资本参与到精准医疗药物研发项目，为精准医疗提供雄厚的资金保障。此外，还需要简化精准医疗药品的审批流程，缩短审批时间，摒弃针对普通药物的临床试验的管理流程，提高审批效率。对精准药物研发审批过程进行改革，建立分等级审批制度，精准医疗药物优先审批，规定审批时长，减少精准医疗药物到临床应用的转化时间，达到精准药品经济效益和效率效果的最优值。

二、精准医学发展的数据隐私保护研究

在精准医学的实践中，大量生命信息、环境信息、行为信息等多方面私人信息被收集、存储、分析和利用，这使得我们的基因信息、生活习惯、身体状况等个人隐私信息随时有被暴露的风险，这引发了对个体隐私权保护的关注。个人健康信息的泄露可能导致身份盗窃、歧视、个人信息滥用等问题，尤其是基因信息的泄露，可能导致最基本的人性尊严受到威胁、特定人群，如特定疾病患者人群、特定地区人群、特定家族的隐私遭遇被披露的风险。基因信息的隐私就不完全只是单纯的个体形式，而是扩展至与其具有共同基因的群体。因此，确保个体数据的隐私和保密性成为精准医学实践中的重要伦理问题。特殊群体的隐私保护尤其需要关注，如遗传测试可能揭示儿童的遗传风险和预后信息，对儿童和家庭的生活产生深远影响。医生需要综合考虑儿童和家庭的意愿、受益与风险，确保遗传测试的适应性和可行性，关注儿童的权益和保护。

（一）精准医学数据隐私保护相关政策法规

精准医学是一种基于个体差异提供个性化医疗服务的医学模式，它的发展依赖于大数据技术的支持，但因此面临着数据隐私方面的挑战。如何在保障个人基因数据的安全、保护人的生命和健康、维护人格尊严的，促进精准医学的发展和创新，是一个需要多方参与和协作的法律问题。

（1）国外相关政策法规文件研究：在数据隐私保护的领域中，国外有四个重要的法规标准值得关注：HIPAA（Health Insurance Portability and Accountability Act）、GDPR（General Data Protection Regulation）、CCPA（California Consumer Privacy Act）和 NIST（National Institute of Standards and Technology Framework）框架。它们是美国、欧盟和国际组织制定的用以规范数据处理行为和保障个人隐私的规则。

HIPAA 法规于 1996 年生效，目的是促进患者医疗保健信息处理中的隐私和安全保障。该法规规定医疗保健提供者必须保护患者的医疗记录和个人健康信息，也设定了医疗保健信息的安全标准和隐私规则，以及违反法规的处罚措施。

GDPR 法规于 2018 年生效，是欧洲联盟数据保护领域的重要法规。该法规要求所有处理个人数据的机构必须获得数据主体的明确同意，并提供个人数据访问和删除权。

CCPA 于 2020 年生效，要求企业必须告知个人其在处理个人数据时收集、使用和披露其数据的信息并授权他们有权利阻止企业出售个人数据。

NIST 框架属于美国政府的计算安全标准和最佳实践集合标准。NIST 框架能够帮助企业防范威胁，防御攻击，并监控响应整个机构的各种安全事件。

（2）国内相关政策法规文件研究：通过对《信息安全技术健康医疗数据安全指南》（GB/T 39725—2020）、《信息安全技术个人信息安全规范》（GBT 35273—2020）、《上海市数据条例》《数据去标识化共享指南》（DB31/T 1311—2021）和《涉及人的生命科学和医学研究伦理审查办法》等国家地方标准及法律文件的研究得到了以下几点：

1）精准医学数据分级分类：精准医学的基因数据在国标中归为健康状况数据，这类数据的特点在于在业务要求中不需要识别个人信息，出于科研用的此类数据在国标中可以归为 2 级，在经过脱敏处理并无法重标识个人身份信息后经过申请审批可以用于研究分析。在科研应用场景下的此类数据特点具体表现为不需要识别个人，数据内容包括一般人口信息、各类医疗、卫生服务信息，数据使用者包括了科研教育等人员，该类数据经过脱敏处理无法重标识个人身份信息后经过申请审批可以用于研究分析。

2）精准医学数据开放形式：根据精准医学涉及的基因数据的灵敏度，国标中给出了数据分析平台的数据开放形式，该类型属于领地公开共享的类型，数据留在私域内，研究者对数据"可用不可见"。此类开放形式的特点在于平台上的数据都是去标识化后的样本数据或模拟数据，平台用户共享专用硬件和数据资源，并可以部署自有数据和数据分析算法，也可以查询权限内的数据和分析结果。平台内的所有原始数据不能导出；分析结果的输出、下载必须经审核通过后才能对外输出。

对于数据分析平台的开放形式，相关标准文件内也提出了四个安全措施要点：首先，任何分析结果的导出宜经过数据安全委员会审批；其次，宜对平台的访问进行权限管理，包括访问权限和数据使用权限；再次，数据分析平台的数据操作宜具备留痕和溯源功能；最后，导出数据或者结果需留存备案待审计。

3）数据共享域去标识化要求：对于共享域内数据的去标识化，上海地方标准《数据去标识化共享指南》（DB31/T 1311—2021）也给出了明确要求，其中包括了域内匿名、标识隔离、关联控制和有据可查。

①域内匿名：标记由共享主体各自独立生成，基于共享主体的统一注册和登记（号），应用国产密码算法对信息主体（符）进行技术处理，隐藏标识信息，形成对应"标记"；标记不可逆，且生成过程有额外信息或密钥被服务机构独立维护与管理，在数据共享域内，除生成标记的共享主体之外，其他任何主体无法识别特定信息主体；标记能够抗密码分析，除生成标记的共享主体之外，其他任何主体都不能将之复原为标识（符）。②标识隔离：标记在共享主体私域内具有唯一性，同时在各个共享主体的同一信息主体的"标记"各不相同，另外共享过程以标记作为数据共享索引在数据共享域进行。③关联控制：首先是只有经数据共享评估合格后，才能利用密码算法等相应技术，通过标记间的关联，实现将去标识化数据关联到原信息主体的"受控重标识"过程，同时只能对数据共享评估合格范围内的信息主体进行重标识处理。最终关联控制的密钥由支持主体中的技术方负责分配，由服务主体中的安全方等可靠机构实施管理，该管理机构具备充足的安全保障能力，并保证其过程规范性和技术通用性。④有据可查：标记生成、受控重标识的过程有据可查，以便于溯源。标记生成和受控重标识的过程能记录共享中涉及的共享主体、数据类型、主体标记、时间戳等信息，并在可靠机构保存，以便于在风险事件发生后进行追查和补救。

4）科学研究数据申请：精准医学涉及的数据的使用场景主要还是聚焦于科学研究目的，对此类数据进行申请需要有一定级别的课题立项，课题的内容需要符合伦理，申请提取的数据内容也要与研究主题紧密相关，满足最少必要原则。数据的控制者有必要对申请人的历史申请记录进行核查，防止数据分批分期泄露。

5）数据审计溯源：为了保障数据的隐私安全，数据分析平台的数据操作需要具备留痕和溯源功能，做到可以分析审计跟踪溯源数据。

6）数据安全责任制：上海对于数据安全实行的是数据安全责任制，申请数据的研究者即为数据处理者，是数据安全责任主体，存在多个数据处理者的情况各数据处理者承担相应的安全责任。数据处理者发生变更的，由新的数据处理者承担数据安全保护责任。

（二）数据隐私保护管理机制

数据隐私保护管理机制的制定和实施对于保护数据隐私至关重要，通过建立合适的隐私数据管理机制，加强人员安全意识和风险管理，强化信息安全监管，能够有效地保护精准医学应用场景下的个人隐私数据。建立一套完整的数据安全管理机制，具体可从以下几个方面进行。

（1）合法、透明地收集和处理隐私数据：医疗机构和管理人员必须对他们的数据进行精准地收集和处理，确保数据的收集和处理过程合法、透明、公正和公平。在精准医学应用场景下，对数据的收集和处理，必须遵循信息共享和保密协议，并明确规定数据的用途和保护隐私的责任。

（2）建立相应的数据管理系统：数据管理系统必须包括数据存储、管理和共享规程，以及数据保护、敏感数据的访问控制权限管理、密钥管理等功能。通过专业的数据信息管理系统实现对隐私数据的加密、脱敏、匿名化等保护措施。

（3）打造有效的安全监管和管理体系：应由专业的信息安全专家来构建和维护安全监管和管理体系，具体可包括安全基础设施、信息管理流程、人员教育和信息审计等，实现对应用数据的实时监控、预警和应急响应。

（4）增强人员安全意识和法律意识：强化数据安全意识，加强对人员的风险管理，对于精准医学隐私数据的保护至关重要。个人或组织应在信息安全保护法规的指导下，识别数据泄露的风险，提高个人隐私保护的技能和知识，建立和完善机构信息安全保护措施，最大限度降低数据泄露的风险。

（三）精准医学发展及应用场景下的数据隐私保护技术要求

精准医学要求我们根据个体的基因、环境及生活方式等特征来预测个体患某疾病的风险、诊断疾病、预防疾病及选择合适的治疗方案，以此实现医疗资源的最优化配置，提升对患者的治疗效果。因此，精准医学的发展依赖于大量的个人生物信息数据，如基因组数据、生活方式数据、医疗记录等，这些数据都涉及个人隐私，如未经患者同意而泄露这些数据，则极易引发法律问题。如何实现精准医学应用场景中的数据隐私保护，成为一个亟待解决的问题。为确保在保护患者隐私数据的前提下充分挖掘数据蕴含的价值，需要多种技术手段共同保障。

（1）脱敏和匿名处理：脱敏技术是在不影响数据挖掘和分析结果的前提下，对敏感数据进行处理，从而减少患者隐私泄漏的风险。脱敏技术可以分为数据脱敏和数据匿名两部分。其中，数据脱敏主要是通过替换、混淆等手段，对个人隐私数据进行变换；而数据匿名则是通过将关联私密信息的特征进行泛化，降低识别风险。采用脱敏和匿名技术，能够确保精准医学在进行数据处理时，不泄露患者个人信息。

（2）封闭环境下的数据使用：为保证数据的安全性和隐私性，可以采用在封闭环境下对数据进行处理和分析，如在特定系统中执行数据处理任务，任务运行与结果输出均在封闭环境下完成。在此模式下，研究人员无法直接接触原始数据，但可以通过提交分析代码到封闭环境内部进行计算，从而保证数据的使用符合预期。

（3）加密技术：加密技术在保护数据隐私方面起到了关键作用，尤其是同态加密技术和多方安全计算技术。同态加密技术可以在密文状态下进行计算，避免了解密过程中数据的泄露风险；而多方安全计算则通过数据的分割和加密，使各方在不知道其他方数据的情况下完成计算任务，降低单一运算环节的风险。通过这些加密技术，可以确保患者数据在传输和存储过程中的安全。

（4）差分隐私技术：差分隐私技术可以在保证患者数据隐私的同时，允许第三方以统计方式访问并分析数据。通过在数据中引入噪声，使患者的数据与整体数据分布趋势保持一致，从而在不泄露具体个体信息的前提下实现数据的利用。差分隐私技术既满足了精准医学多样化的研究需求，也在一定程度上避免了数据隐私泄漏的风险。

（5）可信计算技术：可信计算技术通过硬件层面的隔离，确保计算过程在一个可控制且安全的环境中进行。患者数据在可信计算环境中以加密形式存在，随着计算过程的推进，数据并不会在任何时刻以明文形式出现，这为数据的隐私保护提供了强有力的技术手段。

（6）联邦学习技术：联邦学习是当今最前沿的人工智能领域之一，其核心思想在于将分散在不同地方的数据集合起来，在保护隐私的前提下，实现联合训练。联邦学习通过将机器学习算法向每个参与者的本地化设备上迁移，每一个设备被赋予了自己的本地训练任务并且只传模型参数而不传原始数据，这样就能避免因数据集中化而导致的隐私泄露问题，同时也减少了数据传输的带宽成本。

第二节　精准医学高性能计算

高性能计算（high performance computing，HPC），也称超级计算、大规模并行计算，是一种利用大型计算机集群或分布式计算平台实现极大计算能力的计算方法。它可以对复杂问题进行快速模拟、分析和处理，并在学术、科研、工业等领域得到广泛应用，如气象预测、数值模拟、药物研发、天体物理等。高性能计算通常需要具备高速通信网络、大规模存储系统以及高效的并行计算软件等技术支持。

一、准医学高性能计算应用场景

高性能计算在精准医学中有许多应用。精准医学是一种基于个体的医疗模式，旨在根据个体的遗传、环境和生活方式等因素来进行疾病预防、诊断和治疗。以下是一些高性能计算在精准医学中的应用示例。

（1）基因组学研究：高性能计算能够处理大规模的基因组数据，加快基因测序和分析的速度。它可以帮助识别与疾病相关的基因变异，寻找遗传风险因素，并进行个体基因组的解读。

（2）生物信息学：高性能计算可以加速生物信息学分析，如基因表达分析、蛋白质结构预测、蛋白质 - 蛋白质相互作用预测等。这些分析有助于理解疾病的分子机制，并发现新的治疗靶点。

（3）药物研发：高性能计算在药物研发中发挥着重要作用。它可以进行虚拟筛选，通过计算模拟来评估大量候选药物的效果和副作用，以便更快地找到有效的药物。此外，高性能计算还可用于药物代谢和药物相互作用的预测。

（4）个体化治疗：高性能计算可以处理个体的临床数据、遗传数据和生活方式数据，以制订个体化的治疗方案。通过建立数学模型和机器学习算法，高性能计算可以预测患者对特定治疗方法的反应，并优化治疗方案。

（5）健康管理和预防：高性能计算可以分析大规模的流行病学数据和健康数据，以识别风险因素和预测疾病的发生。这些信息可以用于制订个体化的健康管理和预防策略，如早期筛查和个体化的健康建议。

（6）大型医疗图像分析：高分辨率的医学图像是诊断和治疗疾病的重要结构，如计算机断层扫描和磁共振成像等，这些大型医疗图像处理需要高性能计算来处理和分析数据，减少处理时间和提高数据分析的准确性，从而为临床医生提供更准确的患者诊断和治疗方案。

（7）蛋白质分析：高性能计算可根据蛋白质的结构分析疾病的成因和变异，同时通过研究蛋白质相互作用的情况，确定可能的治疗方法，为开发新的疗法提供了新的方法。

二、精准医学高性能计算模型

精准医学的发展涉及大量的数据处理、分析和模型构建，其中高性能计算技术在帮助构建相关模型方面起着重要作用。以下是一些与高性能计算相关的精准医学模型。

（1）基于人工智能的预测模型：通过使用神经网络、机器学习和深度学习等技术，构建精准医学的预测模型，能够通过分析数据来预测疾病的发生风险、预测治疗效果、提供精准的个性化治疗方案等。

（2）基于基因组数据的模型：这种技术使用大量的基因组数据来进行分析，并使用高性能计算技术加速数据处理和分析。这些模型可以帮助分析个体基因组变异、确定可能的风险和预测潜在治疗方案。

（3）基于仿真和模拟的模型：这种技术通过使用计算生物学模型，在计算机上仿真体内生物过程。然后，可以使用高性能计算技术加速数据处理和分析，并将结果应用于疾病的预测和治疗，推动精准医学的发展。

（4）基于生物图像数据的模型：这种技术使用计算机视觉、深度学习和高性能计算技术，加速大规模医学图像数据的处理和分析。这些模型可以帮助医生准确地检测和识别图像数据中的异常情况，并提供精准的诊断和治疗建议。

三、精准医学高性能计算技术路线

高性能计算技术是精准医学发展的重要支持者，将在基础、转化和应用研究中发挥至关重要的作用，帮助我们更好地理解疾病的发生和流程，提高疾病的预测和诊断准确性，并制订精准的治疗方案。

（1）数据收集和分析阶段：该阶段涉及收集和处理大量的生物学数据，如基因组数据、蛋白质组数据、代谢组数据等。高性能计算技术可以加速数据处理和分析，如使用 GPU、FPGA 等技术，并支持更快的数据传输速度来处理超大规模数据。

（2）数据可视化和交互阶段：该阶段可以将数据结果进行数据可视化，并使用高性能计算技术实现数据交互，以支持更高的数据可理解及信息沟通速度。科学家和医生可以使用交互式数据可视化来获得对生物数据的更深入理解。

（3）模型开发和仿真阶段：在该阶段，科学家和医生将使用收集到的数据进行建模，如模型构建、交互式编辑、仿真等工作。高性能计算技术可以加速数据处理和分析，如用高速、大容量计算和存储技术加速基于机器智能或数学模型的计算和演练。

（4）部署和维护阶段：在该阶段，完成了模型开发并且验收合格后，可以将模型部署到生产环境中，如医院或药店等场所。高性能计算技术可以提供强大的资源支持，确保生产环境的高容错性、可伸缩性和可靠性。

这些仅仅是高性能计算在精准医学中的一些应用示例，随着技术的不断进步，高性能计算将继续发挥重要作用，促进精准医学的发展。

第三节　精准医学产业协同

一、精准医疗的发展背景

医疗行业经历了从经验医疗到循证医疗再到精准医疗的三个不同时期发展阶段，精准医学的出现标志着现代临床医学进入了一个崭新的阶段。精准医疗的首次提出源自 2011 年美国多家权威机构共同发出的"迈向精准医学"倡议；2014 年 8 月英国开始倡导推动精准医学计划，2015年1月美国启动"精准医学倡议"计划。我国于2015年3月启动精准医疗计划，2016年3月7日科技部发布了国家重点研发计划精准医学研究等重点专项2016年度项目申报指南的通知，此批入选的重点专项精准医学排在首位，表明政府对精准医学研究工作的重视，也标志着国家层面对精准医学的战略布局正式启动，结束了传统模板化的大众医疗，迎来了精准的个性化医疗时代。精准医疗的理念与实践是建立在基因组信息学、生物信息和医学大数据基础上，制订个体化的精准用药方案。经过多年的实践，精准医学凭借其精准性和高效性，在多个领域取得了显著的成果，这些成果包括基于人类基因组的医学研究结果、现代分子生物学的进展以及数字医疗技术和大数据技术的应用等。

二、精准医疗的概念

精准医疗在我国博大精深的中医学理论中早有经典论述。清代名医徐灵胎提出："天下有同此一病，而治此则效，治彼则不效，且不唯无效，而反有大害者，何也？则以病同而人异也"。北京中医药大学王琦教授将个体化诊疗定义为，"个体化诊疗是基于以人为本、因人制宜的思想，充分注重人的个体化差异性，进行个体医疗设计，采取优化的、针对性的治疗干预措施，使之更具有有效性和安全性，并据此拓展到个性化养生保健，从而实现由疾病医学向健康医学转化"。由此可见，我国中医药传统文化与精准医疗的文化核心是不谋而合的，两者都强调健康和预防的重要性，主张个体化和个性化的诊疗方式。由此对"精准医疗"的科学阐释是，应用组学技术（如基因组、蛋白质组等）和生物医学前沿技术，通过对大样本人群与特定疾病类型生物标志物分析、鉴定、验证，精确定位治疗靶点，并对不同状态和过程的疾病精确分类，最终对特定患者采取个性化精准治疗。相比于以往的诊疗手段，精准医疗以其高效、精准和个性化的突出优势，具有广阔的发展前景。

在精准医疗概念之下，智慧医疗、个体化诊疗、靶向治疗、细胞和免疫治疗等新技术，数字化医疗器械、分子分型、新药研发等领域得到了前所未有的多行业融合和快速发展，创新技术和方法也是日新月异，极大地推动了医疗健康产业供给侧结构性改革和高质量的发展，为健康中国国家战略全面实施提供了基础和动力，全面提升了中国在全球卫生健康领域的影响力和话语权。

三、当前精准医疗产业的现状

精准医疗涵盖研发生产、精准诊断和精准治疗等完整的产业链。目前，精准医疗全球市场规模已突破600亿美元，其中精准诊断领域约为100亿美元。据预测，到2030年，整个市场规模有望突破万亿元大关。

当前精准医疗产业主要集中于两方面，其一是基因测序行业，精准医疗的前提在于基因数据库的建立和检测。基因测序能够从血液或唾液中分析测定基因全序列，预测罹患多种疾病的可能性，是精准医疗的基础和重要实现途径。也就是说，精准医疗是个系统工程，大数据是基础，基因测序是工具，只有软硬件有机结合，才可能实现技术上的精准医疗。基因测序对 DNA 序列进行分析，构建大样本量的基因组数据库，结合个体生活信息、临床数据，以此来了解疾病的发病机制和用药机制，并帮助临床为不同个体提供精确合理的疾病预防干预、诊断治疗、用药指导和健康管理。基因测序技术由来已久，第一代测序技术已发展成为鉴定 DNA 序列的金标准，而当前快速、低成本、高通量的基因测序方法的出现则极大地推动了科研的进步。本文所提到的核心基因测序技术是指新一代基因测序（又叫"二代测序"或"高通量测序"），其作为一种划时代的测序技术革命，使基因测序商业化进入临床应用成为可能，并有效解决了传统医学的痛点（由"同病同治"到"同病异治"），奠定了未来精准医疗的基石；同时二代测序在近年已发展较为成熟的 IVD 领域呈现突出的比较优势，逐步成为未来行业发展的新方向和增长驱动力。

通过基因测序发现新的药物靶点，从而研发新的药物，建立新的市场则是当前精准医疗产业的另一大热点。传统医疗是千人一个标准：依据不同医师的经验而有治疗差异，花费较多时间、金钱，治疗效果不能确定；而精准医疗是一人一个标准：依据基因检测结果采用针对性治疗，节约大量时间、金钱，达到最好治疗效果。肿瘤个体化治疗是个性化用药最重要的运用，在综合考虑患者各项特征的基础上，通过靶标检测对患者个体肿瘤基因密码进行解读，并针对患者自身特征制订最佳治疗方案，突破传统治疗的局限。近年来，随着国外医学技术的进一步发展，肿瘤个体化治疗逐步取代传统的无差异手术治疗、化疗等手段，逐渐成为目前临床上肿瘤治疗的主流。在精准医学时代，患者将是医疗服务的核心。研究发现，很多疾病的普适性药物无效率较高，这不仅是在严重浪费医药资源，还给患者增加了经济负担。相比之下，精准医疗利用个体基因信息快速有效锁定导致疾病的原因，一旦患者得到最合适的疗法与药物，选择确定更加安全、更加便宜的用药和治疗方式，最终实现剂量最优、副作用最小、诊疗时间最短的精准治疗。目前医药领域明星靶点赛道拥挤，包括 PD-1/PD-L1、表皮生长因子受体和人表皮生长因子受体 -2 等，上市产品加上在研产品往往有几十个甚至上百个。根据弗若斯特沙利文测算，中国 2019 年 PD-1 销售额为 63 亿元，并且以近 60% 的增速保持增长。假设对标 PD-1 目前在中国的市场规模，我们初步预计 2025 年，创新靶点带来的市场销售额将达到 500 亿元。

近年来，中国精准医疗的研究和应用得到了长足的发展，也具有自己的基础和优势。我国有丰富的传统医学积累，有世界规模最大且病种齐全的患者人群，有位居世界前列的基因测序能力，在二代测序仪器、单细胞测序技术等自主研发也有积极进展；我国在基因组测序技术疾病发展机制、临床疾病分子分型与诊治标志物、药物靶点设计、临床队列研究和生物医学大数据方面有了相当的积累和发展。国家精准医学重大专项已经立项，在 2030 年前预计将投入 600 亿元用于基础研究，这些都是我国加快发展的潜力所在。

四、精准医疗产业的挑战

当前，全球生物医学行业进入黄金发展期。然而，我们仍然面临着原始创新能力不足、产业信息资源保护与共享、产业监管等方面的制约。和发达国家相比，我们仍有较大的差距。

（一）核心技术不足

我国目前开展精准医疗要的核心测序仪器设备与关键性前沿技术主要依赖进口，且研发费用投入相比于发达国家明显不足，导致靶向治疗缺乏有效药物等问题。目前，全球能够达到临床级测序仪量产的企业只有因美纳、赛默飞世尔以及华大智造，国内仅有华大智造一家本土企业通过收购获取了关键技术。因美纳作为该领域的绝对寡头，全球有九成以上的测序数据是通过因美纳（Ilumina）仪器产生。

（二）数据处理瓶颈

"精准医学"的实现需要构建百万人级的国家大型健康队列和特定疾病队列，以及生物医学大数据共享平台。但目前我国在数据共享方面还存在很大问题。在临床样本和健康人群的信息收集、临床资料的分析、个体化医疗的实施等方面，数据共享机制仍不健全。目前，生物信息学仍在不断挖掘人类基因奥秘，而基因生物信息的挖掘和解密最关键的是数据的积累和存储。而中国电子病历并不普及，国家基因库仍未建立数据联盟，国内对基因数据的存储、管理和应用还没有出台相关法规来规范行业和市场，基因数据的归属权没有明确，分析使用的云计算资源安全性等问题仍没有解决。

（三）缺乏相关制度监管

产业监管政策的创新能力亟待提高现代工业化制药对药品监管部门以及相应的监管技术体系提出了新的更高要求，如药品生产质量管理规范（good manufacturing practice of medical products，GMP）、质量控制体系等，以保障患者使用药物的安全有效。一个新药的研发过程往往需要耗费 10 余年时间和超过 10 亿美金的费用。而在精准治疗中，要使用现代生命科学基因检测诊疗病因，锁定靶位。基因治疗药物的研发及临床也不同以往，基因药品实际上也是个治疗过程。如何保障基因治疗药物的安全有效和质量可控，对药监部门来说既是挑战，也是制度创新的过程。另外，由于缺乏统一的行业技术标准，基因测序结果的准确率在国内还相当低。根据国家卫生健康委临床检验中心最新室间质量评价，能够提供 100% 正确检测诊断的实验室仅为 17%，亟须政府相关部门制订相应的法律法规进行规范，有效支撑精准医学的快速推进。

（四）缺乏相关教育与人才队伍

"以人为中心"的教育、医疗的体制和机制改革尚需深化，自主创新的科研活动还没有实现群体性突破，以中国医药企业平均 4.9% 的研发投入远低于欧美企业 16% 的平均水平。特别是作为衡量一个国家科技、教育、医疗水平最重要标志之一——人均预期寿命，依然落后于发达国家和一些新兴工业化国家，2016 年我国人均预期寿命为 76.3 岁，世界排名第 68 位。面对未来，我国精准医疗的发展任重道远，必须奋发图强，积极进取，扭转落后的局面。

（五）产业之间协同效应差

多年来，精准医疗产业在取得长足发展的同时，也出现一些不容忽视的问题：各类创新主体各自为政、缺乏联动，医学科技资助多途径、碎片化问题严重，造成了创新资源的浪费和创新产出的低效；企业和科研院所侧重点不同，导致创新主体和市场主体间信息不对称，技术走不出实验室。

五、精准医疗产业协同发展

中国对精准医疗的系统研究起步较晚，但整体发展较为迅速。精准医疗不仅能够节约医疗成本、减轻患者负担、改善人群健康，还有助于促进生物经济增长、推动整个医疗产业的发展。基于精准医疗的强大发展势头以及所面临的各种制约因素，我国要加快制订建设具有中国特色的精准医疗协同发展计划，建议从政策顶层设计、发展模式、政策监管等方面进一步完善。

首先，大幅度增加健康的投入。制订和实施精准医疗重大科技专项，重塑医学和健康体系，形成更加广泛地分享基因数据、生物样本、生活信息和电子健康信息的新型医疗模式；要前瞻性地处理好精准医疗和已实施的生物医学项目研究体系与项目的关系，促成其与创新药物国家重大专项等衔接，促进我国医药科技整体协调发展。

其次，需要建立新的医学科研组织方式。促进分子生物学、信息科学技术、循证医学、现代中医等学科的深度融合，以临床医生为主体，联合生命科学家、技术和数据科学家、医疗团体以及其他各方的共同参与；培养一批跨三个领域的中青年专家，形成老中青三结合的科学家队伍。

再次，精准医疗的发展必须以提高临床医疗水平为目标，确定精准医疗近期以及中期的主攻方向。加快对人类基因组的绘制、研究和编辑，积累大规模基因组和多层次组学数据；实现疾病防治方案精准化，包括基于组学特征谱的疾病分子分型研究，基于医学分子影像技术的疾病精准诊疗方案研究、药物个性化应用评价与临床应用研究、罕见病精准诊疗技术研究、疾病治疗规范及应用方案的精准化研究。同时，大数据的获取、积累和共享是精准医疗继续发展的重要组成部分，也是其创造力之所在。要认真建立各个领域、各个学科、各个部门数据共享、存储和应用的模式。建立精准医学平台、集成应用示范体系和大数据标准化体系。

应建立个人隐私保护的法律及保险体系，针对精准医疗的实施制定完善相关的法律法规和标准，加强对医疗过程的监管。

最后，精准医疗产业的发展还需建立多方参与的协同创新体系才能破解现阶段的行业"尴尬"。我们需要建立各类高水平产业发展平台，整合"医政产学研资"优质资源，建设精准诊断、精准治疗、精准评价和精准服务等共性技术平台，推动相关技术产品的创新研发、成果转化与产业化。同时，还要去挖掘好的项目，给予场地、设备、人才、资源、政策等支持，真正实现产业链、创新链、资金链和政策链深度融合，形成一批原创性成果，突破一批关键核心技术，加速临床转化应用和国产化替代，降低医疗成本并造福百姓。

第四节　支持前沿创新科技在基层应用的支撑体系

一、数据支撑：发挥前沿创新科技作用的重要基础

健康数据对于提高医疗服务的质量、安全性和以患者为中心的服务至关重要，它支持科学创新，使发现和评估新治疗方法成为可能，并重新设计及评估新的医疗服务模式。人工智能、辅助决策、健康管理等功能都需要数据的支撑。

（一）基层健康数据支撑面临的主要问题与挑战

（1）基层医疗机构信息化建设滞后，且分布不均：根据《我国基层医疗卫生机构信息化发展现状调查报告（2021）》，我国基层医疗机构信息化系统建设呈现以下几个特点。①以区县级统一建设为主，存在较为突出的重复建设问题：东部、中部、西部建设比例分别为 51.8%、44% 和 47.7%，合计平均比例为 47.6%；其次是省级和地市级，平均值分别为 40.3% 和 32.3%；省级方面，东部、中部、西部建设比例分别为 28.7%、47.7% 和 45%；地市级方面，东部、中部、西部建设比例为 36.1%、29.7% 和 31.3%。②覆盖率仍相对较低，中部地区问题最为突出：乡镇卫生院覆盖率平均值 83.67%，东、中、西部分别为 88%、76.2% 和 86.8%。社区卫生服务中心覆盖率东、中、西部分别为 86.7%、61% 和 78.9%。村卫生室覆盖率东、中、西部分别为 66.6%、79.3% 和 77%。③可实现的功能相对单一，精细化管理缺乏大数据支撑：目前基层的信息化仍然以医疗服务和公卫服务为主，在部分要求建设的 10 项基本医

疗服务功能点中，开通率较高的依次为门急诊电子病历（59.6%）、药房管理（55.7%）和便民结算（54.7%）。基本公共卫生服务功能中，儿童保健、新生儿保健和产后访视的开通率最高，分别为 69.5%、68.5% 和 63.2%。增补叶酸预防神经管缺陷、5 岁以下儿童死亡监测、出生缺陷监测和孕产妇死亡监测的开通率相对较低，分别为 36.1%、34.9%、37.7% 和 38.5%。要求开通的功能中，开通率前三的是居民健康档案管理（92.1%）、家庭健康档案管理（77.3%）和高血压患者服务（76.1%）。像预防接种服务、严重精神障碍患者服务、老年人健康体检与指导服务也有较高的开通率。距离国家政策要求也都还有差距。④基层医疗机构的卫生信息平台没有实现与区域内各医疗机构间的信息共享与交换：相关基础数据库建设缺乏应用驱动，各地基层在居民电子健康档案、电子病历数据共享、调阅差异较大，且数据质量、互认机制等很大程度上限制共享调阅数量。

（2）健康数据的特殊性决定其挖掘使用面临不少挑战：①数据隐私安全。健康数据是个人信息中隐私性较强的部分，可能涉及患者不愿意公开的病情、治疗方案、个人或家庭情况甚至基因等遗传数据，医院信息系统、医用软件和数字化设备在安全隐私的保护方面依旧缺少具有可操作性的有效的标准。此外，对数据的所有权、管理权、控制权和运营权也还缺乏明确的法规层面的界定。对基层医疗机构而言，还有两个特殊限制：一是技术资源的限制，基层机构可能缺乏先进的 IT 基础设施和专业的技术人员，使他们难以实施有效的数据加密、访问控制和网络安全措施；此外，由于预算限制，这些机构可能无法投资于最新的安全技术和软件更新，增加了数据泄露和黑客攻击的风险。二是员工培训和意识，基层医疗工作人员可能缺乏关于数据隐私和安全的充分培训，不了解如何正确处理敏感信息，员工的疏忽或错误操作可能导致数据泄露；此外，随着医疗服务日益数字化，患者数据越来越多地通过电子方式存储和传输，也需要更强大的数据安全措施来防止网络攻击和数据泄露；基层机构在保持系统更新、监控潜在的安全威胁方面可能存在不足。②数据缺乏统一的标准规范，数据质量良莠不齐。基层机构面临着数据不完整、不准确或不一致的挑战。这些问题的根源多样，一是缺乏统一的数据标准。当前的标准和技术缺少统一的标准架构、固定的描述格式和表示方法等，不同层次结构化、半结构化与非结构化数据的集成融合困难。在没有明确和一致的指导方针的情况下，不同的地区、机构会使用不同的数据信息系统和不同的数据格式，并以不同的方式收集和记录相同类型的数据，这会导致数据的不一致性和可比性问题，不仅医院间的数据不能共享，甚至医院院内不同科室的数据也难以实现集成，增加了数据整合的难度。二是缺乏完善的数据采集工具，数据录入错误等。由于基层医疗工作人员的工作量往往较大，加之可能缺乏足够的数据管理培训，导致在手动录入患者信息时容易出错。三是患者信息的实时更新，患者的健康状况和个人信息可能会发生变化，但这些变化未能及时反映在医疗记录中。③缺乏整合共享机制，"数据孤岛"现象突出。健康医疗领域的数据来自不同行业和不同机构，相应的数据资源分散在不同的数据池中，包括医院的电子病历数据，医疗厂商的医药、器械数据，医学研究的学术数据，区域卫生信息平台采集的居民健康档案，政府调查的人口与公共卫生数据等。不仅如此，在不同机构的就诊数据、同一机构的不同系统（如基层医疗机构的基本公共卫生服务系统、医疗服务系统、医保结算系统、妇幼保健系统等）间，可能都难以实现数据共享。这不仅限制了数据的有效应用，还可能导致一系列问题，一是重复检查、治疗延误，以及增加患者的经济和情感负担。二是医疗提供者可能无法访问患者在其他机构的完整医疗记录，这可能导致医生没有足够的信息来做出最佳的治疗决策，增加误诊和漏诊的风险。三是系统互操作性不足会导致信息在不同医疗系统间传输困难。即使数据被共享，不同的电子医疗记录系统可能使用不同的格式和标准，使数据整合成为一个技术上和行政上的挑战。这种情况不仅减慢了医疗服务的提供速度，还可能导致关键信息在传输过程中丢失或错误解读。④基层数据自动化采集的基础设施还不够健全。当前可实现自动、实时采集数据的医疗物联网应用场景还主要是在大医院，且也是由各科室业务驱动，往往由某一业务诉求，在某个区域部署了独立的传感器接到独立的网关，建设了独立的应用。这些新的技术应用本身缺乏顶层设计，建立了许多碎片化的网络和信息孤岛，导致这些数据也无法互联互通，从而给后期 AI 应用带来困难。

（3）基于居民个体的数据集成尚未实现，制约了个体连续性服务的开展：对基层更好提供连续性、主动性、整合型服务而言，对实现基层医疗愿景而言，基于个体的数据集成更为重要。有利于支持个性化医疗服务，根据个体的健康历史、遗传信息、生活习惯等制订出更加个性化的治疗和健康管理计划。通过集成个体的连续性健康数据，医疗服务提供者可以更早地发现健康问题的迹象，进行及时的预防和干预，从而提高治疗效果，减少医疗成本。提供连贯的健康记录，避免了患者在不同医疗机构之间重复进行诊断和检查，从而提高了医疗服务的效率和患者的就医体验，减少医疗资源的浪费。

当前，我国基于个体的数据集成面临的挑战也很大。这主要是因为居民健康数据通常分散在不同的系统和机构中，数据呈现高度碎片化特征，个人的健康数据分散在多个医疗机构和健康服务提供商处，包括医院、诊所、药房和在线健康平台，不能汇聚成个体的全面健康档案。

这导致几个问题：①对居民个体的服务缺乏全面的健康画像，在基层服务愿景中，连续性的健康服务依赖于对个体健康状况的全面了解，包括历史病情、治疗过程、生活习惯等多维度信息。如果个人的健康数据无法集成，医疗服务提供者将无法获得完整的健康记录，从而难以做出最佳的诊疗决策。②影响疾病的早期识别和预防，制约个体化精准医疗。连续性的数据能够帮助医疗服务提供者识别疾病发展的早期迹象，及时进行干预，从而实现疾病的预防和早治。数据的碎片化使这一过程受阻，增加了疾病漏诊和误诊的风险。医疗 AI 和相应的服务人员都无法对此进行研判，进而阻碍个性化治疗方案的制订，个体化医疗需要根据患者的具体情况定制治疗方案，这依赖于对患者历史健康数据的深入分析。如果健康数据不连续，医生难以了解患者的完整病史和治疗反应，从而无法为其量身定制最合适的治疗方案。③限制健康管理服务的提供。连续性的健康管理服务，如慢性病管理、康复跟踪等，需要基于长期的健康数据进行。数据的不连续性限制了这类服务的有效性，因为无法准确追踪健康状况的变化和治疗的效果。

（二）完善基层前沿创新技术应用的健康数据支撑

基于个体实现数据集成是当前的优先选择。短期内，个体连续性数据的集成比起区域间数据互联互通更具可行性。

（1）技术障碍较低：个体数据集成主要关注单一个体的健康记录集成，技术障碍相对较低，因为这涉及的数据量和数据源相对较少，处理起来相对简单，而区域间的数据互联互通需要解决更多数据格式、数据标准以及数据传输安全等问题。

（2）隐私保护相对容易管理：个体数据的集成可以在更小的范围内进行严格的隐私保护和安全管理，且个人健康数据集成可以依托的介质较多，可以是互联网，也可以是加密的固态介质，相对于区域间的大规模数据共享，这对于数据保密、数据传输风险等都有较大的保障。

（3）个体授权更直接：正如前面所探讨，数据权属问题一直存在争议，但个体自身的健康数据毫无疑问归属于居民自身。个体数据集成可以通过直接获取个体的同意和授权来进行，这种直接的授权机制使数据的收集和使用过程更加透明和合法。

建议一是分阶段建立不同介质的个人健康账户。短期内，建议优先通过加密的专用存储设备，收集个体的连续性健康信息，覆盖从出生到老年所有年龄阶段的诊疗记录，体检、健康调查、个人自我检测数据等都可集成至这一健康账户中。未来，随着条件逐步成熟，相关隐私保护、区域间信息接口打通，标准化数据库的建立，开发一站式集成数据的应用 App。

建议二是着力包含与相应居民有关的所有健康数据。数据来源包括各级医疗卫生机构（含诊所）的诊疗信息，如门诊和住院治疗记录、检验检查信息、诊断信息、治疗过程记录、手术记录等，医院和第三方检验检查中心提供的检验报告、X 线片、MRI、CT 扫描等医学影像资料和生化检验结果，处方药物记录，包括药物名称、剂量、服用频率等。疫苗接种记录、母婴保健、老年人保健、健康体检、传染病报告等公共卫生服务信息。数据内容包括基本个人信息，历史病情、手术历史、家族病史、过敏信息、以往和当前的诊断信息，生活习惯和健康状况，如饮食习惯、运动习惯、吸烟和饮酒情况、心理健康状态等与健康息息相关的因素，重要的健康警示信息，如药物过敏、慢性疾病等。

建议三是做好顶层设计，为未来整合数据留好接口。条件成熟后，这个平台应该发挥的功能很多，且长远看，最终将可以在此平台基础上，以个人健康信息为起点，集成区域健康数据，在做好隐私保护的基础上，做到信息互联互通。在对相关个人信息进行脱敏后，以供决策、研究使用。届时，这一平台的功能可以分为 2 个部分：

1）对个人：用户可以随时随地查看自己的健康记录，包括医疗诊断、治疗记录、药物处方、检查结果等。管理自己的健康数据，如更新个人信息、上传新的健康数据等。提供在线预约医生、检查、疫苗接种等服务，减少等待时间，提高就医效率。根据个人健康记录和预约情况，自动发送健康检查和药物服用的提醒。

2）作为整合数据的接口：作为医疗机构、实验室、药房之间健康信息共享的桥梁，确保医疗服务提供者能够获取到患者的最新健康信息。整合各方健康数据，支持公共卫生决策和疫情监测，如通过分析医疗数据发现疫情暴发趋势。提供大量匿名化的健康数据，支持医疗研究和数据分析，促进医学发展和健康政策的制定。构建知识库，提供健康知识和信息，帮助公众增强健康意识和自我管理能力。

（三）完善健康数据治理体系

随着数字时代的到来，世界银行、欧盟、OECD 等国际组织都对健康数据治理提出了多项倡议，借鉴这些国际经验，结合我国数据治理实际，提出如下建议。

（1）明确国家卫生数据治理框架，对健康数据的权属、隐私予以明确规定：鼓励提供和使用个人卫生数据，以服务于与卫生相关的公共利益目的，同时促进对隐私、个人卫生数据和数据安全的保护。截至 2021 年，OECD 调查的 23 个国家中，有 17 个已经建立或正在建立国家卫生数据治理框。在 OECD 国家，健康数据属于国家健康数据隐私立法的范畴；健康研究中使用的其他数据属于国家隐私立法；其他某些健康数据集或健康数据计划，这些数据集或健康数据计划属于管理部委、数据收集或登记处的其他立法。欧盟成员国实施欧盟数据保护条例，将个人健康数据归入具有最高保护标准的特殊类别。除了符合 GDPR 的国家隐私法外，大多数欧盟成员国还报告了其他国家立法，其中有专门保护健康数据的规定；如有关患者权利、健康信息的收集和管理、提供医疗保健和医疗保健组织、电子临床记录系统和健康研究的法律。我国也可在《数据安全法》的基础上，对健康数据的保护及使用给予明确规定和要求，实现数据资源的保护性开发。

国家卫生数据治理应符合以下原则：

1）利益相关者的广泛参与：特别是通过公众咨询，以确保在国家健康数据治理框架下处理个人健康数据符合社会价值观和个人的合理期望。通过关于潜在利益、风险和风险缓解的公开和公开对话，有可能促进社会内部个人健康数据治理的平衡方法。

2）政府内部的协调和促进合作：该原则要求政府内部进行协调，并促进处理个人健康数据的组织之间的合作，无论是在公共部门还是私营部门。这包括鼓励使用通用的数据元素和格式、质量保证、数据互操作性标准以及将数据共享障碍降至最低的通用策略。

3）提升公共部门卫生数据系统的能力：审查并提升公共部门卫生数据系统的能力，包括数据可用性、质量、适用性、可访问性以及隐私和数据安全保护；并审查允许用于卫生系统管理、研究、统计或与卫生相关的公共利益的其他目的的数据处理要素，特别是对数据集的访问、数据集传输和数据集记录的链接。评价公共部门数据集的可用性、成熟度和使用包括八个要素：数据集可用性、覆盖率、自动化、及时性、唯一标识、编码、数据链接以及定期报告卫生保健质量和系统绩效指标。建立审查能力的框架有助于针对性提升短板弱项。

4）明确向个人提供信息：应向直接收集数据的个人提供有关个人数据处理的清晰易懂的信息。这应包括处理的基本目标、第三方可能的合法访问、处理的好处及其法律依据。及时通知个人任何重大的个人数据泄露。

5）知情同意和适当的替代方案：同意机制应明确说明是否需要个人同意以及作出这一决定的标准；什么构成有效同意以及如何撤回；以及要求同意的合法替代方案和豁免。当数据处理基于同意时，应告知并自由给予同意，并为个人提供撤回同意以将来使用数据的机制。当数据处理不是基于同意时，个人应该能够表达偏好，包括反对处理和主动要求共享其数据的能力。如果数据处理请求无法得到满足，则应向个人提供处理的原因和法律依据。考虑到卫生系统层面，需要有完整和公正的数据进行监测和决策；以及医学研究、机器学习和人工智能算法开发；有偏见的数据会导致错误，使患者安全和治疗公平面临风险，OECD国家并不要求一定知情同意，而是替代为明确同意的豁免，作为在成员国法律授权的情况下，为科学研究目的或公共利益目的处理健康数据所依赖的替代法律依据。部分国家的一些数据库允许个人选择退出这一方案。

6）审查和批准程序：公平和透明的项目审查过程对于满足公众对其个人健康数据的适当使用的期望非常重要。审查和批准程序应包括评估处理是否符合公共利益；稳健、客观、公正；及时；促进结果的一致性；在保护合法权益的同时保持透明；并得到独立的多学科审查的支持。17个OECD国家已建立或计划设立一个中央机构，以批准处理个人健康数据的请求。

7）通过公共信息实现透明度：建立并实施国家卫生数据治理框架，通过不损害卫生数据隐私或安全保护或组织商业或其他合法利益的公共信息机制提供透明度。公开信息应包括处理的目的、所服务的与健康有关的公共利益、处理的法律依据、用于批准处理的程序和标准、所做批准决定的摘要以及有关国家框架的实施情况及其有效性的信息。清晰和透明有助于保护个人的隐私和自主权，同时确保数据处理者和数据使用者了解数据的使用权限，并可以相应地规划研究计划的发展。

8）技术开发：建立和实施国家卫生数据治理框架，最大限度地发挥潜力并促进技术的发展，以此作为实现卫生数据的再利用和分析的手段，同时保护隐私和安全，并促进个人对自己数据使用的控制。这包括数据治理新技术和新的分析技术。鼓励在数据开发、使用、共享和访问的所有阶段考虑数据保护；以及用于数据管理的 IT 系统设计。尝试利用新技术来增加其电子健康记录系统的分析价值以及信息和工具开发潜力。将机器学习 / 人工智能算法应用于 EHR 系统数据，以获取有关患者护理或管理决策的警报或消息。将 EHR 数据与基因组、环境、行为、经济或其他数据整合或链接，以为国家卫生决策提供支撑。

9）监测和评价：评估个人健康数据的使用是否符合预期的公共利益目的，并带来预期的利益。这应包括报告负面后果，包括未能遵守数据保护和隐私法律和数据安全要求以及数据泄露和滥用。评估结果应用于持续改进，包括定期审查个人健康数据可用性的发展、健康研究的需求和公共政策需求，以及审查保护隐私和数据安全的政策和做法。鼓励处理健康数据的人审查他们使用的技术的能力和脆弱性。

10）培训和技能发展：建立和实施国家卫生数据治理框架，为处理符合现行标准和数据处理技术的个人健康数据的人员提供隐私和数据安全措施方面的培训和技能发展。为负责所有关键医疗保健数据集的所有组织的工作人员提供了定期培训。

11）控制和保障：规定在处理个人健康数据时应采取的具体控制和保障措施。包括明确的问责制、审计机制、正式的风险管理流程，包括不必要的数据擦除、重新识别、违规或其他滥用的风险。

12）组织证明符合国家期望：国家健康数据治理框架应要求处理个人健康数据的组织证明他们符合国家对健康数据治理的期望。这可能包括建立健康数据处理者的认证或认可。

（2）建立专门机构，鼓励数据开发利用，发挥好数据的支撑作用：OECD 不少国家都采取了相关措施，可供我国借鉴。

芬兰建立集中式数据系统 Findata，获得法律授权，可以支持芬兰健康和社会数据的二次使用，用于有助于公共利益的项目。当数据是从多个数据保管人那里编译的时，Findata 是唯一可以颁发健康和社会数据二次使用许可证的机构。Findata 提供对公共资助的数据集和登记处的安全链接和研究访问，包括芬兰卫生和福利研究所（THL）、芬兰社会保险机构（Kela）、人口登记中心、芬兰养老金和统计中心（芬兰养老金和统计中心）的数据。从 2021 年开始，Findata 已扩展到包括国家 EHR 系统（Kanta）中的数据。Findata 是一个集中式系统，负责发放许可证，是芬兰健康和社会护理数据二次使用的一站式服务机构。当向多个登记处或私营部门请求数据时，它授予数据使用许可；收集、链接和准备数据；在安全的 IT 环境中为数据用户提供数据；为数据许可证申请提供电子工具；为数据用户提供服务平台；并与数据控制者合作。其存在是为了简化和保护健康和社会护理数据的二次使用，主要有四个目的：①实现有效和安全的数据处理和访问；②加强数据保护和安全；③消除重叠的行政负担；④提高数据质量。值得注意的是，芬兰的个人识别码在个人一生中保持不变，并且是链接来自各个登记处的个人信息的关键，且个人可以查看自己的所有相关数据，因此使其成为可能。

法国颁布了《卫生保健系统现代化法案》，规定了数据治理原则，该法案统一了由三个组织保管的行政健康数据的治理，并实现了数据集链接，并规定了数据访问的原则和程序。2019 年《卫生系统组织和转型法案》扩大了国家卫生数据系统的定义，包括其他数据集及其保管人，并规定了这些保管人之间的数据共享原则。成立健康数据中心，定义与利益相关者共享数据治理的要素，旨在支持法国成为健康人工智能的领导者，并克服将健康数据再次用于研究的障碍。健康数据中心是一个公共利益团体，由法律授权并由政府资助，旨在扩展现有的国家健康数据系统（SNDS），以涵盖所有与公共资助的健康活动有关的现有数据库（如医院电子健康记录仓库，队列和登记处）。HDH 建立在 SNDS 的基础设施之上，SNDS 是覆盖 99% 人口的法国行政医疗保健数据库。HDH 目录统一了 HDH 授权用于研究的假名数据库集合。HDH 的主要目标是通过为安全和隐私保护的数据链接服务提供独特的切入点，并为有助于公共利益的研究项目提供健康微观数据，同时尊重患者权利并确保与民间社会的透明度，从而支持健康和医疗保健领域的研究和创新。第二个目标是设计一个具有最高安全级别的最先进的平台，提供数据存储、计算、风险缓解和分析功能。第三个目标是创建一个以渐进方式建立的记录数据目录，以使科学界了解优先数据。到 2021 年，HDH 已经启动了 27 个试点项目，其中 9 个与 COVID-19 有关，此前 HDH 获得了适应 COVID-19 相关项目的具体任务。根据法国卫生部的法令，卫生当局可以永久使用 HDH。其他研究数据请求将提交给进行科学和伦理评估的"访问团队"。如果发现该请求符合条件，则将其发送给独立的科学和伦理委员会（CESREES）。CESREES 验证研究的目的是相关的和公共利益的，所要求的数据符合研究目标，并且拟议的方法是否可靠。如果发现结果是肯定的，该项目将提交给法国数据保护局的授权。HDH 通过对公民与健康数据的关系以及他们的看法、需求和期望进行研究和协商，与民间社会进行协商。这些知识对于定位和调整公共传播，以及评估它们并确保它们清晰是必要的。HDH 还通过提供教育工具，使公民能够理解数据，学习如何使用数据以及如何利用它们开展项目，从而为"健康数据文化"的实施作出贡献。（CNIL）。

在荷兰，国家卫生信息委员会致力于国家卫生信息的发展和可持续性，包括卫生保健组织和卫生部。该委员会有四个信息系统发展目标：监测处方药安全性的数据；公民访问自己的医疗数据以及链接自己的健康和医疗数据的能力；医疗保健专业人员之间的数据数字化和交换；并且该数据被记录一次并重复使用。一些法律包括强制保留医疗记录的规则，为患者提供对其医疗记录的数字访问以及有关系统质量的规则。2021年议会通过的一项新框架法要求医疗保健提供者之间以电子方式交换医疗记录。

在美国，美国卫生与公众服务部于 2020 年发布了一项最终规则，以实施 2016 年《21 世纪治愈法案》的规定，以支持电子健康记录的无缝合安全交换和使用。该规则旨在通过使患者及其医疗保健提供者安全地访问健康信息来增加创新和竞争；在护理和治疗方面有更多的选择。该规则中的一项规定要求患者可以免费以电子方式访问其所有电子健康信息（包括结构化和非结构化数据），并阻止授权访问和交换数据。它呼吁医疗保健行业采用标准化的应用程序编程接口（API），使个人能够使用智能手机应用程序安全轻松地访问结构化的电子临床数据。美国每个州都管理着自己的公共卫生报告计划，这些做法受州法律的约束。每个单独的医院系统都可能有自己的网络——其中可能包括数千个付款人系统。这种碎片化阻碍了患者访问其完整记录，以及用于研究的健康数据的可用性。为了解决这个问题，卫生与公众服务部（HHS）于 2020 年发布了一项最终规则，以实施 2016 年《21 世纪治愈法案》的规定，支持电子健康记录的无缝和安全交换和使用。该规则要求医疗保健行业利用应用程序编程接口并采用 HL7 快速医疗保健互操作性资源（FHIR）标准进行健康数据交换。此外，可信交换和共同协议（TEFCA）规定了原则、条款和条件，以实现在全国范围内跨不同健康信息网络交换电子健康信息。国家卫生信息技术协调员办公室（ONC）引入了美国互操作性核心数据标准，该标准将成为卫生数据的内容和词汇基线。该标准包括新的数据类别和数据元素，如出处、临床记录、儿科生命体征、地址、电子邮件地址和电话号码。这些数据片段以前没有普遍交换过，但对于患者匹配和识别风险因素至关重要。利用这些数据，医疗保健提供者可以获得更好的人口统计信息，以便他们能够评估患者的风险和需求。

表 5-4-1　OECD 典型国家健康数据治理的模式

	主要负责国家 EHR 基础设施发展的国家组织	机构名称	国家组织为电子健康记录中的临床术语制定标准	国家组织为电子信息制定标准
澳大利亚	是	澳大利亚数字健康局（ADHA）	是	否
加拿大	是	加拿大健康信息网和加拿大健康信息研究所	是	是
丹麦	是	丹麦卫生数据管理局	是	是
芬兰	是	社会保险机构（Kela）	是	是
德国	是	Gematik GmbH	N.R.	N.R.
匈牙利	是	卫生部和国立医院总干事（OKFO）	N.R.	N.R.
冰岛	是	卫生局，国家电子卫生中心	是	是
意大利	是	经济部 SOGEI（内部系统集成商）	是	是
日本	是	健康保险理赔审查报销服务、全日本国民健康保险组织联合会	是	是
韩国	是	韩国卫生信息服务（KHIS）	是	是
葡萄牙	是	SPMS（卫生部共享服务）	是	是
俄罗斯联邦（不遵守）	是	卫生部和数字发展、通信和大众传媒部	是	是
斯洛文尼亚	是	国家公共卫生研究所（NIJZ）	是	是
瑞士	是	瑞士电子健康	是	是
土耳其	是	卫生部	是	是
美国	否[3]	卫生与公众服务部	是	是

添加：资料来源：OECD，《Survey results: National health data infrastructure and governance》

二、筹资机制：为前沿创新技术付费

基层前沿创新技术应用从场景上看分为两个不同类型：一是直接为患者提供的居家上门医疗、健康管理服务等；二是直接提供给基层医疗卫生机构，为医护人员的服务提供支撑，被归结为一种新型基础设施建设，有助于提升基层服务能力，如临床决策辅助支持系统、医疗 AI 产品应用等。两类服务在面向对象、服务内容、功能和目的上都有所区别，前者旨在直接提升患者的医疗体验和生活质量，通过提供便捷的医疗服务和健康管理来满足患者的直接需求，后者应用目的在于提高医疗服务的整体能力和效率，通过技术手段提升医疗服务的质量和医护人员的工作效率，间接地对患者健康产生积极影响。因此，两者在筹资方式上也理应有所不同。本文将分开讨论。

（一）建立完善筹资机制：针对直接为患者提供的居家上门医疗、健康管理服务等

对于直接 ToC 的健康服务，如居家上门医疗、健康管理服务、个性化定制化健康体检等，考虑在产品和服务的不同生命周期，以不同利益相关方为侧重点，建立用户－产业－保险－政府等相关方共担的筹资机制，具体建议如下。

（1）从自费市场做起，由患者（用户）付费：对"上门医疗"等服务，考虑在起步阶段从自费市场切入，对定期或不定期需要服务的用户，采用订阅或按需付费的方式，自付费用。政府主要职责是对服务的质量进行监管，一方面起到市场教育作用，发挥规模效应，降低支付价格，便于未来更大范围的推广普及，另一方面为评估能够节约的医疗资源和取得的健康绩效提供数据支撑，为进一步纳入医保（或其他费用分担）提供依据。

（2）发挥"政府－产业－商保"三方联动机制：对采用新技术或模式提供服务的创新项目，在产品探索孵化阶段，可由政府的科技创新基金或专项资金支持。更好发挥商保的作用，商保提供费用分担，企业与商保共同监测、干预患者的健康隐患，避免疾病发展，商保节省赔偿金，实现双赢；产业界与政府合作，向社区开展公益筛查活动，有利于提升品牌影响力；探索公私合作模式（PPP），在做好隐私保护的基础上，以数据等资源撬动公私更好合作。以公益和提供反馈的双向互动形式，企业向偏远地区医疗卫生机构捐赠相关设备和系统的情况屡见不鲜。部分医疗 AI 企业，选择捐赠软硬件系统与提供短期或常驻性技术服务并举的方式，为基层医疗带去增量资源。此种方式不仅可以提升医疗机构的使用医疗 AI 软件系统的效率，同时能将一线的技术问题及时地搜集与回传分析，帮助 AI 系统的优化与升级。此外，基层还可以提供临床医生的反馈，使 AI 企业更多地参与到一线诊疗行为中，使企业有机会主动地记录、观察、挖掘医生在诊疗过程中的痛点和需求，反哺于产品设计与改良，帮助 AI 产品更好地在医疗实践中创造价值。例如，新冠疫情期间，深睿医疗的 AI 产品助力疫情防控，在 AI 辅助诊断、远程会诊、AI 远程辅助诊断、精细化治疗、科研、5G+AI 等方向提供服务。

（3）对确有必要且性价比高的产品和服务可考虑纳入医疗保障：纳入医保的前提条件是具有真正的临床价值。根据产品和服务的创新性价值评价，把临床价值和是否能够真正使患者获益作为遴选的重要指标，将显著提高患者生存质量、显著提升患者依从性等临床获益大的品种作为谈判优先考虑品种，并给予合理的测算阈值，以体现对创新品种临床价值的鼓励和引导。遵循严格的评估和审批流程，确保所有纳入医疗保障的科技产品和服务都经过了严格的安全性和有效性评估，符合医疗标准。进行详细的成本效益分析，确保产品和服务的性价比高，且能够在长期内为医疗保障体系

带来经济上的节约或价值。分类管理和分阶段实施，根据创新产品和服务的特性、治疗效果、成本效益等因素，分级制定纳入医疗保障的标准和范围。对于某些前沿科技产品和服务，可先在特定区域或人群中进行试点，根据试点结果逐步扩大覆盖范围。纳入医疗保障局，对科技产品和服务的使用效果进行持续监测，包括治疗效果、患者满意度等。定期对已纳入医疗保障的科技产品和服务进行成本效益复评，确保其持续符合医疗保障的要求。在支付方式方面，建议对具有临床突破性价值，治疗费用较高的创新产品和医疗技术，参考欧洲近年流行的风险共担模式。如以财务风险为基础的支付协议，通过共担新技术新药品费用来降低医保支付的财务风险；或者以疗效为结果的支付协议，就是按疗效付费。先与医保签订协议，再递交真实临床数据，就是附条件报销准入协议（CED）。

（二）建立完善筹资机制：针对直接提供给基层医疗卫生机构、为医护人员的服务提供支撑的服务

对直接提供给基层医疗卫生机构、为医护人员的服务提供支撑的服务（ToB），被归结为一种新型基础设施建设，有助于提升基层服务能力，如临床决策辅助支持系统、医疗 AI 产品应用等。这一类产品核心仍是公共服务，政府应是主要投入方。在财政经费增量空间不断缩小的背景下，调整财政投入的结构就成为重中之重。具体建议如下。

（1）调整政府公共支出对基层医疗卫生机构的投资方式和投资重点：控制"盖大楼、设床位"等传统基建项目，更多注重信息化、临床决策辅助支持系统、人工智能等方面的能力建设。

（2）注重财政在卫生投入上的"存量改革"：控制大医院的过度扩张，将卫生投入更多转向基层。优化对基层卫生的投入方式，整合投入的资源。

（3）合理撬动市场资源：对可能有潜在收益的服务项目，探索公私合作模式，使政府和私营部门共同承担项目开发和运营中的风险与收益，鼓励私营部门投资于基层医疗技术的开发和应用。政府与私营企业合作开发和部署新技术，利用私营部门的创新能力和资源，加快技术在基层的应用。由政府投入引导基金，引导非政府组织共同设立专项基金，专门用于支持基层医疗技术的研发和应用。考虑到人工智能等前沿创新科技与其他研发成功即可上市的产品不同，这些科技的产业化本身就需要得益于数据的丰富和算力的增强。因此，深度学习通过构建多层的机器学习模型，进行大量数据素材的训练，从中高效地寻找新规律或新知识，并发掘数据中更关键的特征，进而提升计算的精度，更加符合应用场景的需求，本就是产品和服务产业化的必经之路。因此，也可考虑撬动市场资源，引导产业将相对欠发达地区作为共同研发的伙伴，实现相对公平。在保证数据安全的基础上，以数据为资源，撬动民间投资。数据是重要的生产要素，提高数据可及性也是撬动企业投资的可行之策。

三、激励机制：使基层医生有动力提供初级卫生保健服务

（一）基层医疗机构激励机制国际经验

经费保障上，目前，世界上多个国家都采用按人头预付方式支付供方费用，如英国、加拿大、澳大利亚等国在签约过程中均有基本签约费。英国依据与家庭医生签约的居民数量和按人头购买服务支付给家庭医生，人均标准为75.77英镑，家庭医生签约费用则与合约方式协同支付。为增加自身收入，英国家庭医生非常重视预防保健工作，尽可能在社区解决疾病，从而提高服务质量。与英国、加拿大等国按人头预付方式不同，美国家庭医生无基本签约费用，居民和家庭医生签约后确定了长期服务对象，这是从服务中获取报酬的保障。同时为了能够吸引更多的居民优先选择家庭医生，美国政府采用了调整医疗费用起付线、居民自付与共付份额等经济激励手段，促使人们生病之后愿意优先考虑向自己的家庭医生寻求帮助，使其指定治疗方案。

薪酬制度上，典型国家家庭医生薪酬存在以下几个特点：一是结构多样性，国际上，基层医生的薪酬结构通常较为多样，包括固定薪资、绩效奖金、服务量奖励等；这种结构旨在激励医生提供高质量的医疗服务。二是绩效和质量导向，很多国家的薪酬机制强调绩效和服务质量，如通过患者满意度调查、治疗效果等指标来确定医生的奖金和提成。三是团队合作奖励，在一些国家，基层医疗机构采取团队合作的方式工作，薪酬制度会考虑到团队整体的表现，鼓励团队协作，提高整体服务质量。四是持续教育和职业发展支持，除了直接的物质激励外，对基层医生的激励还包括提供持续教育的机会和职业发展路径，这对提升医生的职业满意度非常重要。五是与专科医生相比，薪酬水平通常相对更低，这一现象部分原因是专科医疗服务往往被视为更加复杂，需要更高级别的专业知识和技能。但随着一些国家不断重视基层医疗服务的作用，通过提高基层医生的薪酬和改善工作条件来吸引更多医生从事基层医疗服务，家庭医生和专科医生间的差距有所缩小。六是其他非物质激励措施，如提供稳定的职业发展路径、改善工作环境、提供工作与生活平衡的机会等，这些措施在一定程度上弥补了薪酬上的不足。典型国家和地区基层医生（家庭医生）薪酬机制梳理见下表。

在中国，基层健康服务提供者的费用主要由社会医疗保险和患者根据政府制定的收费标准，通过按服务收费系统的方法进行付费。这一标准对诊断检测的收费高于通常的成本，但对劳动密集型服务（如咨询）的收费低于通常的成本，从目前的收费标准看，还未允许单独为健康管理付费。支付给初级保健医生的费用并不是对医疗质量的奖励，占初级保健医生收入30%的奖金往往是根据所提供的医疗服务的数量而不是质量来决定的。这使得基层存在激励机制的扭曲，需要完善激励机制，鼓励基层医疗机构医务人员更多提供连续性健康服务。

表 5-4-2　典型国家和地区基层医生（家庭医生）薪酬机制梳理

国家	薪酬制度
英国	● 全科医生执业主要有三类：一是自由执业，占 70%，自负盈亏，全科医生诊所与当地初级卫生保健信托（PCT）签订合同（共三类），PCT 采用混合支付方式支付全科医生薪酬，包括按人头付费、按绩效付费及临时补助费，分别占比 75%、20% 及 5%；二是受雇于英国国民健康服务体系（NHS），由 NHS 分配至 1 家或多家诊所工作并支付固定工资；三是临时代理，仅提供临时或短期服务 ● 2004 年引入了质量与结果框架（QOF），全科医生可自愿加入 QOF 评价体系，旨在对全科医生提供的服务质量和结果进行考核，包括临床标准、公共卫生、质量提升、公共卫生额外服务四方面，共 183 项指标，全科诊所和全科医生达到考核标准即可获得额外的绩效奖励，以此激励全科医生提供更好的服务 ● 2012 年，通过《健康与社会保健法案》，成立了临床执业联盟（CCG），主要由全科医生组成，CCG 接管了以往由 PCT 所统筹调配的 NHS 约 75% 的资金预算，用于为有需要的居民购买额外的医疗服务，同时 NHS 设立了监管部门，剩下的预算采用人头付费的方式用于全科医生薪酬发放
美国	● 美国家庭医生的执业方式包括自由执业或受雇于医疗机构，其收入由保险公司支付，即保险公司按照三方（保险公司、医疗服务提供方、被保险方）签订的合作协议的要求支付相应费用 ● 传统支付方式包括按服务项目付费、按人头付费、工资制，近年美国医疗保险与医疗补助服务中心（CMS）提出基于价值的支付方式改革，推出两种新的替代支付模式，一种是基于按服务付费的替代支付模式，收入与所提供服务的绩效水平相关联，如医疗保险共享储蓄计划、打包付费改进诊疗服务计划；另一种是基于人群的替代支付模式，可保障有限且必要的医疗服务能够被高效地提供给居民，如整合型医疗卫生服务体系下的总额预算下按人头付费、综合初级保健扩展计划及针对慢性病患者实施的预付打包付费 ● 责任医疗组织（ACOs）实行"总额预付–结余分享–超支合理分担"的收益与风险共担机制，鼓励家庭医生应关注疾病预防和健康促进，在保证居民健康或疾病得到治疗的前提下提供最低成本的医疗服务，若医保基金结余，按家庭医生的考核结果分配结余作为绩效，若医保费用超支，则 ACOs 需缴纳部分比例罚金
德国	● 德国患者疾病基金会与德国家庭医生协会签署合同，家庭医生收入主要采用按人头付费和按项目付费混合的支付方式，目前，全科医生进一步采取总额预算制度，即每位家庭医生提供的服务对应点数，每一点数都有相应的货币价值，按年度计算所有家庭医生工作的总点数。由于总额控制，全科医生提供的服务量越多，点值越低 ● 德国并未实施家庭医生首诊制度，其家庭医生与专科医生面对相同的医疗市场，属于自由竞争。在激励机制与竞争约束机制存在的背景下，医疗服务供方与需方相互制约，保证护理质量的提升
新加坡	● 卫生部每年向在家庭医生保健服务计划和家庭医生签约服务计划下私人执业的家庭医生支付服务费，按人头付费，以照顾和管理每一位入园居民。费用将根据每位登记居民的健康风险状况、所需护理的范围以及预防性护理或慢性病管理方面取得的进展进行分级 ● 卫生部向 Healthier SG 家庭医生提供一次性补助金，用于 IT 支持，以更好地为居民提供服务
香港	● 家庭医生除可获政府定额资助外，还可厘定治疗阶段每次资助诊症的自付费用，"慢病共治"计划下的所有服务，包括医疗咨询、药物、实验室检查、护士诊所、专职医疗服务等，均获政府部分资助，计划参与者只需缴付自付费用 ● 家庭医生管理下若有一定比例的计划参与者在血糖和血压水平上达到健康奖励目标，也将获得奖励金。奖励金额按达标计划参加者参加资助咨询次数及每次资助咨询的政府资助及建议自付费金额的 15%

（二）提升基层医务人员的待遇水平和职业吸引力

考虑到依靠财政再提高医务人员的待遇水平难度很大，建议允许基层机构通过上门医疗服务、健康管理服务收费，并可用于薪酬激励，提升基层医务人员的待遇水平和职业吸引力。

将签约管理人群的健康绩效与奖金挂钩。鼓励提升收入水平。根据工作绩效和服务质量发放奖金，考核指标向连续性主动性整合型服务倾斜。鼓励医务人员提高工作效率和服务水平。

建立公正透明的职称评定和晋升机制，提供持续教育和专业发展机会，激发医务人员的职业发展动力。改善基层医疗机构的工作环境，提供必要的医疗设备和工作资源，减轻医务人员的工作压力。调整医务人员的工作量，确保其有足够的时间进行患者护理和专业学习，防止过度劳累。定期举办专业培训和继续教育课程，帮助医务人员更新知识、提高技能，支持其职业发展。

（三）基于健康结果为医务人员建立新型绩效评估制度

基于健康结果建立新型绩效评估制度是一种旨在提高医疗服务质量和患者满意度的方法。这种制度通过将医务人员的绩效与患者的健康提高结果直接关联，鼓励医务人员提供更高效、更有质量的医疗服务。

（1）探索利用医疗人工智能，优化绩效考核，完善激励机制：明确健康结果的定义，确定关键指标，如患者满意度、治疗效果、疾病管理和预防效果等。将这些健康结果量化为具体、可衡量的指标，确保评估的客观性和公正性。设计综合评估体系，根据不同专业领域和服务类型制定评估标准，确保评估体系的适用性和准确性。利用电子健康记录系统收集和分析健康结果数据，为绩效评估提供准确的数据支持。使用数据分析工具来处理大量健康数据，识别改进点和绩效提升的机会。实施动态反馈机制，为医务人员提供定期的绩效反馈，帮助他们了解自己的表现和改进方向。根据绩效评估结果，为医务人员提供持续的教育和培训机会，促进其专业技能和服务质量的提升。建立公正的与薪酬挂钩的激励机制，将健康结果的改善直接与医务人员的薪酬和奖金挂钩，以物质激励促进医务人员的积极性。同时采用非物质激励措施，如职称晋升、职业发展机会等，以满足医务人员的职业成就感和自我实现需求。确保绩效评估过程的透明性，让所有医务人员都能理解评估标准和流程。

（2）探索创新医保支付方式，以支付方式为抓手，激励医务人员更多提供连续性服务，改善健康结果：对基层而言，部分医保支付方式有一定的局限性。例如，按服务项目付费会导致过度医疗和资源浪费；按人头付费鼓励医疗机构降低医疗总成本，促进医院对覆盖人群予以全生命周期的健康管理，但在非充分竞争条件下，患者选择受限，不利于服务质量的提升；单病种付费，通过统一的疾病诊断分类，科学地制定出每一种疾病的定额偿付标准，社保机构按照该标准与住院人次向定点医疗机构支付住院费用，使医疗资源利用标准化，这有利于降低医疗成本，提高资源利用率，规范医疗服务提供者的诊疗行为，减少医疗纠纷，合理分流患者，促进分级诊疗。但单病种覆盖范围窄，控制费用增长作用有限。为了降低医疗费用，医生有可能会选择减少必要的检查和耗材，造成医疗质量下降。按疾病诊断相关分组付费（DRGs），根据患者的年龄、性别、住院天数、临床诊断、病症、手术、病严重程度、合并症与并发症及转归等因素把患者分入不同的诊断相关组，其优点是控制医疗费用，提高医疗服务效率。同组疾病诊治费用基本相同，控制过度用药、过度检查等，优化费用结构，降低服务成本，减少不合理费用的支出，促进医院建立健全成本核算体系，提高效率从而缩短患者的住院天数。其不足在于仅适用于住院患者，暂时对于门诊患者和门诊特殊疾病适应性不高。

（3）可考虑探索捆绑付费：由于DRGs费用中并不包括治疗整个周期的所有费用，DRGs模式下，患者还是要为每位医生、每家医院以及每次急病后护理付费，并没有推动合作。此外，很多推动理想治疗结果和提升价值的手段并没有包含在DRGs中，如患者教育和咨询、健康行为和系统性跟踪服务，而这一类服务恰好是基层健康服务中鼓励的。迈克尔·波特认为：在购买所有的产品和服务时，消费者都是打包付费的。比如买车时，消费者并不会从一个地方购买发动机，再从另一个地方买刹车片。消费者总是从某处购买整个产品。然而患者却要从一处购买诊断检查服务，从另一处购买手术服务，再换个地方购买急病后护理服务。这其实很没道理。因此，以迈克尔·波特为首的学者提出了一种新的医保付费方式：捆绑付费。捆绑付费应该满足以下5个必备条件。①支付费用覆盖某项治疗的各项支出：护理应包括所有必需服务，包括管理常见并发症等；在初级和预防治疗阶段，捆绑支付应该针对不同患者群体（比如健康的成人或低收入的老人）按需付费。②根据治疗效果付费：捆绑支付的目标，应该是达到对患者来说比较理想的治疗效果，包括维持或恢复正常功能，缓解病痛，避免或降低并发症或复发等。③费用应根据风险具体调整：患者年龄、健康状况各不相同，社会地位和生活环境也不一样，治疗特定疾病的难度、效果以及所需成本各不相同。④费用中应包括为及时高效地医疗护理而支付的费用：捆绑支付费用应该包括必要护理的所有成本，应体现医疗机构及时高效的医疗护理和管理流程应有的价值，但不应为非必要服务和低效救治付费。⑤医疗机构不应对不相关的护理或灾难事件救治负责：医疗机构的责任归属应该事先声明，出现争议时要随时调整。这一方式与基层以慢病管理为主的捆绑连续性服务契合度较高，可探索通过这一付费方式，鼓励医务人员提供连续性的整合服务。

四、能力支撑：医务人员的能力

（一）基层医疗健康服务所需的能力体系

不少国家（如美国、英国、德国），对基层医疗机构家庭医生的职责范围和能力体系都做了相应的规定。在不同国家和地区，基层医务人员需具备的能力素质虽有所差异，但大体上包括以下几个方面。

①专业医疗知识和技能，掌握广泛的医学知识，能够处理常见疾病和一些紧急情况，进行基本的诊断和治疗，不断学习和更新知识，以提供最新的医疗服务。②沟通和人际交往能力，与患者及其家属进行有效沟通，能够清晰解释医疗信息，倾听患者需求，建立信任关系。③临床决策和问题解决能力，根据患者的症状和医学检查，做出准确的临床判断。④预防医学和公共卫生知识，能够进行疾病预防、健康宣教和促进公众健康。了解并应用公共卫生策略和指南，参与疾病控制和健康促进活动。⑤团队合作和领导力，与其他医疗专业人员如护士、药师、专科医生等有效合作，为患者提供综合医疗服务。在需要时，能够领导和协调多学科团队，确保患者获得最佳治疗。

随着前沿创新技术，尤其是数字技术为加强卫生系统提供了独特的机遇，卫生工作者有效利用前沿创新技术的能力显得尤为重要。下表梳理了典型国家和地区健康守门人的培训机制及其职责范围和能力素质要求。

表 5.4.3　典型国家和地区健康守门人需具备的能力素质

国家	培训机制	职责范围
英国	●经过全科医学专业培训、在皇家医学会注册的医师，是临床技能全面的基层医疗保健人才，占全国医生总数的 50% 左右 ●"5+2+3"培训模式，即 5 年本科教育，2 年理论教育和轮科室实习训练，3 年专科医生培训和考核、急救医生培训和实习等。同时，要通过理论考、实践操作考和日常评分 3 个方面 7 大考核后才能成为一名正式的家庭医生，执业以后还必须接受医学继续教育，以提高其业务水平	●家庭医生工作范围涉及 21 个临床领域，要求其具备一定的管理能力、判断能力、沟通能力、应变能力、合作能力 ●提供的服务主要有：诊疗、健康咨询、家庭计划，如孕期保健计划、疾病预防，如日常体检服务和免疫服务、康复服务
美国	●"4+4+1+2"培训模式，美国大学在本科期间不设置医学专业，所以任何一名全科医生都要在本科期间完成报考医学院所需的科目和学分后，才有资格参加医学院的报考考试。进入医学院后，将经过 4 年不分专业、科室的教育，最终获取医学博士学位。毕业后必须到医院实习一年才能够参加医师考试。通过医师考试之后，将分专业培训两年时间，采取各科室轮转的方式，使全科医生能较充分了解各类疾病，做出最准确的判断	●自由职业或受雇于医疗机构，在社区诊所中，由初级医生、护士、药剂师、社会工作者等共同组成的团队，提供医疗、心理、防疫、妇幼保健、康复等服务 ●工作内容包括：与患者建立相互信任和持续的合约关系，对所有家庭成员提供医疗服务，初诊、疾病预防/健康维护咨询、宣教、筛查、慢病管理、向上转诊、对住院患者出院后随访及提供康复治疗，帮助患者充分利用社会资源

续表

国家	培训机制	职责范围
德国	● 需经 6 年的大学教育，各医学生不分专业完成 5 年基础知识学习和 1 年临床实习，并通过 3 次考试（第一次是两年后，第二次是实习前，第三次是实习后），获得硕士学位证书和医师执照。之后要经过 18 个月的注册前住院医师培训，考核通过后将正式成为注册住院医师并开始分专业培训。根据专业不同，培训所需时间不同，全科医生将进行为期 3 年的专业培训，培训考核通过后将获得全科医学专科医生资格，并允许其独自开业	● 服务于家庭体系为主，负责初诊，处理常见疾病或针对部分疾病提供预防保健的指导，根据病情开出处方或实验室检查单，只有在急诊或诊断为重大疾病、疑难杂症时会依据患者的情况开具转诊手续，使其到专科诊所或医院做进一步的治疗，患者在专科诊所的看病记录也会反馈给家庭医生。家庭医生在给患者看病外还将帮助患者办理相关转院手续、整理病历资料
新加坡	● 成为普通家庭医生须完成 5 年本科医学教育，毕业后进行实习医生轮转满 1 年，注册新加坡医学理事会并获得执业证书后可选择私人诊所或医院行医 ● 进一步成为职业家庭医生，可申请住院医师项目，进行家庭医学 3 年的住院医师培训，通过考试后得到家庭医学硕士学位；或申请家庭医学深造文凭课程，利用周末时间学习 2 年，并进行笔试和临床技能考试，即可拿到毕业证书，之后再通过针对外国医生的主治医师培养计划，每周有 1 天学习家庭医学硕士学位课程，1 年后通过考试成为职业家庭医生	● 主要提供门诊服务、出院后患者跟进、疫苗接种、健康检查、专业家庭医生咨询等服务。另外，诊所还提供护士临床服务、牙科医疗、诊所配套的影像中心和实验室服务等其他辅助性服务。其中，专业家庭医生咨询服务需要预约，这样家庭医生可以安排更多的时间了解患者的健康状况、病情进展
香港	● 培训周期不低于 12 年，即 5 年大学学习 +1 年实习 + 医学本科毕业后 6 年家庭医生专业培训（包括 2 年以医院为主的基础培训、2 年以社区为主的基础培训和 2 年高级培训）。培训内容不仅涵盖临床各科，还包括复杂的管理诊所内容。这使得家庭专科医生素质全面发展且普遍较高，保证了医生和医生之间医疗水平的相对均等，保证了基层医疗的高水平	● 在患者的首个医护接触点以方便获得的形式为患者提供全面、持续和协调的护理，并以患者为中心，配合其家庭及社区的环境，提供服务包括促进健康、急性及慢性疾病的预防、健康风险评估和疾病侦查、急性及慢性疾病的治疗和护理、支援患者自我管理、为残障人士或末期病患者提供康复、支援和舒缓治疗

（二）提升基层医务人员使用前沿创新科技的能力

（1）完善基层医务人员培养机制和在职培训机制：①就全科医生的能力体系和培训质量提出一系列全面、详细的建议。目的是解决医学院校教育水平参差不齐的问题。鼓励教育部与国家卫生健康委密切合作，提高和监督医学院的培训质量，并建立认证体系。除了培养合格的全科医生外，医学院校的全科医学系还应发展学科建设，培养下一代教师和领导者，他们将推动初级保健发展议程，并提供加强这一领域所需的证据。采取措施确保学生达到适当的临床能力水平，并在整个培训过程中接触预防保健。培训应使学生做好在跨专业团队中工作的准备，强调医患沟通的重要性，如包括换位思考和共同决策，以建立患者与初级保健服务提供者之间的信任。政府还可以考虑为医学毕业生接受全科医学研究生培训的比例设定目标、制定激励学生从事初级卫生保健工作的策略，如在课程初期就让本科医学生接触初级卫生保健和社区卫生服务。②提供针对初级保健环境量身定做的临床实践指南。包括以患者为中心的视角，纳入患者的目标。这些指南应侧重于使用具有成本效益的诊断方法和治疗措施，而不是疾病的病因学或药物的药理学等。发挥医师协会等行业组织的作用，负责监督疾病管理规程的制定，并为全科医生的培训提供信息，使其了解如何根据具体情况适当使用这些规程。此外，调动初级保健医生参与继续医学教育和其他在职培训项目的积极性，如提供对其职业发展有意义的证书，并确保他们在暂时离开岗位接受培训时的收入。③承认并促进护士和其他卫生工作者在基层健康服务中的关键作用。具体来说，通过护士执业者培训试点项目，包括接收医学院护理学院本科应届毕业生的项目，以及指派职业生涯中期的护士到基层卫生机构执业的项目，都可以被视为加强基层医务人员队伍特别是慢性病管理队伍的一种有前途的方式。

（2）提升基层医务人员数字素养：①将数字技能纳入卫生教育和培训的核心内容，并投资创建现代和全面的数字健康课程。例如，丹麦、芬兰和瑞典在其当前的数字健康战略中承诺或通过法律规定，将数字技能纳入初级、中级和长期护理领域所有主要类别一线卫生专业人员教育和培训的核心内容。②由教育机构和／或专业协会根据最低监管要求，领导着详细卫生教育和培训课程的改革。目前，全球数字卫生课程的建设或现代化进展缓慢且不平衡。不同的研究小组、机构和国家对一线卫生工作者的数字技能要求不尽相同。此外，关注的重点往往只是操作数字工具的技能要求或对数字数据安全的理解，而对数字卫生伦理或对信息和统计数据的批判性评估技能的认识较少，应参照上述核心数字素养，开展全面培训。为避免自动化偏差问题，建议通过培养意识和模拟训练等方式来消除这一偏差。③调整特定人际交往技能的培训，以平衡数字化转型可能对患者－医护人员和医护人员－医护人员之间的沟通和互动产生的负面影响。④注重跨学科知识和技能的综合培养。数字医疗不能作为一个独立的主题，而是需要与各学科相结合，使人们将数字技术视为医疗保健不可或缺的组成部分。⑤建立数字素养培训大纲。为了帮助教育者并确保采用统一的方法，一些国家（如挪威、瑞士和英国）的政府资助了独立的跨学科专家审查，以评估技术和其他发展（基因组学或人口统计学）可能如何改变技能要求，并根据国情为卫生教育和培训的必要变革提供信息。

第六章 转化医学研究背景与战略地位

第一节 转化医学的由来及演化

转化医学理念的诞生可以追溯到 1966 年，为突出多学科交流在药物研发领域中的重要性，McKinney 在美国《生物科学》上首先提出"实验室到床边"（Bench to Bedside）这一理念，然而受限于认知水平与技术水平，该理念最初并未引起研究者们的关注，直到 1992 年美国 *Science* 杂志阐明"从实验室到病床"的含义，即把实验室研究成果转化为临床诊断和治疗的技术和方法，再次将"转化医学"理念的雏形拉入学者们的视线。

1994 年，美国学者 Morrow 首先应用"转化型研究"的理念指导癌症的防控，促使该理念在实践中逐渐被理解与接受。到了 1996 年，*Lancet* 杂志首现转化医学这一新名词，由意大利学者 Geraghty 明确提出"转化医学"可看作是连接基础和临床学科的桥梁。学者们很快意识到，基础研究与临床应用之间的转化是双向的过程。Choi 率先提出"实验室到病床再反馈"的逻辑框架，一方面，基础研究可能带来巨大的临床领域的应用前景；另一方面，临床观察能够为基础研究提供直接证据。Marincola 等也认为实验室与病床之间存在双通道，生物医学的基础研究成果促进临床诊疗的发展，临床中观察到的情况反馈至实验室可进一步促进新研究的开展。

可见，"转化医学"研究模式逐步发展，学者们也逐步统一认识到实验室与病床之间的转化是双向的、连续的、相互促进的过程。因而，"转化医学"有了新的内涵：从实验室到病床旁，再从病床旁到实验室的双向过程，也被称为"bench to bedside" and "bedside to bench"，即"B to B"模式。转化医学成为实验室和临床诊疗之间的沟通合作桥梁，打通了基础研究、药物开发和临床诊疗之间的障碍。

2003 年，美国国立卫生院在 *Science* 杂志上第一次全面阐述了转化医学概念和技术路线，将转化医学定位为科研改革和提高医疗水平的关键举措。这一举措旨在将生物医学研究成果迅速有效地转化为可在临床实际应用的理论、技术、方法和药物。从而在实验室到临床（bench to bedside）、实验室到公众（bench to public）之间架起一条快速通道。需要注意的是，转化医学并非将所有的基础研究成果落实到临床中，而是结合患者的实际需求，由临床提出问题，通过多学科交叉合作寻找解决方案到社会全面接受的过程。

此时，学者们提出的最基本的转化过程分为两个阶段，第一阶段指基础研究成果所发现的机制、技术等转化为疾病诊疗与预防的手段、产品；第二阶段指将在第一阶段产生的成果应用于完善医疗体系，进入公众认知，帮助临床医生和患者改变行为习惯。2008 年，Dougherty 和 Conway 共同提出的转化医学"3T 路线图"，即 Translation1（T1）、Translation2（T2）、Translation3（T3）的 3 个转化阶段，则是对这两个阶段的细化。他们将第一阶段分为 T1 和 T2：T1 阶段是临床疗效研究，是基础科学研究向临床研究的转化过程，旨在检测出某种干预或措施的治疗作用，例如新药研发和验证；T2 阶段侧重于通过积累新医学发现并比较新干预方式对患者的有效性证据，以确定该干预方式的受益人群，例如新药上市后的临床研究；T3 阶段是实现高质量医药卫生服务，与 T2 阶段相似，旨在通过检测最有效的干预方法，再由政府通过医药转化系统推广最佳路径，从而实现高质量的医药服务，例如大范围临床病例研究、干预成本 - 效果研究等。3T 路线图的 3 个阶段互相依存，其目的是为提高国家的医疗服务质量，加速医药学创新发现和转化应用的步伐（图 6-1-1）。

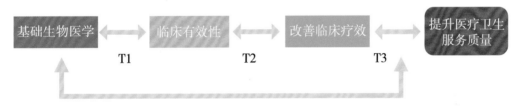

图 6-1-1　Dougherty 和 Conway 提出的转化医学"3T 路线图"

生物医学研究以及技术的不断革新，为转化医学的发展提供了前景。进入 21 世纪后，各国政府对转化医学越来越重视，学者们不断探讨转化医学的理论、内涵、应用、目标和外延，研究领域扩大至公共卫生事业，并可能在未来影响政府决策。2010 年，Rubio 提出转化医学研究应扩大到公共卫生防疫领域；2011 年，蔡红兵等也提出加强医学研究成果的普及和社会化，开展包括政府、企业、社会等多部门、多行业的广义转化医学研究，以便更符合我国国情。

此后，公共卫生事业、政策部署等也化作医学转化过程中的一环。陈颖等进一步将转化医学分为 6 个转化阶段（图 6-1-2）：T1 阶段是基础研究向新产品开发的转化，包括产品注册前的整个过程，通过各部门、各模块间的配合提高效率；T2 阶段是新产品开发向产业化的转化，指产品由实验室至大规模生产的过程；T3 阶段是产业化向临床应用的转化，指临床的准入过程；T4 阶段是临床应用向基础研究的转化，指临床诊疗过程中积累的实践经验为现有产品的技术改进和替代产品的开发指引方向；T5阶段是临床应用向公共卫生政策、临床诊疗指南等的转化；T6阶段是公共卫生政策向健康人群的转化，研究所制定的公共卫生政策对人群健康的效果评估、分析影响健康的社会因素等。

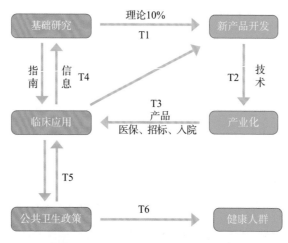

图 6-1-2 转化医学的"6T"过程图

另外，李玲结合学者们对转化医学过程的认识，从医疗服务（实线部分）和医药产业（虚线部分）两个角度对其转化过程进行分析（图6-1-3）。

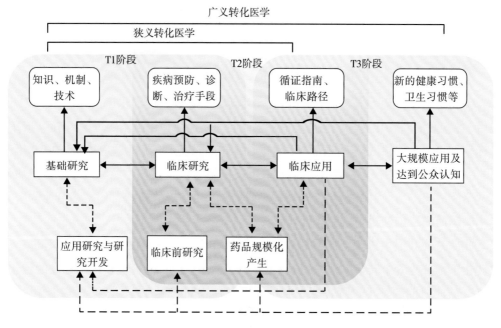

图 6-1-3 基于医疗服务和医药产业的转化模式

综上所述，历经 50 多年的发展，转化医学理念逐步深化，其覆盖范围从"从实验室到病床"逐步扩展到学术、医疗、产业、政策等行业综合体（图 6-1-4）。

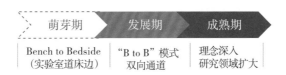

萌芽期	发展期	成熟期
Bench to Bedside（实验室道床边）	"B to B" 模式双向通道	理念深入研究领域扩大

图 6-1-4　50 多年发展以来的转化医学理念

第二节　转化医学的定义与范畴

转化医学（translation medicine）是指一类医学研究，不是单一的学科或是技术，更多的是一种转化的状态，倡导实验室与临床研究双向转化的模式。它是连接基础医学研究和临床医疗实践的桥梁，在实验室与病房之间架起一条快速通道。其目的是将基础研究中的发现转化为临床诊断或治疗手段，同时以临床的需求来推动基础研究，实现精准医疗。通过基础研究与临床研究的双向转化这样的良性循环来最大程度地提高人类健康水平。转化医学是实现精准医学的必由之路（图 6-2-1）。

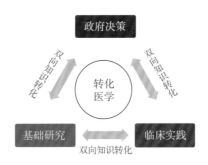

图 6-2-1　转化医学的方向和目标

转化医学的核心，是要将医学生物学基础研究成果迅速有效地转化为可在临床实际应用的理论、技术、方法和药物。转化医学具有丰富的内涵，它通过现代分子生物技术等各种方法，将实验室研究成果转化为临床应用的产品与技术，同时通过临床的观察与分析帮助实验室更好地认识人体与疾病、进行更优化的实验设计来促进基础研究，从而最终实现整体医疗水平的提高、帮助患者解决健康问题。

作为多学科交叉的热门学科，转化医学涉及科学研究、知识产权、临床前和临床试验、药品管理政策、医院、生物医药企业等医学领域的多个领域。转化医学的范畴几乎涵盖生物医药的全领域，由最初的"从实验台到病床"，在分子水平上了解疾病的病理学，建立分子过程、动物模型和疾病状况之间的联系，包括从基础研究到早期临床试验，到"从病床到社区"，提供必要的数据改善临床实践，再到"从社区到政策"，以及最近提出的"从政策到实践"，综合转化医学前几个阶段的发现，将其转化为改善临床实践的政策和程序。

转化医学是医学改造、融合、转变的过程，存在多模式、多体系、多业态方面，开展转化医学研究具有重大意义。根据不同学科融合有"基础医学 - 临床医学"的模式，即从转化医学的传承看，由最初的单向转化发展为双向转化模式，即从实验室到病床、再从病床到实验室的连续过程（图6-2-2）。

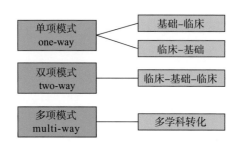

图 6-2-2　转化医学研究的基本模式

根据领域融合，转化医学可分为三种模式。①"产学研"模式：医药企业与高校结合，从教学、科研和生产互动并将科研成果迅速转化成临床应用产品，减少研发与产业化之间的隔阂，加快高科技产品的产业化进程。②"医院企业"模式：院企协同运作模式，医院将需求反馈企业，经过企业按市场需求生产产品，将产品迅速按流程到医院临床验证，从而缩短由企业产品到医院应用的距离；③"研产诊疗一体化"模式：科研、生产、诊断、治疗为一体的企业生产、医院应用和研究平台相结合的闭环式转化模式，科技产品用于精准筛查诊断，进而提高治疗水平。在这一模式中，根据转化分级有国家级转化平台、创新项目转化平台、单体中心转化平台和多中心转化平台等。"研产诊疗一体化"模式的具体实践，是整合的中国特色转化医学探索之路，有利于促进创新研究和科技成果转化，将研发的新产品迅速产业化，高新技术产品转化应用于预防诊治。

目前的新药研发、医疗器械、分子诊断检测等都属于转化医学的范畴。在药物研发过程中，转化医学以药物研发过程中生物标志物为核心，以精准医疗提高药物研发临床应答率为目标，覆盖从早期靶点确认—临床前 R&D—临床Ⅰ、Ⅱ、Ⅲ期试验，到上市后的药物检测，通过不同阶段的研究实现药物研发的闭环。其中，诊断及监测人类疾病的新参数——生物标志物的研究，最能体现转化医学所带来的医学模式的转变，由基础医学、临床医学和生物信息学等专业研究人员共同组成，定期讨论和沟通，及时解决研究过程中遇到的问题，这种新的医学模式是将预测、预防、早期干预和个体化治疗作为将来临床医学发展的方向。

组学是转化医学应用最广泛、最充分的一个领域，主要包括基因组学、蛋白组学、代谢组学、转录组学、脂类组学、免疫组学、糖组学和 RNA 组学等。免疫与转化医学是一个方兴未艾的领域，涉及病毒性感染、免疫细胞治疗、抗体治疗、移植免疫、疫苗、过敏性变态反应及治疗、自身免疫疾病的遗传学机制等。

肿瘤也是目前转化医学研究最充分的领域之一，涵盖肿瘤基因检测与评估、外周血液循环肿瘤细胞、肿瘤标志物、肿瘤分子靶向用药指导、肿瘤细胞免疫治疗、肿瘤靶向药物研发等内容。利用转化医学的理念，促进肿瘤在预防、早期诊断、靶向治疗、术中成像以及抗肿瘤药物的研发领域的发展。

心血管与转化医学同样是目前研究的热点之一，市面上几乎都是围绕心血管病发病机制、新靶点发现、药物研发和临床诊疗技术四个方面，进行加强基础研究与临床的整合，促进多学科交叉融合。此外，再生医学是一门研究如何促进组织、器官创伤或缺损的生理性修复，以及如何进行组织、器官再生与功能重建的学科，即任何与再生修复有关的内容都可以包含在再生医学范畴内，它的研究内容涉及组织工程、细胞与分子生物学、发育生物学、材料学、生物力学及计算机科学等诸多领域，由于涉及范围广、学科跨度大，始终是转化医学研究关注的重点。

总而言之，随着基因组学、蛋白质组学和代谢组学等多组学分析技术不断的发展，治疗方式已经从传统小分子扩展到多肽、蛋白、抗体、基因疗法、细胞疗法等多种新型技术。尽管有这些新技术，但仍有大量疾病的致病原因还无法彻底明白。转化医学将生物医学观察和研究转化为改善健康的干预措施的过程，加速了基础研究、新药开发和临床转化的进程，成为精准靶向治疗的加速器。转化医学研究利用各种研究手段，确定靶点与疾病发生发展的关系、验证和探索药物的作用机制、发现生物标志物并开发伴随诊断产品。

第三节　转化医学的战略性作用

一、填补基础研究与临床应用的鸿沟

随着全球在生物医学研究中投入的巨大资源，人们在疾病机制研究方面取得了巨大进展，基因组学、蛋白质组学以及相关技术快速发展，所发现的潜在药物靶点和其他研究成果呈爆发式增长。然而，大量的研究成果并未以新技术、新方法、新产品的形式真正落实在疾病诊疗及预防领域，基础研究与临床应用之间的鸿沟越来越深。据不完全统计，当前全球已披露靶点数量达到 45839 个，但从全球角度进入临床及以上

阶段的比例仅有39.0%，在中国更是仅有17.7%，基础研究的成果转化依然存在巨大空间（图6-3-1）。

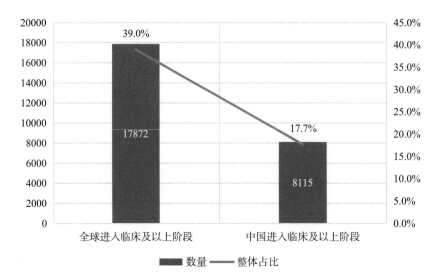

图6-3-1　全球及中国进入临床及以上阶段的靶点数量及比例

（数据来源：药渡数据库、药促会统计）

注：临床及以上阶段包括IND、临床研发、已上市等阶段

二、平衡医药研发与临床产出的天平

从经济学角度，产量增加到一定程度后，继续增加产量时单位产量所需成本将会加大，这就是所谓的"边际成本递增"。医药研发领域也如此，科学技术的不断发展，学科之间的交叉融合以及疾病病理的广泛认知等，导致了临床研发难度逐渐升高、医药领域创新也越来越难。例如，现在主要的单靶点药物研究理念并不能很好地诠释疾病的成因，尤其是针对恶性肿瘤、糖尿病等多基因疾病，特效药物的研发还存在巨大的阻碍。对于已经被证明与疾病的发生与治疗有强关联的重要靶标，依靠过去的药物研发认知和技术手段，其中的"低垂之果"也几乎被采摘殆尽。据统计，全球临床开发成功率还在逐步降低，2022年综合成功率降至6.3%（图6-3-2）。

新药研发成功率的降低，叠加研发周期逐渐延长，导致全球新药研发的投入/产出比越来越低。据《科学智能（AI4S）全球发展观察与展望（2023）》公布数据，1950年以来，每10亿美元研发投入所产出的获批新药数量几乎每9年减少一半。投入越来越高，回报率却越来越低，如何打破创新药研发的"反摩尔定律"成为当下行业关注的核心问题之一。

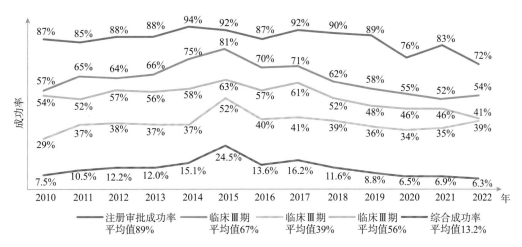

图 6-3-2 全球范围内不同阶段临床开发成功率

（数据来源：IQVIA Global Trends in R&D 2023）

因此，转化医学在医药创新产业发展中具备战略性、源头性作用。在促进临床与实验室的双向联系时，转化医学在临床中发现的问题在一定程度上代表着创新性。另一方面，其不同研究角度也代表着多学科交流的理念，贯穿着医药研发的全流程。这两方面的密切配合，有助于早期识别研发风险和集中资源，提高研发的精准性与成功率，降低研发成本。

在发达国家，First-in-class 药物的最初来源主要为基础研究成果转化。针对2010 年至 2020 年 FDA 批准的 50 款 First-in-class 肿瘤药物的发起者进行统计，其中 14% 的药品研发为学术界独立发起，22% 为学术界与企业界合作研发。同时，许多 Biotech 公司多为科学家取得重大科研成果后创办的，46% 的药品研发来自小型 Biotech 公司，其中有较大部分成果同样来自学术界。综合而言，基础研究成果转化在 First in class 药物发现中占据主导地位（图 6-3-3）。

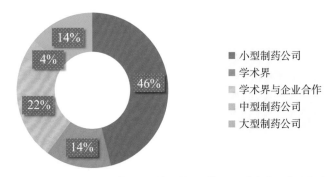

图 6-3-3 2010—2020 年 FDA 批准的 50 款 FIC 肿瘤药物的发起者

（数据来源：Kate H.Kenned.Small biotechs versus large pharma: Who drives first-in-class innovation in oncology）

三、引领医学进步和医院高质量发展

医学研究分为基础和临床两大领域，基础研究注重对生物学、化学等基本原理的探索，而临床研究则更关注于将科学理论转化为临床实践，解决临床问题，提高患者生活质量。医院作为卫生健康体系的核心组成部分，不仅肩负着医疗服务的责任，更应当在科研创新方面发挥引领作用。强化基础和临床研究，并成功推动成果转化，不仅能提升医院的学术声望，还能够为患者提供更先进、更有效的医疗服务。

聚焦于这两大板块，医院需要加强基础和临床研究以及推动科研成果成功转化。要加强基础和临床研究，一要探索疾病机制，发现新治疗方法。其中，基础研究成果可以为新药物的开发提供理论支持，临床研究则验证药物的安全性和有效性。二要促进医疗技术进步，尤其要探索新的诊疗技术和医疗设备。在这个过程中，医院要在科研实力的基础上提升学术声誉，吸引更多的人才，继而构建一个强大的科研团队，形成正向循环，包括引进高水平的科研人才，搭建合理的科研团队结构，并提供良好的科研工作环境。

通过推动转化医学研究，促进基础研究和临床研究之间的紧密结合，是推动医院科研创新的关键。医院可以通过设立专门的转化医学研究中心、提供资金支持等方式，推动基础研究成果的快速转化。在具体举措上，可以建立一支由临床医生、基础研究人员和生物信息学专家组成的科研团队，开展一系列与临床诊疗相关的基础研究和临床试验；引进先进的科研设备和技术，搭建一流的科研平台和实验室，为科研人员提供了良好的工作条件和实验条件；积极组织各类学术交流活动，邀请国内外知名专家学者来院讲学交流，促进科研成果的转化和应用。

科研成果的成功转化与应用是医院科研创新的最终目标。为了实现这一目标，医院可以设立技术转移机构，负责将科研成果转化为实际的应用。该机构可以与产业界建立合作关系，推动科研成果的产业化进程，将研究结果转化为实际的医疗产品和服务。其次，医院在进行科研活动时应注重知识产权的保护。通过申请专利、注册商标等方式，保护科研成果的知识产权，为科研成果的转化提供法律保障。另外，医院可以与企业建立紧密的产学研合作平台，促进科研成果与实际应用的对接。通过联合研发、共享资源等方式，加速科研成果的商业化进程。

第四节　新时期的转化医学研究

我们很幸运地生活在一个生物医学科学看似无限可能的时代。在这个时代，研究的问题不再主要受技术能力的限制。转化医学的实现需要同样持续大胆的愿景和执

行。如前所述，在过去几十年，转化医学取得了显著进步，未来转化医学将继续发展，并更快、更高效地为更多患者提供更多治疗的可能性。

在精准医疗新时期，我国应进一步以重大疾病临床需求为导向，在重大慢性病、恶性肿瘤、疑难危急重症、重大传染病和罕见病领域，开展药物和医疗器械关键技术攻关，使高精尖临床技术研究应用走在国际前列。一方面，要争取开展国内首创、国际领先诊疗技术，自主研发并获批上市医药试剂、器械装备、新材料；另一方面，要瞄准国际前沿，加快新医学成果引进和临床应用。对此，需要建立健全从资金到审批注册的政策体系，优化基础研究、临床应用到产业化的流程，以鼓励并支持相关技术的发展，提升精准医疗技术转化。

在这一过程中，利用好人工智能技术和大数据极为重要。当前全球科技前沿正在向人工智能和生命科学的深度融合方向发展。人工智能和大数据技术的应用不仅可以提升医疗服务的质量和效率，还可以在疾病预防和健康管理方面发挥重要作用。在全球范围内，人工智能在病理分析、疾病预防与治疗等方面已取得最新进展，将人工智能与临床医学相结合的新研究范式，在早期疾病诊断、治疗和预防方面具有巨大潜力。一些智能化方法改进疾病筛查技术和医疗诊断的具体案例，也体现了这一交叉融合在推动健康产业发展和提升公众健康水平方面的广泛应用前景，凸显了跨学科合作在推动医学科技和创新和转化应用中的关键作用。

事实上，人工智能技术的发展也给转化医学领域带来了新的发展趋势。通过加速数据驱动的医工转化研究范式的有效落地，可以有效推动科研成果转化的高度提升，为产业创新发展注入新的动力。人工智能技术在高级数据解析、预测模型构建和医学信息处理中的强大能力，有助于提高临床队列研究的信息化管理和数据利用效率，从而加速从实验室到临床的转化应用。

未来，我国或许可以结合国家的"十四五"规划，建立一个整合生物信息学、临床医学和人工智能等多个领域研究成果的智慧医疗健康生态系统，形成高效协同的健康服务网络，利用人工智能和大数据技术推动医疗科技创新和成果转化。在这一过程中，也要加强医学伦理和数据保护，确保科技创新在尊重个人隐私的基础上惠及更广泛的社会群体。

第七章　我国医药发展与加快转化医学的必要性

第一节　政策环境与资本市场利好

经过近十年快速发展，中国生物医药的全球影响力显著提升。2023 年，在全球生物医药领域授权交易（license deal）中，中国已经成长为除美国之外最大的产品 / 技术输出国，无论是授权交易数量还是授权产品管线数量仅次于美国，超过欧洲地区和日本。在过去的几年里，中国企业授权交易总金额快速增长，总交易金额从 2019 年的 13.9 亿美元上涨到 2023 年的 406.8 亿美元，年均复合增长率是全球同期数据的十倍以上。在"创新驱动"和"健康中国"等国家战略和一系列医药创新政策的利好下，中国正在快速向世界舞台中央迈进（图 7-1-1）。

国家药监部门持续深化审评审批制度改革，建立完善药品加快上市注册程序，推广实施提前介入、研审联动、平行检验等方式，对创新药研发加强指导服务，加速制定发布审评技术指导原则，持续推进仿制药质量疗效提升。2015 年发布的《关于改革药品医疗器械审评审批制度的意见》以优化审评审批制度为核心，全面提升了审评效率和质量，对新药进行重新定义，由"中国新"升级为"全球新"，并且对仿制药的标准进行升级。2017 年发布的《关于深化审评审批制度改革鼓励药品医疗器械创新的意见》从扩充临床试验资源、优化药品上市流程、建立医保目录动态调整与谈判机制、强化知识产权保护等角度，加速了中国医药创新发展进程。2019 年《中华人民共和国药品管理法》的发布，从法律层面加固了药品审评审批制度的改革成果，为构建药品全生命周期监管制度体系与强化药品监管奠定了重要的法律基础。2022 年，党的二十大报告进一步提出"深化医药卫生体制改革，促进医保、医药、医疗协同发展治理"。

从医药行业年度政策的发布情况来看，2023 年作为"十四五"发展时期的第三年，国家发布多份规范性文件，对今后带量采购、挂网准入等工作的开展作出顶层规划。2023 年深化医改重点工作的发布，为 2023 全年工作明确清晰的目标。此外，医保方面，备受关注的医保目录调整工作常态化推进；医保基金监管呈高压态势，从飞行检查、

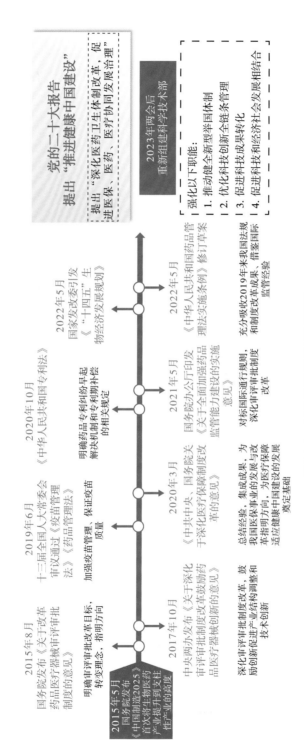

图 7-1-1　中国医药创新利好政策梳理

专项整治、日常监管、智能监控、社会监督五个维度出发，以点、线、面相结合的方式推进基金监管常态化；医疗方面，合理用药、公立医院改革、分级诊疗等方面均有重要政策发布；医药方面，主要包括参比制剂目录、药品监管等方面内容。今年各部门持续发力，不断推动"三医联动"深入发展。

政策环境的改善极大地刺激了国内医药创新领域资本市场。从 2015 年起，国内生物医药投融资越演越烈，投融资事件数量与投融资金额均呈现快速发展的趋势。香港证券联交所 18A 政策的出台和上海证券交易所科创板开板成为医药创新发展的强力催化剂，不仅给未盈利的生物医药企业提供了更广阔的融资平台，也为资本的退出提供了更快捷高效的通道，进一步激发了资本参与创新投资的热情。根据国家统计局数据，2023 年我国医药工业市场规模约为 3 万亿元。

如今，中国医药产业"创新＋商业化＋出海"成为行业共识。仿制药带量采购自 2018 年至今已进行 7 轮，主要品种及规格均已纳入集采范围，仿制药企业利润空间被挤压，创新已成为时代主题和行业共识。随着中国生物医药企业作为行业重要组成部分的崛起，中国创新药在产业化层面已实现跨越式发展，大多数重要靶点及治疗领域的新药开发已基本实现全球同步，资本寒冬下市场的关注点已经从研发本身向商业化转型，医保国谈对创新药的定价开始出现温和的一面，支付体系的多元化发展已开始在一些经济发达地区试点。市场和行业均已认识到，"走出国门"是创新药必不可少的商业路径，2023 年中国生物医药企业对外授权交易实现井喷式发展，不断发生大额对外授权交易，给寒冬中的医药行业增强了信心和希望。

事实上，我国医药行业发展已由资本驱动变为产业驱动。在 2017—2021 年，随着创新药的兴起，医药投资主要由财务投资人主导，但是随着国内资本市场遇冷，财务投资人积极性显著减弱，产业方及相关产业资本驱动的交易日益增加。2023 年，产业方参与的交易总金额占比超 6 成，截至 2024 年 3 月初，占比已经超 8 成。医药行业的发展正在由资本驱动转变为产业驱动，并且可以预见的，在未来几年里产业方都将扮演关键的角色。

当然，与化工、汽车和消费品；零售业占国际市场的比例相比，我国医药医疗行业的全球占比仍有很大上升空间（图 7-1-2）。

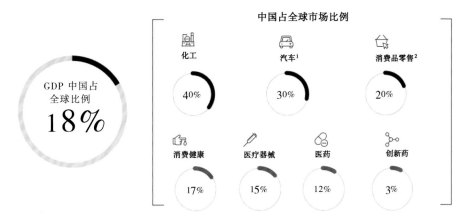

图 7-1-2　中国各行业的全球占比

注：1. 仅包含乘用车市场，其中新能源车中国占约 60% 全球市场。2. 仅包含在零售渠道的消费品，不包括 B2B 消费品市场；资料来源：Euromonitor; IQVIA; 文献检索；麦肯锡分析

第二节　创新转化成效与未来展望

一、我国医药创新发展取得佳绩

在政策的改革引领和资本的催化下，我国医药创新步入了发展的快车道，取得了瞩目的成绩。

（一）基础研究与转化处于世界前列

中国的基础研究水平正在飞速发展，据 *Nature Index* 统计，排名前 100 的中国生命科学研究机构和医学研究机构，2023 年的数量相比于 2015 年分别增加了 25 个和 31 个，仅次于美国（图 7-2-1）；中国在前沿技术领域的基础研发规模和能力快速提升，关于全球十大前沿技术领域公开专利数量，中美平均比例为 8：10，专利角度下全球 TOP20 研发机构里中国平均占据 4.3 家（图 7-2-2）。

（二）创新研发能力和规模位于全球前列

医药企业作为医药创新的主体飞速发展，《2023 年医药研发年度回顾》显示，中国新药研发企业数量比例、研发管线比例均位于全球前列。以研发企业总部所在国统计，2023 年新药研发企业的数量美国占全球的 43%，排在首位，其次是中国占比 13%（图 7-2-3）；中国的研发管线规模亦仅次于美国，全球占比达到 23.60%（图 7-2-4）。与此同时，中国创新研发质量同样受到全球先进国家认可，2015 至 2021 年 FDA 对中国进行的 25 项 BIMO 检查通过率为 100%，近些年美国 FDA 对中国进行的生产质量核查数量占比约为 16%，核查通过率约为 90%。

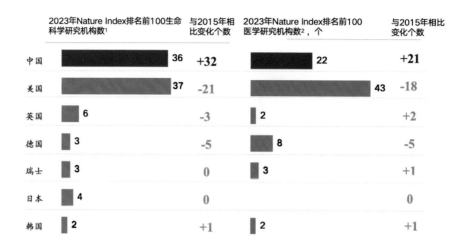

图 7-2-1　*Nature Index* 排名前 100 生命科学研究机构和医学研究机构分布变化

注：根据高质量研究成果计算排名，而高质量研究成果基于一个机构在 82 种 *Nature*、*Science* 期刊上的出版物产出，由各自领域的领先科学家组成的独立小组根据声誉选择；数据来源：*Nature Index*、药促会统计

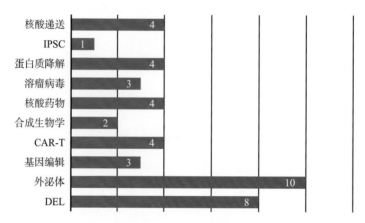

图 7-2-2　全球十大前沿技术领域 TOP20 机构——中国机构数量

（数据来源：药促会统计）

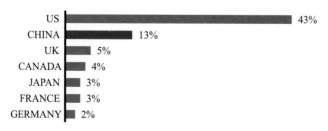

图 7-2-3　2023 年总部所在国家新药研发企业数量全球占比

（数据来源：Pharmaprojects® 《2023 年医药研发年度回顾》）

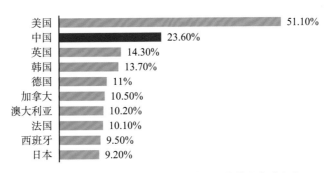

图 7-2-4　2023 年 TOP10 国家药物研发管线全球占比

注：每种药物在每个开发该药物的国家都会被统计一次，但由于有多个国家都对此类药物进行了开发，因而此处的大多数药物都被统计了不止一次；数据来源：Pharmaprojects®《2023 年医药研发年度回顾》

（三）创新标准与国际逐步接轨

中国自 2017 年加入 ICH 以来，实现了从全球规则的执行者向制定者的角色转变，目前 ICH 相关指导原则在中国的转化率达到 100%。创新标准的国际化带来研发的国际化，中国药企开展的国际多中心临床试验数量 5 年间增长至 8.5 倍，至 2022 年达到 110 项（图 7-2-5），并且覆盖地区已超过 50 个国家。当前，中国也在稳步推进监管国际化步伐，国家药监局已完成 PIC/S 预申请阶段工作，2023 年，国家药监局向 PIC/S 提交了入盟申请。这也是未来中国药品检查与国际接轨重要路径及实现国际互认的重要基础。

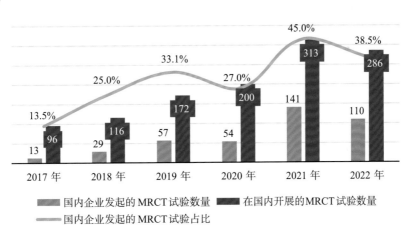

图 7-2-5　中国药企开展的国际多中心临床试验数量统计

（数据来源：药渡数据库、药促会统计）

（四）医药产业飞速增长

中国医药制造业研发投入强度增速与营收增速近几年均显著高于全国平均水平，据 IQVIA 统计 2022 年中国药品支出达 1660 亿美元，未来 5 年受创新药上市数量和用量增加驱动中国药品支出的年复合增长率将达到 3.1%（图 7-2-6）。

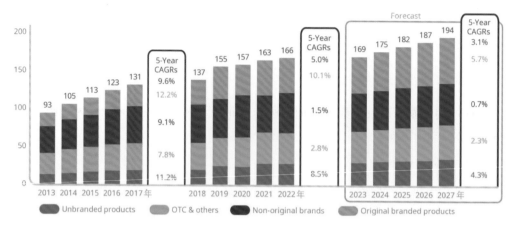

图 7-2-6　2011—2026 年中国药品支出规模与增速（单位：十亿美元）

（数据来源：IQVIA The Global Use of Medicines 2023）

二、四大因素推动医药行业增长

未来，四大因素将共同推动医药行业增长。

（一）健康需求增长

60 岁以上人口从 2020 年的 2.7 亿到 2030 年预计增长到 3.7 亿。城镇化率由 2020 年的 64% 到 2030 年预计提升为 70%；中产阶层估计从 2020 年的 6.5 亿人到 2030 年增加到 8.5 亿人，国民收入上升。与此同时，癌症和心脑血管疾病、糖尿病、呼吸系统疾病等慢性病的疾病负担沉重，未满足临床需求明显。

（二）产品创新、升级

在创新药领域，跨国药企同步研发注册与本土创新能力升级，推动中国医药市场的结构性变化。在医疗器械领域，创新产品引入时间差缩短，高性价比产品的覆盖率大幅提升；在消费健康领域，消费者未满足需求巨大，产品及商业模式"微创新"持续驱动品类增长。

（三）支付保障改善

2 万亿的自付支出和消费者驱动的决策显示了"医疗消费主义"的兴起。医保作为最主要的医疗支出来源（约 50%），基金支出依然承压，但在价值导向和科学评估方面不断积累经验，DRG 支付方式改革进行中。商业健康险的覆盖广度与深度虽有增长空间，重疾险之外的商业健康险整体规模大幅提升需要医疗体系多重条件到位，中短期挑战较大。

（四）医疗服务的提升、拓展

传统医疗体系内"中心化"，三级医院规模和高精尖发展推动创新医药和医疗产品临床使用；传统医疗体系外"多元化"，多元化医疗服务场景可捕捉轻症的诊疗、重症及慢性病的预防和康复等增量医疗需求。

三、AI+制药领域的产业化开发

AI 应用于新药研发已经大大加速医药工业的发展，将在未来十年为医药工业发展提供强大引擎。可以说，2023 年不只是生成式 AI 元年，也是 AI+制药领域迈向产业化的开端之年。从药品研发层面来说，在全球已有多条 AI 研发药物管线处于临床Ⅲ期，等待上市考验的阶段。国内外 AI 制药企业的商业模式也日臻成熟，国内也有年营收超过 2 亿元并提交 IPO 的公司出现。从资本角度看，国内 AI 制药领域的融资也已显回暖趋势。AI 制药的生态闭环已现雏形，AI 在医药工业中的应用已到了一个量变的前夜，将在未来十年为医药工业发展提供强大引擎。

随着 AI 技术在医药工业中的快速发展，监管机构也随之加大了对 AI 制药领域的关注，2023 年美国 FDA 和 EMA 分别发出讨论文件和草案，体现了监管机构对 AI 制药领域加强管理的意向与决心；中国 CDE（国家药品监督管理局药品审评中心）也在不断加强对 AI 制药领域的关注。预计 2023 年后，各国会出台一系列针对 AI 制药领域的监管政策，进一步规范行业发展，这也是 AI 制药领域真正实现产业化，成为成熟行业的前提。

第三节　我国转化医学的现状与挑战

一、我国转化医学研究的发展历程

我国的转化医学研究起步相对西方发达国家较晚，但发展快，影响大。党的十九大报告中明确指出，"深化科技体制改革，建立以企业为主体、市场为导向、产学研深度融合的技术创新体系，加强对中小企业创新的支持，促进科技成果转化"，为我国转化医学的发展指明了方向。进入新时期以来，进一步加强基础研究，促进成果转化，为临床疾病的"防、诊、治"提供先进的理念和方法，对实现健康中国建设具有划时代的意义。

2006 年，全球知名制药企业阿斯利康制药有限公司首次在中国开展针对中国人基因的转化医学研究，这是国内药物转化医学的重要尝试。2007 年，北京协和医院在国内首次举办了"第一届国际转化医学大会"，同年 11 月，上海交通大学成立了转化医学研究中心。2010 年 6 月，在北京召开了由全球医生组织、中国医学科学院和美国国立卫生研究院临床中心共同举办的"中美临床及专科医学研究专题讨论会"。

这些转化医学机构的成立和大型国际转化医学会议的召开，标志着中国已经加入世界转化医学研究的大家庭。

二、转化医学基础设施建设初具规模

重大科技基础设施是催化原始创新和尖端科研成果的"摇篮"，是推动科技创新和加快科技成果转化的"国之重器"。《国务院关于印发国家重大科技基础设施建设中长期规划（2012—2030年）的通知》中提出，在现代医学方面，建设转化医学研究设施，从分子、细胞、组织、个体等方面系统认识人类疾病发生、发展与转归的规律，促进生物医学基础研究成果快速转化为临床诊疗技术。转化医学研究被纳入了"十二五"时期优先安排的16项重大科技基础设施之一，依托上海交通大学（瑞金医院）、北京协和医院、中国人民解放军总医院、空军军医大学和四川大学（华西医院）建设（图7-3-1），主要包括：符合国际标准并具有我国人种和疾病特色的临床资源库，医学信息技术系统，疾病生物标志物检测、功能分析和临床验证技术系统，个性化医学技术系统，细胞、组织和再生医学技术系统，临床技术研发系统等。

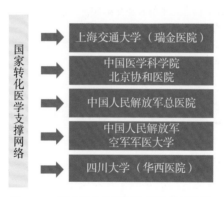

图7-3-1 国家转化医学国家科技基础设施

2020年新型冠状病毒疫情初发，我国研发人员迅速开发出核酸检测试剂盒（荧光PCR法）和新冠病毒核酸测序系统等诊断产品用于临床；研发出新型冠状病毒快速检测试剂盒和纳米孔测序技术病毒变异监测系统用于新型冠状病毒核酸检测；阿比多尔的生产、盐酸阿比多尔原料药及瑞德西韦的研发、中医药清肺排毒汤有效处方的筛选，体现中医和西药并重救治新型冠状病毒感染的患者。政府主导及时采取应急处置措施，启用Ⅰ级公共卫生响应，推出预防和治疗新冠病毒感染的临时医保政策，将防疫措施转化为公共卫生政策。疫苗通过跨学科、跨领域的科研团队攻关研发，从快速分离新型冠状病毒毒株，到部分疫苗品种进入动物实验阶段，再到企业进行的后续研发和产能建设等各环节，最终以国药集团和军事医学研究院为代表的中国生物新冠病毒灭活疫苗的研发成功，成为公共应急产品。

抗击新型冠状病毒的过程，正是中国特色转化医学理论实际应用的示范，体现了转化医学的精髓，为转化医学的发展提供了研究成果和优秀实例，同时对新型冠状病毒的防治起到了非常重要的作用。

三、建成国家临床医学研究中心体系

为加强医学科技创新体系建设，打造一批临床医学和转化研究的"高地"，2012年7月，中华人民共和国科学技术部会同原卫生计生委、原总后勤部卫生部启动了国家临床医学研究中心申报工作，并确立了目标效应、职责与考核体系（表7-3-1）。

表7-3-1　国家临床医学研究中心建设体系介绍

设置背景	临床医学研究薄弱：缺少基础研究和临床应用的结合、缺少公共服务产品（如诊疗指南）、缺少疾病领域网络化服务系统布局
目标效应	科技创新和成果转化基地，推广先进技术到基层，加快技术成果转化推广
职责	1. 围绕疾病防治临床需求和临床研究中存在的共性技术问题，研究提出本领域研究的战略规划和发展重点 2. 搭建协同创新网络，负责网络成员单位绩效考核，培育临床研究人才 3. 组织开展大规模、多中心的循证评价研究；开展防、诊、治新技术、新方法的研究和应用评价；开展诊疗规范和疗效评价研究；开展基础与临床紧密结合的转化医学研究等 4. 搭建健康医疗大数据、样本资源库等临床研究公共服务平台 5. 研究提出诊疗技术规范建议和相关政策建议 6. 组织开展研究成果推广应用 7. 部分重大疾病领域中心在不同的地区建分中心
考核体系	由建设水平、科研产出、公共服务3个一级指标及其下设的8个二级指标、20个三级指标构成考核体系

国家临床医学研究中心是整体推进我国医学科技发展和加快医学科技成果临床转化和普及推广的一项重要工作布局，已纳入技术创新与成果转化类国家科技创新基地。截至目前，我国分四批共确立了50个国家临床医学研究中心，依托于44家医疗机构，分布于各省市（图7-3-2）并且涉及多个领域（表7-3-2）。

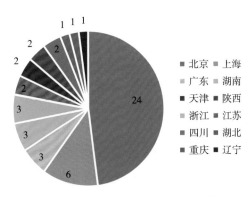

图7-3-2　50个国家临床医学研究中心分布区域

表 7-3-2　50 个国家临床医学研究中心疾病领域分布

领域	中心数量	领域	中心数量
老年疾病	6	心血管疾病	2
口腔疾病	4	恶性肿瘤	2
慢性肾病	3	代谢性疾病	2
呼吸系统疾病	3	儿童健康与疾病	2
精神心理疾病	3	皮肤与免疫疾病	2
妇产疾病	3	中医	2
消化系统疾病	3	神经系统疾病	1
感染性疾病	3	骨科与运动康复	1
眼耳鼻喉疾病	3	医学检验	1
血液系统疾病	3	放射与治疗	1

　　国家临床医学研究中心的建设有效地推动了医院重视基础研究、成果产出。研究者发起的临床试验（IIT 临床试验）是临床机构进行科学研究的主要手段，国家临床医学研究中心依托的 44 家医院开展的 IIT 临床试验数量从 2012 年起呈现明显的增长趋势，10 年间增长幅度达到 5 倍左右（图 7-3-3）；从专利角度，44 家医院近 10 年取得的世界知识产权组织专利共计 236 项。

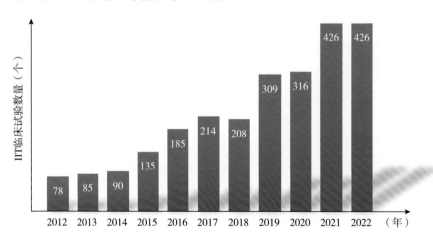

图 7-3-3　44 个国家临床医学研究中心依托医院开展 IIT 临床试验数量统计

　　注：本文将在中国开展的研究类型为 Interventional Studies（Clinical Trials）、基金来源于美国卫生研究院、美国政府、个人、大学、组织的项目作为 IIT，范围包括药物、医疗器械等；数据来源：www.clinicaltrials.gov、药渡数据库

　　然而，当下国家临床医学研究中心对于临床研究的开展依然面临局限性问题。首先，各个国家临床医学研究中心的 IIT 研究数量分化较为严重，部分医院的政策利好未落到实处。2012—2022 年期间 44 家医院开展的干预性 IIT 研究数量分布呈现较大

差异，有 9 家医院十年内未开展干预性 IIT；每年开展 10 个以上 IIT 研究的医院仅有 9 家；协和医院开展达到 336 个，远超其他医院（图 7-3-4）。

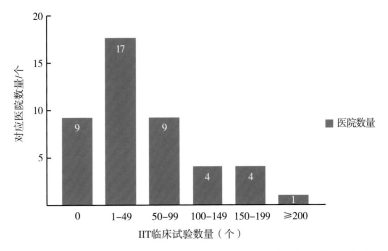

图 7-3-4　2012-2022 年国家临床医学研究中心开展 IIT 临床试验数量范围对应医院数量

（数据来源：www.clinicaltrials.gov、药渡数据库）

其次，IIT 研究的内涵不足。2012—2022 年期间，我国国家临床医学研究中心依托的 44 家医院开展的 2472 个干预性 IIT 研究涉及药物数量达到 1407 个，但其中 93% 为已上市药物的新适应证研究。在 7% 的未上市药物探索研究中，一半以上为细胞治疗药物（图 7-3-5）。

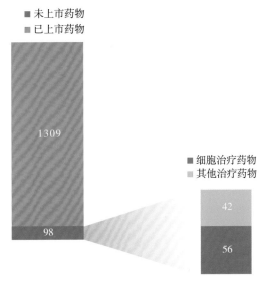

图 7-3-5　2012—2022 年国家临床医学研究中心开展 IIT 研究对应药物数量及类型统计

（数据来源：www.clinicaltrials.gov、药渡数据库、药促会统计）

四、基础研究与产业应用尚缺乏衔接

自 2015 年《中华人民共和国促进科技成果转化法》实施以来，我国科技成果转移转化工作加速推进。然而，高校院所的成果转化增长缓慢，专利许可、转让和产业化率等指标处于较低水平，反映出我国基础研究与产业应用存在严重脱节。国家知识产权局发布的《2022 年中国专利调查报告》指出，我国高校及科研院所的专利产业化率常年处于较低水平（图 7-3-6）。

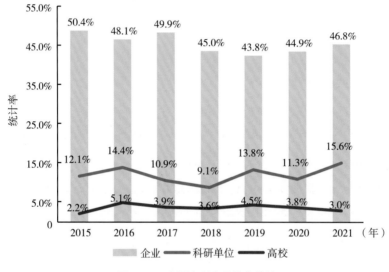

图 7-3-6　中国专利产业化率统计

（数据来源：历年《中国专利调查报告》）

基础研究成果转化未能充分发展，一定程度上导致了源头创新缺失，中国医药处于"跟随式创新"，都在"盯着药"，而非"盯着病"，转化医学没有在新药研发的整体链条中发挥作用。这一根源导致中国医药创新研发在资本的催化下"同质化研发"现象越发凸显（图 7-3-7）。据国家药品监督管理局药品审评中心统计，2021 年我国临床研发中前 10 位的靶点药物品种数量达到 385 个，占比达到 30% 左右（图 7-3-8）。

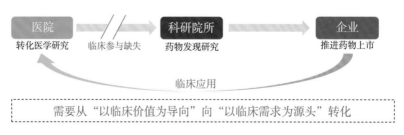

图 7-3-7　"临床"在新药研发环节未发挥应有作用

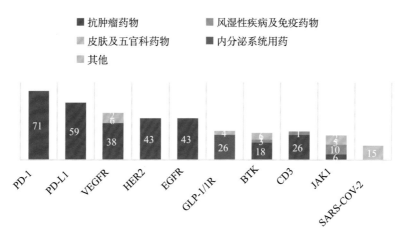

图 7-3-8　2021 年前 10 位靶点品种数量及适应证分布

（数据来源：《中国新药注册临床试验现状年度报告（2021 年）》、药促会统计）

2023 年中央经济工作会议强调，"聚焦经济建设这一中心工作和高质量发展这一首要任务，把中国式现代化宏伟蓝图一步步变成美好现实"，提出建立包容性市场，提振市场主体信心，并提出要增强宏观政策取向一致性。2024 年 3 月 5 日十四届全国人大二次会议开幕，"创新药"一词首次进入《政府工作报告》。在国内国际新形势下，我国医药产业高质量发展的战略高度进一步明确，行业政策的优化更需解放思想。

五、加快我国转化医学发展的着力点

如前所述，IIT 研究是以解决临床中发现的问题为导向，总结医学诊疗规律，获取高质量、临床所需的循证医学证据，是推动转化医学研究中的关键一环。随着医药创新的发展，中国 IIT 临床试验整体数量日益增长，已经逐渐趋近于欧盟（图 7-3-9）。

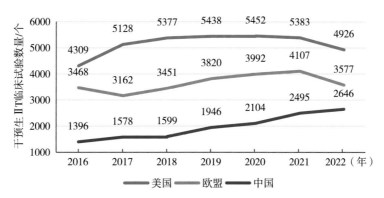

图 7-3-9　2016—2022 年各国家或地区开展干预性 IIT 临床试验数量统计

（数据来源：www.clinicaltrials.gov、药渡数据库）

我国对于研究者发起的临床研究缺乏科学的监管体系，这在无形中限制了 IIT 临床研究在创新领域的探索。2021 年之前，我国对于 IIT 临床试验无相关的明确法规，但在管理原则上，对于 IIT 临床试验范围限定于"不增加受试者用药风险或用药风险已有文献或临床实践支持"，通常由研究者所在机构的临床研究管理委员会和伦理委员会进行界定与监管。2021 年 9 月，国家卫生健康委针对 IIT 临床研究发布《医疗卫生机构开展研究者发起的临床研究管理办法（试行）》，作为中国 IIT 临床研究监管的首个正式法规文件，进一步要求"以手术和操作、物理治疗、心理治疗、行为干预、临床诊疗方案、群体性健康措施、生物医学技术等行为干预措施的临床研究，应当使用已经批准上市的药品、医疗器械等产品。"

政策上对于 IIT 临床研究的监管着重强调了"风险"，然而创新与风险往往是并存的，"一刀切"式的限制反而会妨碍临床研究对于未知领域的探索。对近几年涉及靶向治疗的 IIT 临床试验进行进一步分析，我国开展的 IIT 临床研究涉及的靶点数量仅为美国的 61%，相比于美国有 309 个靶点尚未探索（表 7-3-3）。同时单个靶点涉及的临床试验数量明显高于美国和欧盟，表明中国 IIT 临床试验重复性研究过多。

表 7-3-3　2016—2022 年各国家或地区开展药物干预性 IIT 临床试验数量统计

国家或地区	涉及靶向治疗的临床试验 总数量 / 个	涉及靶点 总数量 / 个	平均一个靶点涉及的临床试 验数量 / 个
美国	6517	806	8.09
欧盟	3646	535	6.81
中国	4849	497	9.76

注：将靶点不明确或不披露的 IIT 临床研究剔除

2021 年发表在《英国医学杂志》的一项研究指出，2008—2019 年，中国相关机构发表了 2000 多项他汀类药物治疗冠心病的 IIT 研究。这些研究只是简单重复了药物已知的疗效，没有得出任何新的有价值的研究结果。更有甚者开展一些没有明确的研究目的、不以解决临床问题为导向，而是制药企业出于占领市场的需要，打着 IIT 的幌子进行市场营销的项目。

关于对 IIT 临床研究的"放开"与"创新"之间的关系，我国已有案例体现。免疫细胞治疗直到 2018 年颁布的经修订的《医疗技术临床应用管理办法》才被明确不作为临床应用进行管理。对于其在 IIT 研究中的管理，2019 年卫生健康委发布的《体细胞治疗临床研究和转化应用管理办法（试行）》（征求意见稿）提出"允许在备案项目范围内开展体细胞治疗临床研究和转化应用"，2021 年卫生健康委发布的《医疗卫生机构开展研究者发起的临床研究管理办法（试行）》明确提出"非产品研制的体细胞临床研究参照《干细胞临床研究管理办法（试行）》管理"，即对于开展 IIT 临床研究的前提条件为"预防或治疗疾病的效果优于现有的手段；或用于尚无有效干预措施的疾病，用于威胁生命和严重影响生存质量的疾病"，即至今在政策上对于免疫细胞疗法的 IIT 临床研究依然没有更多的限制。

事实上，在细胞疗法领域，政策的放开使得多数企业在 IND 前通过与医院合作进行 IIT 收集数据并对细胞治疗产品进行早期确证，中国开展的免疫细胞疗法 IIT 临床研究数量从 2019 年开始快速增长（图 7-3-10）。这进一步造就中国在 CAR-T 领域的世界领先地位，目前全球获批 CAR-T 产品有 8 个，其中 4 个为中国企业研发。

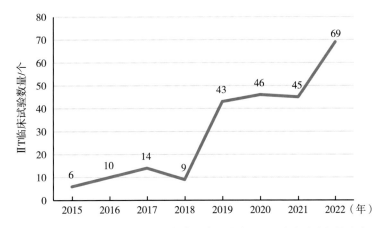

图 7-3-10　2015—2022 年中国免疫细胞治疗产品 IIT 临床试验数量统计

注：免疫细胞疗法以"TILs、CAR-T、TCR-T、NK、DC、CIK 等免疫细胞疗法"搜索；
数据来源：药渡数据库、药促会统计

第八章 国际转化医学建设经验及其对我国的启示

第一节 美国经验：政策与基金联合的转化体系

一、政策改革完善成果转化分配机制

众所周知，当前美国的医药创新贡献率位居全球第一。然而，这并非历来如此，美国当前的科技创新能力是典型的市场政策引导下的产物。在 20 世纪 80 年代以前，美国科技政策要求，政府投资的科研项目最终的成果权益归属于出资政府，科研机构雇员发明人对研究发明并不享有收益权，无法获得成果转移的收入提成，只能获得正常工资收入。这种"谁投资，谁受益"的理念一方面抑制了科研机构对于科技成果转化的积极性，造成科技成果转化率非常低的现象；另一方面也使得科研机构的科学发明和社会的需求相脱节，不符合产业的实际需要。

面对这种情况，美国政府积极通过政策改革寻求发展，于 1980 年出台《拜杜法案》和《史蒂文森 - 威尔德勒技术转移法》，并在 1989 年进一步形成《国家竞争与技术转移法》。规定了科研机构分发研发人员应得收益后，剩余收益留归成果完成机构，机构负责人决定收益用途；对于成果完成人，建立了体系化的收益分配模式，保证了成果完成人的利益以激发创新动力，同时也对技术转移人员等非发明人但大幅提升技术价值的雇员进行奖励，使其更加尽心将技术推向市场。

在具体的收益分配模式上，美国的科研机构在不违背基本规定的原则上，制定了独立的分配收益条款，将专利等研究成果的许可、转让收入合理分配给成果完成实验室和成果完成人，使双方都能获得经济激励。科研机构收益来源多种多样。对于科研机构保有的发明专利、版权和商标来说，可以向许可证申请者授予许可证，以此为基础向许可证持有人收取许可证相关费用及权利金；对于那些科研机构认为完全转让更有利于实现其价值的科技成果，科研机构根据转让协议向被转让人收取一定转让费。同时，有些科研机构根据机构研究内容及技术转移的方式不同还有其他收入，以

2021 年 NIH 专利许可收入结构为例，除了后续产品的商业化分成之外，还包含多种类型（图 8-1-1）。

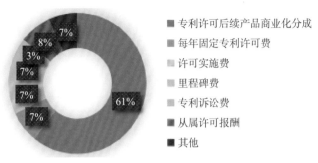

图 8-1-1　2021 年 NIH 专利许可收入类型分布

（数据来源：FY2021 NIH Technology Transfer Annual Report）

在专利许可收入方面，作为美国医学科学经费的主导机构，NIH 的技术转移办公室（OTT）要求科研机构向专利发明人支付报酬，并采用三级阶梯的收益分配模式：如果技术转化收益在 2000 美元以内，全部收益归于发明人；收益大于 2000 美元小于 50000 美元的部分，发明人提成 15%；收益大于 50000 美元的部分，发明人提成 25%（图 8-1-2），并且要求每个发明人在一个日历年内不能获得超过 15 万美元的提成。

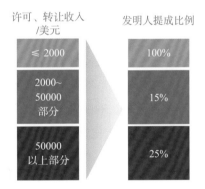

图 8-1-2　NIH 专利转化收益分配模式

二、政府专项基金推动成果转化跨越

"高风险"是新药研发最为典型的特点，并且这一特点在转化医学阶段尤为突出，被称为医药创新研发的"死亡谷"。鉴于"高风险"一直以来都被社会资本所不喜，国家资金就成为转化医学发展的主要推动力。

美国医学科研项目管理的主体相对集中，具有较高独立性，科研项目由专业机构和团队进行管理。医学科研项目管理属于集中型管理架构，最主要的项目管理主体是 NIH，它隶属于美国卫生和福利部，负责管理 90% 以上的美国政府主导的医学科研经费。

NIH 科研基金主要采取竞争性项目及少量委托性项目的方式，分配给全美及全球的高校、科研机构、医疗服务机构及医药企业等，开展医学及相关科学的研究工作。资助项目包含开放性探索研究和针对性领域研究，全面覆盖了基础研究、应用研究、产业化及人才培养等多个重点方向，形成较为完整的科研项目链条。2022 年，NIH 的科研项目总支出达到 315.2 亿美元，涵盖项目数量达到 51976 个，其中主要为研究型项目（表 8-1-1）。

表 8-1-1　2022 年 NIH 主要基金类型科研项目数量及资金量

项目类型	项目定位	项目总资金 / 亿美元	总资金 占比 /%	项目数量 / 个	平均项目资金 / 万美元
研究项目基金 （Research Projects）	用于具体研发项目，包括基础理论研究与转化研究	244.0	77.4	41173	59
小企业研究基金 （SBIR&STTR）	仅限于资助小企业，用于小企业和研究机构之间的合作研发项目	12.0	3.8	1836	65
事业发展基金 （Research Career）	科研人员培养、引导	9.4	3.0	5015	19
研究中心基金 （Research Centers）	不涉及具体项目，用于研究机构能力建设	29.4	9.3	1217	242
其他研发项目	—	20.4	6.5	2735	75

如前所述，随着精准医疗与基因组学领域的飞速发展，靶向治疗、细胞与基因治疗等越来越多的疗法逐渐惠及到患者群体，新药研发的"低垂果实"逐渐被摘取完毕。为了应对新药研发逐渐降低的成功率，进一步提升原始创新能力，推动研究成果快速转化到临床实践中，NIH 成立国家促进转化医学科学发展中心（NCATS）并建立了 CTSA 项目，用以资助建立临床与转化医学中心，使中心成为验证临床与转化医学相关政策规范和方法的催化剂与试验基地，并且通过建立协调中心的方式推动临床研究资源的合理化运用，提高整体研发效率。该项目旨在集中聪明才智、整合临床研究资源、促进原创性临床与转化医学实践。近 10 年，NCATS 通过 NIH-CTSA 途径资助的转化医学项目逐年增加，2022 年项目数量达到 297 个，涉及资金达到 6.03 亿美金（图 8-1-3）。

在成果分配机制带来的研发动力与专项基金的双重激励下，NIH 在医药创新领域创造的创新成果不断涌现，近 10 年专利许可数量呈现明显的增长趋势，2017 年起进入高位稳定增长区间，年均专利许可数量超过 300 件（图 8-1-4），2022 年特许权使用费收入达到 7.04 亿美元。

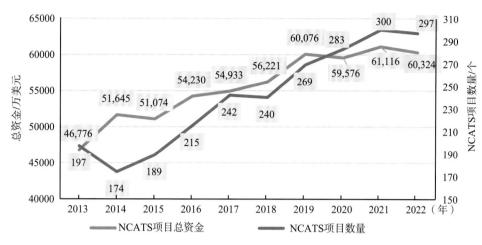

图 8-1-3　2013—2022 年 NCATS 资助项目数量与金额

（数据来源：NIH 官网）

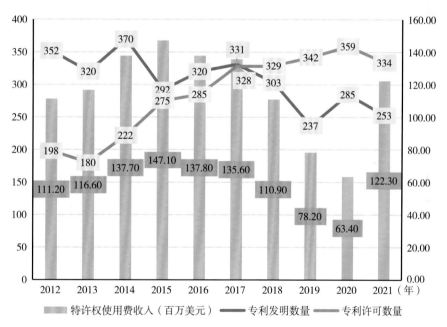

图 8-1-4　2012—2021 年 NIH 专利发明与许可统计

（数据来源：NIH 官网）

第二节　欧盟经验：以项目为中心的平台化管理

伴随着全球新药研发日益强调临床价值，2000 年后，全球增加了对精准医学与转化医学的重视。为了消除转化医学发展障碍、建立高效的合作机制，在欧盟第七框架的资助下，2007 年，欧洲先进转化医学研究基础设施（European Infrastructure for Translational Medicine，EATRIS）应运而生，以保持欧洲在生物医学领域的竞争优势。经过十数年时间的发展，据 EATRIS 2022 年的财报显示，截至 2022 年底，欧洲已经拥有 145 家研究机构，其中一半以上为大学医学中心，共有 995 名转化医学人员和 117 个转化研究成果。

为更快速地推动欧洲转化医学的发展，EATRIS 建立了以项目为中心的转化研究机构管理模式。①建立各转化研究机构通用的标准操作程序以及协同工作的组织体系，依托所有成员机构建立转化医学研究数据库，高度协调的数据处理允许各转化医学中心对结果开展交叉验证和多中心研究。②针对单一疾病或药品开展转化研究、融合各学科知识，不同机构可以为一个研究项目相互补充专业人员，使得临床医生和基础科学研究人员的密切合作，有助于快速实现创新。③组建统筹平台，协调转化研究基础设施、专业人才、研究方向以及临床试验等事项，为从生物发现到医学应用的转化医学研究提供全过程指导。

据悉，EATRIS 设有科学咨询委员会，由参与生物医学转化研究的国际知名科学家独立组成，就所有科学技术相关的问题及时提供参考建议，包括研究进程、战略、伦理问题和年度工作计划等，以满足日益增长的临床需求。

第三节　新加坡经验：创新驱动未来医疗发展

一、务实高效的基金运营模式

作为一个科技创新和医疗卓越的国家，新加坡政府大力支持医疗健康产业，高度重视医疗和科研转化，打造了推动健康科技快速高效转化的实践模式。具体而言，新加坡通过政策制定、基金支持、技术转化服务等，全方位、全链条鼓励健康科技创新。

新加坡国立研究基金会（National Research Foundation，NRF）成立于 2006 年，是新加坡政府为了加强对科研创新的支持而设立的机构。该基金会通过提供资金、项目支持、国际合作等途径，推动新加坡在科学技术领域的创新和发展。目前，新加坡 NRF 已经成为亚洲地区最具影响力的科研资助机构之一。新加坡 NRF 每年都会发布科研项目资助计划，支持科研团队进行前沿科学研究。同时，新加坡 NRF 还积极与国际科研机构合作，引进国外优秀科研项目，推动新加坡科研水平的提升。

二、紧密合作的技术转化服务

新加坡对临床科研人员的培养体系是复合型和多元化的。新加坡的临床与科学研究机构间具有极强的开放和合作精神，科研人员和临床医生通力配合，致力于疾病的基础研究和临床转化。事实上，新加坡不仅鼓励医生参与转化项目，甚至欢迎其完全投身转化项目。因此，新加坡的医生们不仅擅长于医术，而往往是集医学专家、科学家、企业家的特质于一身，他们在商业转化、技术应用、市场需求甚至投融资管理上都有自己深入的理解。

新加坡科技研究局（Agency for Science，Technology and Research，A*STAR）直属于新加坡贸工部，其前身为 1991 年成立的新加坡科技局（National Science and Technology Board），2002 年更名为 A*STAR。A*STAR 是新加坡政府的生物科技研究与创新引擎之一，旨在培养科技人才、促进科技转化，最终提高 GDP，增加就业。其 A*Star 孵化器为产品创新提供了成熟的转化渠道。

在新加坡国立大学，其医疗健康创新与科技研究院（iHealthtech）通过搭建跨学科研究平台，促进医学、生物学、工程学等领域的交流与合作，为未来医疗健康事业提供创新解决方案。此外，其生物医学工程系通过融合生物学、医学、工程学等多个学科的知识和技术，进行前沿生物医学工程研究，为社会提供先进高效的创新医疗技术和解决方案。该系的研究领域涵盖生物材料、生物力学、生物电子、再生医学等多个方向，尤其在大数据与人工智能方面成果显著。在 iHealthtech 和生物医学工程的实验室里，有微纳米技术、3D 打印技术、心脏涡流模拟器等，还展示了手腕康复器械、脊椎和腰椎保护器械、眼压检测手套等各种创新技术的样品。

新加坡国立眼科研究所（Singapore Eye Research Institute，SERI）也有浓厚的技术转化氛围。SERI 成立于 1997 年，是新加坡国立大学的一个附属研究机构，也是亚洲地区最具影响力的眼科研究机构之一。研究所致力于通过基础研究、临床研究以及人群研究，提高眼部健康水平，减少眼部疾病对人类社会的影响。SERI 重视科技转化的思路和具体运营模式，为其团结协作的临床与科研团队提供完善的转化平台与专业的转化服务。包括为研究人员提供最早期转化基金，保护医生的科研时间，培训科学家与资本和产业沟通交流，针对每一个项目进行全面专业的技术指导，提供转化建议，寻找合作企业或商业资本等。

第四节　对我国转化医学未来建设的启示

一、放开 IIT 临床研究并科学监管

从风险控制的角度，当前的 IIT 临床研究管理模式由于"厌恶风险"而追求"杜绝风险"。殊不知，风险和创新是相互依存的关系，风险被杜绝的同时，创新也同样不复存在。建议从"杜绝风险"升级为"控制风险"在严格监管下有条件、有序地放开 IIT 研究。

首先，需要明确 IIT 临床试验的规范标准、监管规则。对比中美对于干预性 IIT 研究的管理，美国建立了制度化的监管措施，不限制干预性试验的药物范围，根据风险的高低制定相应的管理措施，对于未上市药物需要向美国 FDA 进行 IND 申请（表 8-4-1）。中国对于干预性 IIT 研究的管理也可以根据风险等级建立分级监管措施，而非当前的"一刀切"政策。

表 8-4-1　中美对于干预性 IIT 临床研究的管理对比

国家或地区	相关政策、法规	适用范围	是否需要 IND 申请
美国	美国联邦法规 21 篇"食品与药品"第 50 和 56 部分，美国联邦食品、药品和化妆品法案等	已上市药物说明书范围内使用	不需要
		已上市药物超说明书范围使用	咨询美国 FDA 确定是否需要
		未上市药物	需要，但有豁免条例
中国	《医疗卫生机构开展研究者发起的临床研究管理办法（试行）》	限定为已上市药物	不需要

其次，在具体实施中加强对于高风险 IIT 临床研究的管理，一方面，可以对临床试验机构的资质进行严格管理、逐步放开，从国家医学中心和国家临床医学中心逐步放开到区域医学中心；另一方面，需要对 IIT 临床试验的主要研究者（PI）进行严格的资质管理，确保 PI 足以控制 IIT 临床试验的风险。

二、进一步完善转化成果分配机制

近年来，从中央到地方密集出台科技创新成果转化激励政策，但转化医学的主体单位是"临床研究机构"，然而，目前科技成果转化政策体系中缺少"临床研究机构"的定位。2015 年发布的《中华人民共和国促进科技成果转化法》奠定了科技成果转化制度的基础，但成果转化的主体自始至终主要集中于高校与科研机构，并未强调医疗机构在科技成果转化中的作用。梳理我国 2022 年 4 月前发布的涉及成果转化相关

法律、政策文件发现，医疗卫生机构在成果转化相关制度体系中并未明显突出，成果转化赋权、激励、分配等没有引领性的指导，由此导致医疗机构科技成果转化实施明显滞后于高校。直至 2022 年，为激发医疗机构的成果转化积极性，国家卫生健康委牵头多部委启动"提升高水平医院临床研究和成果转化能力"试点工作，在科研自主权、薪酬激励、科技成果所有权和使用分配等 5 方面，采取与支持高校、科研院所创新的同等政策（表 8-4-2）。

表 8-4-2　科技成果转化相关的中央法规文件整理

发布时间	发布单位	文件名称	科技成果转化涉及主体
2015.8.31	主席令	中华人民共和国促进科技成果转化法	研究开发机构、高等院校和企业等
2016.3.2	国务院	《中华人民共和国促进科技成果转化法》若干规定	研究开发机构、高等院校
2016.5.9	国务院	促进科技成果转移转化行动方案	高校和科研院所、企业、行业骨干企业
2016.8.3	教育部、科技部	关于加强高等学校科技成果转移转化工作的若干意见	高等学校
2016.9.27	教育部	关于积极发展规范管理高校科技产业的指导意见	高校
2016.10.20	教育部	促进高等学校科技成果转移转化行动计划	高校
2020.5.18	科技部等 9 部门	赋予科研人员职务科技成果所有权或长期使用权试点实施方案	高等院校、科研机构
2021.7.6	国务院	关于完善科技成果评价机制的指导意见	高等院校、科研机构、国有企业
2021.12.24	主席令	中华人民共和国科学技术进步法	企业、科学技术研究开发机构、高等学校
2022.3.25	国务院	国务院关于落实《政府工作报告》重点工作分工的意见	高校、科研院所、企业

对此，首先应在科技创新成果转化政策体系中明确其定位，同时以法律法规形式尽快固定下来，保障相关政策的稳定性，减少成果转化参与人员对法律风险的担忧。对此，我国应在更高层面，统筹规划成果转化相关的法律法规，梳理成果转化相关的新旧法规之间、跨部门政策之间的冲突，尽量使成果转化过程中的法律偏差降到最低，使成果转化路径更加畅通。值得注意的是，目前我国尚未建立临床研究机构的成果转化收益分配机制，建议我国借鉴美国的成果转化分配经验，建立转化与回报之间的双循环，打造阶梯式的专利许可收益模式，激发临床医学研究者的成果转化动力。

其次，当前医药成果转化过程中存在潜在的资产风险限制。根据现行规定，职务科技成果属于国有资产，2015 年修订《促进科技成果转化法》后，科技成果的处置权、使用权、收益权下放至各单位。而在职务科技成果转化前绕不开定价环节，科技成果作价投资形成股权中由医疗机构持有的部分也属于国有资产，国资管理部门对国有资产保值增值有强制要求，一旦成果定价低或转化失败，就可能触及国有资产流失的"红线"，由此导致相关单位决策者因害怕承担可能的国有资产流失的风险而不敢轻易决策。现实中，由于生物医药行业有长周期、高风险的特点，权威定价体系未形成。因此，大量前景不明的医学成果，估值时不确定性大，一旦后期实际市值高，极可能在事后审计中，被认定"造成国有资产流失"。

早期科技成果定价问题和国有资产归属问题，不仅限制许多技术成果的一次性转让，更限制了技术成果在市场上的再转让和市场自由流通。生物医药研发周期更长，需要的资金也更高，许多研发项目往往需要经过多次转让，才能保障项目持续推进。受制于医疗机构的转让成果属于国有资产，在转让时不仅受到严格审查，而且对价格也有限制，市场流通性差影响了融资与交易活跃度。

面对国有资产管理限制的难题，建议采取成果转化前"非资产化"的管理方式，快速盘活变现临床研究机构形成的资产，维护科研人员成果转化权益，充分调动其科研成果产业化的积极性，为科技成果转化直接赋能。专利如果没有转化为产品，价值就无法体现，因此可在获得临床许可批件时，再对专利进行资产化定价（国有资产确权与估值）。减少国有资产管理的限制，有助于专利转让和市场交易，推动医药转化漫长链条能够更加活跃。政府还需加大力度畅通相关渠道，清除影响作价投资方式落地的规则阻碍，畅通"产学研"创新链条，推进医药科技成果转化。

三、设立国家转化医学专项资金

我国研究人员的医学科研经费来源大致有三类：政府设立的纵向课题、企业或基金会赞助、研究者自筹。在我国医学研究资助体系中，大多数针对基础研究，对 IIT 的资助非常有限，而临床研究的预算又往往较高。两者之间严重的不平衡整体呈现出 IIT 经费不足的现象。此外，由于转化医学资助项目学科分散、基金来源多样、监管缺乏专业性和针对性，出现多个项目重复研究的问题，浪费支持资金，项目资金的整体使用效果不佳。

为鼓励临床实践与基础研究结合，鼓励学科交叉及临床研究方法创新，2021年，国家自然科学基金委医学科学部在面上项目内设置"源于临床实践的科学问题探索研究"专项，支持开展的研究包括：①基于临床现象或临床问题凝练出的重要科学问题，借助临床组织样本和临床信息等资源，开展对疾病诊疗和预防有重要指导意义的基础研究；②基于前期基础研究取得的创新成果，开展临床转化探索性研究；③探索临床研究新范式，建立临床转化研究的新技术和新方法。但从资助项目数量及资助直接经费总额来看，与美国国立卫生研究院相比资助力度明显不足（表 8-4-3）。

表 8-4-3　中美对于转化医学资助专项的对比

类型	项目数量	项目总资金	平均单个项目资金
国家自然科学基金委医学科学部 - 专项	80	0.56 亿元人民币	70 万元人民币
美国国立卫生研究院 - 研究项目基金	41 173	244 亿美元	59 万美元

数据来源：《2022 年度医学科学部基金评审工作综述》、药促会统计

与之相对的是，美国 NIH 的专项资金支持模式极大地推动了美国 IIT 临床研究的发展。在近些年美国开展的所有 IIT 临床试验中，来自 NIH 资助的比例达到 23.7%，即便是在梅奥诊所、MD.安德森等非政府顶级临床机构中，仍旧依然占据较高比例（图 8-4-1）。在美国专项资金的长期支持推动创新药物不断涌现，据 MD 安德森年报统计，2021 年 FDA 批准了 48 种新的抗癌药，MD 安德森为其中 29 个项目的开发作出了超过 60% 的贡献。

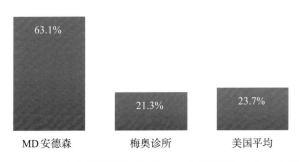

图 8-4-1　2016—2022 年美国开展的干预性 IIT 临床研究占来自 NIH 资助的比例
（数据来源：药渡数据库、药促会统计）

对于医药研发而言，越是处于创新链条的最前端，意味着风险越高。转化医学作为医药创新的源头，面临着极高风险，能够推进至临床前阶段的成功率不到 0.01%（图 8-4-2）。鉴于社会资本具有厌恶风险的属性，作为医药研发的重中之重，在创新驱动的国家战略下，政府资金理应发挥公共事业属性。因此，建议我国参考美国的 NIH 模式建立转化医学专项资金，支持高风险研究，并采取以项目为中心的资助模式。同时，专项资金应当与实际临床需求相结合，提高资金使用效益，并注重项目资助的持续性，以期助力真正具有临床价值的转化医学项目跨越研发瓶颈。

四、完善研究人才培养与晋升机制

临床科研人才是转化医学发展的基石。与国外知名机构相比，当前我国的医疗机构的医疗人才以临床型医师为主，专职研究型医师相对匮乏，专职科研队伍建设滞后。

究其原因，我国部分高校虽然开始注重多学科的交叉培养，但是课程设置处于简单叠加的状态，缺乏综合的实践，集合多线培养的专业人才并非就是符合需求、高质量的复合型人才。

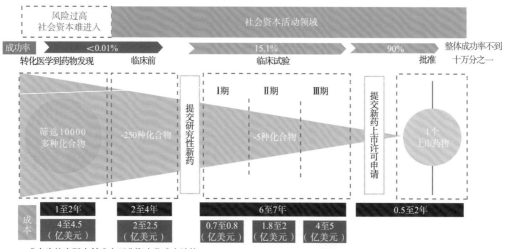

图 8-4-2　新药研发链条各阶段成功率与成本

（数据来源：康龙化成招股书、国盛证券研究所，IFPMA 2021 制药工业与全球经济）

另一方面，我国公立医院绩效考核的导向性不足。公立医院绩效考核起着重要的"指挥棒"作用，但目前各级考核中纳入临床研究相关的内容还较少，权重还很小。在《关于加强三级公立医院绩效考核工作的意见》中，科研成果临床转化指标仅为全部 55 个指标的其中之一。科研成果转化所带来的价值在卫生人才职称考核以及医院考核时并不突出，而成果转化的周期长、难度大，医疗机构的科研人员于是会更偏向于那些权重较大，成果较容易获得的产出。何况，目前许多医院绩效、医生晋升考核仍然停留在论文、课题等传统科研指标层面，这限制了医生参与临床医学创新的动力和积极性，这些科研产出其实离临床转化尚有较大距离。

同时，研究碎片化和跨部门合作问题亟待解决。转化医学具有多学科、多主体特征，强调研究交叉和互相理解，而当前的转化医学研究中心缺乏临床试验设计、活性药物成分合成、毒理学研究和监管要求等内容的培训；原有学科思维随着研究深化和细化逐渐狭窄，使得研究人员无法打破传统科研模式，难以克服专业语言沟通障碍，导致基础研究与临床医学研究仍存在割裂现象。

事实上，医生天然就是研究者，临床和研究是天然一体、高度统一的，没有临床研究无以造就好医生。作为医药创新的源头，转化医学人才培养和提升的基础，是建立正确的人才培养观念。临床是最重要、最丰富的研究资源。我国应当进一步完善培养临床型科学研究人才的思想基础，着力培养临床科研复合型人才。

同时，科学有效的人才评价机制是人才建设的保障。利益分配和激励约束机制仍然是现阶段提高医院和医学院校科研水平的有效手段，科学有效的奖惩措施和绩效评估体系能够起到激励和制约作用。建议进一步完善临床研究人才评价机制，在现有评价体系中增加以临床医学研究为目标的培养路径。完善绩效激励机制，充分体现绩效与能力、质量、岗位、担当、劳动强度挂钩。

五、搭建平台实现数据联通共享

转化医学的发展关键，就是从临床诊疗中发现潜在的规律，继而通过大规模的临床数据整合以及临床诊疗结果对接，来推动新技术、新手段、新产品的研发。我国人口众多，病种多样、受试群体庞大、临床资源丰富均为临床研究创造了资源优势。经历几十年发展，我国基础研究能力与规模已经位居世界第二梯队。

然而，我国目前各机构封闭数据资源，没有形成有效的数据串联与整合，各自为战，丧失了临床数据价值。一方面，国家建立的临床医学研究中心和国家医学中心等临床研究机构，与高校、科研院所等基础研究机构之间，尚未建立统一的数据调用平台，主要是聚焦某一领域，或局限于某一类机构，如高校圈、医疗机构圈和产业圈等的"圈内"交流。另一方面，许多临床阶段的转化医学研究因样本量小、统计效度低等问题，应用结果受限。由于缺少相应的法规支撑，临床医疗数据权属问题不明确，尚无对临床数据科研利用、流动、共享、价值归属的法律法规，潜在的数据利用责任风险、数据价值权益纷争等都最终使得各单位保守自己的临床数据。

事实上，生物标志物研究能够帮助人们更全面地认识疾病，并提供广谱靶点，改进临床诊断效果。生物样本库作为临床治疗和医学科学研究的基础设施，已经成为国家重大战略资源和涉及国家安全的重大基础工程。如果不能将收集的研究数据和生物样本进行高效地利用，不仅会阻碍源头创新的前进脚步，其低利用率也会使得研究数据和生物样本的收益率逐渐降低，最终演变为"成本＞收益"的现象，变成负资产。

对此，建议我国由国家建立统一的数据管理平台和生物样本库，并以项目申请使用制度为管理手段，对所有相关研究机构开放使用，提高临床数据资源利用率。2023年国家数据局的成立已经为国家层面统筹协调研究数据奠定了基础。数据收集标准的统一有利于提升数据真实性，推动创新研发进一步与世界接轨，提高转化医学研究效率，为我国未来医疗领域的高水平科技攻关提供平台支持。

参考文献

［1］阿依谢姆古丽阿力马斯，温浩. 试述转化医学的发展与实践 [J]. 生物医学转化，2021, 2(3): 93-98.

［2］白桦，张抒扬. 研究者发起的临床研究用于支持新药研发面临的挑战 [J]. 中国肺癌杂志，2022, 25(7): 511-516.

［3］百度百家号. 可穿戴技术发展的新领域，柔性可穿戴设备迎来快速发展 [EB/OL]. (2022-03-24). https: //baijiahao. baidu. com/s?id=1767130553737174265&wfr=spider&for=pc.

［4］百度百科. 工程技术 [EB/OL]. https: //baike. baidu. com/item/ 工程技术 /6998399.

［5］蔡红兵，李欣，孙学刚，等. 加强推进力度，促进转化医学发展 [J]. 南方医科大学学报，2011, 31(5): 741-743.

［6］陈仁惇. 欧洲癌症与营养关系的前瞻性研究 [J]. 营养与食品卫生，2002(2): 11-12.

［7］陈小刚，陈菁菁，刘冰川，等. 2022 年脑机接口研究进展 [J]. 信号处理，2022.

［8］陈颖，侯宁宁，李闻涓，等. 浅析转化医学研究建设与发展的意义 [J]. 中国合理用药探索，2020, 17(9): 1-5.

［9］陈正举，古秋梅，王贵玉，等. 智能可穿戴设备在高原心脑疾病中的应用研究 [J]. 生物 e 学工程学杂志，2022, 39(2): 426-432.

［10］丁超，苏政，许城瑜. 基于数字孪生的建筑全生命周期管理平台构建 [J]. 建筑经济，2023, 44(8): 73-79.

［11］杜莉利. 生物样本库的标准化建设 [J]. 转化医学杂志，2016, 5: 324-326.

［12］范仲珍，何辅成，汪听. 某三级综合医院多专科协作诊疗门诊的运作模式分析 [J]. 中国医院管理，2015, 35(4): 39-40.

［13］付航，袁素维，姚瑶，等. 我国公立医院临床医师绩效评价指标的文献研究与评价 [J]. 中国医院管理，2019, 39(5): 51-53.

［14］复旦大学. 精耕细作建成 20 万人规模的大型自然人群队列！复旦大学首个地方研究院泰州研究院走过 15 年 [EB/OL]. (2023-01-11). https: //xxgk. fudan. edu. cn/55/bc/c5197a480700/page. htm

［15］复旦大学. 泰州人群健康跟踪调查 [EB/OL]. https: //www. fdtzihs. org. cn/dljs.

［16］高越. 美国脑机接口技术研究及应用进展 [J]. 信息通信与政策. 2020, 12.

［17］辜兆昆，朱双平，蒋章佳. 中心化学科建设提升县级综合医院学科能力的实践与探索 [J]. 现代医院，2020, 20(2): 219-221

［18］顾向东，吴锦华，赵文凯，等. BIM 技术在医院建设项目全生命周期的应用 [J]. 建筑经济，2018, 39(1): 4.

［19］顾瞻，于凤至，范瑞，等. 基于移动医疗的肺癌中医健康管理平台的设计开发 [J]. 中医肿瘤学杂志，2021, 3(6): 113-116, 112.

［20］郭翔，唐春香，张龙江. 基于 50 万人群的大型生物医学队列研究数据库：英国生物银行 (UK Biobank) 的发展历程及展望 [J]. 国际医学放射学杂志，2022, 45(3): 284-288.

［21］郭祖德，陈英耀，耿劲松，等 . CT、MRI 检查的等候现状分析 [J]. 中国卫生经济，2016，35(8)：58-60.

［22］洪伟丽，张琳，谢芳，等 . 北京某三甲综合医院医技检查智能自动预约实践 [J]. 中国医疗设备，2020，35(8)：93-96.

［23］胡向阳，郑晓瑛，马芙蓉，等 . 我国四省听力障碍流行现况调查 [J]. 中华耳鼻咽喉头颈外科杂志，2016，51(11)：819-825.

［24］胡燕，钱惠勤，季璇，等 . 多学科协作诊疗模式在救治凶险性前置胎盘中的应用 [J]. 东南大学学报：医学版，2021，40(3)：330-334.

［25］黄盛，李菲菲，陈虹 . 基于改进深度残差网络的计算断层扫描图像分类算法 [J]. 光学学报，2020，40(3)：56-64.

［26］黄涛，李立明 . 系统流行病学 [J]. 中华流行病学杂志，2018，39(5)：6.

［27］黄杨子 . 医学科技成果转化靠什么拧成一股绳 [N]. 解放日报，2023-09-05(02).

［28］黄源，董明，刘江苏 . 大数据技术与应用 [J]. 北京：机械工业出版社，2020.

［29］吉博涛，钱志刚，夏小霞 . 无细胞合成策略在生物材料研究中的应用 [J]. 合成生物学，2022，3(4)：658-675.

［30］吉姜蒲，叶民英 . 脑机接口技术的伦理问题及规约路径 [J]. 湖南行政学院学报，2021，4.

［31］姜会珍，胡海洋，马琏，等 . 基于医患对话的病历自动生成技术研究 [J]. 中国数字医学，2021，16(10)：36-40.

［32］姜小峰，刘玉欣，赵翠萍 . 医院多学科协作的实践与思考 [J]. 现代医院，2016，16(8)：1093-1095.

［33］金超逸，徐旻洋，周向东 . 基于建筑信息模型 (BIM) 的建筑空间功能分类方法 [J]. 计算机应用与软件，2018，35(11)：6.

［34］金为民，许海风，韩玉静，等 . 基于 PDCA 理论的大型三甲综合性医院后勤管理质量控制体系构建的实证研究 [J]. 上海第二工业大学学报，2018，35(1)：60-64.

［35］金征宇 . 人工智能医学影像应用：现实与挑战 [J]. 放射学实践，2018，33(10)：989-991.

［36］巨梅，丁小容，窦丽君，等 . 2002—2022 年可穿戴医疗设备研究热点可视化分析 [J]. 医学信息，2023，36(5)：52-57.

［37］黎文娟，马泽洋，曾磊，等 . 国内外医疗机器人发展现状及趋势 [J]. 机器人产业，2022(6)：72-86.

［38］李晨梦 . 光学手术导航的可视化和标准化关键技术研究 [D]. 合肥：中国科学技术大学，2022.

［39］李顶，汪艳芳，李永欣，等 . 人工智能在医学影像诊断中的应用研究 [J]. 中国临床解剖学杂志，2020，38(1)：110-113.

［40］李海霞，涂建成，任丽，等 . 液体活检在肿瘤诊疗中的临床应用及未来的挑战 [J]. 国际检验医学杂志，2019，40(20)：0001.

［41］李晶婧，谢洁 . 裂隙灯显微镜在眼视光技术专业中的教学实施探讨 [J]. 中国眼镜科技杂志，2023(5)：124-126.

［42］李立明，吕筠，郭彧，等 . 中国慢性病前瞻性研究：研究方法及调查对象基线特征 [J]. 中华流行病学杂志，2012，33(3)：249-255.

［43］李立明 . 大型前瞻性人群队列研究进展 [J]. 中华流行病学杂志，2015，36(11)：3.

［44］李立明 . 大型人群队列随访监测适宜技术 [J]. 北京：中国协和医科大学出版社，2015.

［45］李玲，樊春良 . 转化医学的理论演化及其发展的主要问题 [J]. 医学与哲学，2021，42(6)：22-27.

［46］李贤华，宋婷，赵子衿，等 . 上海市医院多学科协作诊疗绩效评价体系构建 [J]. 中国医院管理，2019，39(11)：4.

［47］李小丽，曹秀堂 . 大型医院门诊患者多种检查预约与报告时效分析 [J]. 解放军医院管理杂志，2017，24(1)：19-21.

［48］李寅 . 分子病理诊断的现状与思考 [J]. 世界最新医学信息文摘 , 2018, 18(65): 39, 41.

［49］李钟仁，杜勤，王敬茹，等 . 基于患者视角的多学科协作诊疗模式现状和对策研究 [J]. 中国医院 , 2016, 20(8): 34-35.

［50］梁文栋，郭晓辉，程波，等 . 脑机接口在康复医学中的应用进展 [J]. 医疗装备 , 2024, 35, 21.

［51］林雯娟，刘宏伟，陈春源，等 . 虚拟仿真情景模拟平台在张力性气胸急救教学的应用 [J]. 医学研究杂志 , 2023, 52(8): 206-208.

［52］刘文瑛，欧阳再兴，朱剑华，等 . 多模态影像技术在巨块型肝癌精准手术治疗中的应用 [J]. 中国普外基础与临床杂志 , 2022, 29(9): 1207-1212.

［53］卢志贺 . 大型三甲医院后勤智能化管理平台的建设与应用 [J]. 中国医院管理 , 2018, 38(12)：3.

［54］罗瑞君，黄妹妹 . 放疗精确定位在围术期护理中的研究进展 [J]. 护士进修杂志 , 2021, 36(6): 529-532.

［55］美通社 . 君实生物宣布与 Hikma 就特瑞普利单抗在中东和北非的开发和商业化达成合作 [EB/OL]. (2022-12-26). https://www.prnasia.com/story/388671-1. shtml.

［56］孟祥峰，王浩，张超，等 . 医学人工智能产品检测平台的设计 [J]. 医疗卫生装备 , 2023, 44(1):

［57］1-7.

［58］乔媛媛，张达矜，熊鸣，等 . 生物样本库——转化医学的基础 [J]. 北京医学 , 2013, 35(5): 380-382.

［59］邱陈辉，黄崇飞，夏顺仁，等 . 人工智能在医学影像辅助诊断中的应用综述 [J]. 航天医学与医学工程 , 2021, 34(5): 407-414.

［60］石用伍 . 可穿戴医疗设备的研究进展 [J]. 医疗装备 , 2018, 31(5): 193-195.

［61］思宇 MedTech. 一季度 6 亿＋收入，美股可穿戴心电设备和数字疗法公司 iRhythm 发布季报 [EB/OL]. [2022-05-08]. https://www. 163. com/dy/article/H6QCANUI05340BZM. html.

［62］宋成治，孙阳，曹毅 . 力信号在干细胞命运决定过程中的影响 [J]. 合成生物学 , 2022, 3(04): 781-794.

［63］宋骏行，李统，肖鹰，等 . 以建筑信息模型为内核的智慧医院后勤可视化管理实践 [J]. 中国医院管理 , 2023, 43(4)：74-76.

［64］搜狐网 . 美敦力胰岛素泵："人工胰腺"控糖黑科技，为糖友带来巨大的帮助 [EB/OL]. (2022-03-24). http://news.sohu.com/a/67398065_128390.

［65］孙点剑一，吕筠，李立明 . 流行病学超大规模队列研究 - 开启 21 世纪人类复杂性疾病病因研究的钥匙 [J]. 中华疾病控制杂志 , 2013, 17(1): 66-70.

［66］王畅，王蒲生 . 欧洲转化医学平台对中国医学转化中心建设的启示 [J]. 科技管理研究 , 2022, 42(4): 60-65.

［67］王辰 . 临床研究是医生的天职天命［J］. 转化医学 杂志 , 2015(2): 65-68.

［68］王晨颖，谢诗蓉，王金花，等 . 某院门诊智慧化建设 [J]. 解放军医院管理杂志 , 2021, 28(2): 150-153.

［69］王建华，流行病学 (第三版)[M]. 北京 : 人民卫生出版社 , 2015.

［70］王庆宝 . 生物样本库——转化医学与第六次科技革命 [J]. 泰山医学院学报 , 2021, 33(1): 1-3.

［71］网易号 . 全国卫管协会转化医学产业分会，科学家构建新型脑机接口让完全闭锁综合征患者实现语言交流 [EB/OL]. (2023-02-08). https://www. 163. com/dy/article/H4F7LVQC0514BKOA. html.

［72］吴丹，吴烨，周典 . 智能化医技检查预约流程构建 [J]. 医学与社会 , 2020, 33(6)：73-75.

［73］吴兆苏，姚崇华，赵冬，等 .11 省市队列人群心血管病发病前瞻性研究 [J]. . 中华心血管病杂志 , 1999, 27(1): 4.

［74］伍祥林，肖华成，周宏 . 肿瘤专科医院检查智能预约的精细化管理实践 [J]. 中国数字医学 , 2021, 16(3): 50-54.

［75］西安交通大学 . 西北地区 12 万自然人群队列建成：为研究多种重大慢性病发生发展以及防治提供重要平台 [EB/OL]. (2023-01-11). http: //sph. xjtu. edu. cn/info/1065/4511. htm.

［76］谢诗蓉，叶卿云，王晨颖，等 . 某三级甲等专科医院推进互联网分级诊疗的思考 [J]. 中国卫生资源，2023, 26(4)：393-396, 403.

［77］谢诗蓉，张婕予，王晨颖，等 . 信息化在重塑医院门诊质控体系中的应用 [J]. 智慧健康，2020, 6(10)：25-28.

［78］邢沫，王凤玲，王丹 . 我院建立肿瘤多学科诊疗模式的探讨 [J]. 中国医院管理，2015, 35(6): 29-31.

［79］熊玮仪，吕筠，郭彧，等 . 大型前瞻性队列研究实施现况及其特点 [J]. 中华流行病学杂志，2014, 35(1): 4.

［80］徐蕊，周萍，张杨，等 . 三种多学科协作诊疗模式的构建研究 [J]. 中国卫生质量管理，2020, 27(5): 3.

［81］严舒，汪楠，贾晓峰 . 美国国家医学科研项目管理特点分析 [J]. 科技管理研究，2016, 36(5): 172-175.

［82］杨静慧 . 乡村振兴战略下农村老年护理末端延伸的困境及对策 [J]. 医学与社会，2023, 36(7): 29-34.

［83］杨克虎 . 循证医学 [M]. 北京：人民卫生出版社，2019: 7-8.

［84］杨青，钟书华 . 美国国立科研机构科技成果收益权研究——基于美国 ARS、NIH 等 10 所科研机构 [J]. 科学学与科学技术管理，2015, 36(12): 33-38.

［85］杨小琴，郭铃艳，许茗 . 基于信息 - 动机 - 行为技能模型的健康教育在老年肺结节患者健康管理中的应用观察 [J]. 老年医学与保健，2022, 28(2): 420-423, 430.

［86］杨秀娟，晁蕊停 . MDT 式延伸护理服务在老年宫颈癌术后患者中的应用观察 [J]. 临床研究，2021, 29(11): 193-195.

［87］杨永生，李建华 . 医疗领域中的可穿戴式设备 [J]. 电子技术与软件工程，2020 (17): 100-101.

［88］杨兆凯，王龙，陈金栋 . 人工智能与深度学习在医学影像辅助诊断中的应用 [J]. 电脑知识与技术，2021, 17(35): 91-93.

［89］叶荔姗，蔡建春，姚毅虹，等 . 基于动态规划算法的医技集中预约系统的研究与实践 [J]. 中国卫生信息管理杂志，2017, 14(2)：223-229.

［90］余灿清，李立明 . 大型队列研究中的数据科学 [J]. 中华流行病学杂志，2019, 40(1): 1-4.

［91］虞涛，雪克来提亥依热特，李永奎，等 . 基于 BIM 技术和弹性理念的医院空间资源管理研究 [J]. 建筑经济，2020, 41(6): 4.

［92］喻文菡 . 肿瘤 MDT 团队建设与运行过程评价及改进策略研究 [J]. 武汉：华中科技大学，2018, 0ncol2012(19): 4019-4027.

［93］张璨，施李杨，戴建武 . 细胞培养肉用生物材料的设计 [J]. 合成生物学，2022, 3(4): 676-689.

［94］张陈平 . 口腔癌的多学科协作诊治模式 [J]. 中国肿瘤临床，2015, 42(16): 787-790

［95］张春雷，戴丽，刘宇，等 . 基于三点法和 ICP 算法的手术导航系统患者配准 [J]. 东北大学学报 (自然科学版)，2020, 41(11): 1584-1590.

［96］张德雨，刘思宇，张健 . 基于动态视觉范式与实时反馈校验的脑控机械臂 [J]. 机械工程学报，2023.

［97］张卉，李瑞玉，梁智勇 . 病理学向分子病理时代迈进 [J]. 中国科学：生命科学，2021, 51(8): 1101-1106.

［98］张佳慧，赵阳，谢诗蓉 . 探索康联体建设中的近视防控新模式 [J]. 现代医院管理，2020, 18(2)：12-14.

［99］张静瑜，聂宇贤，张宇波，等 . 临床真实世界数据科研共享现状研究 [J]. 中国医院，2022, 26(11): 49-52.

［100］张羽，刘强 . 液体活检在乳腺癌精准治疗中的应用进展及展望 [J]. 中国癌症杂志 , 2022, 32(8): 688-697.

［101］赵地，卜刚 . 脑机接口信号处理的研究进展 [J]. 人工智能 , 2021, 6.

［102］赵娟，刘宁，郭婧婧，等 . 7 种肿瘤相关抗原自身抗体检测在肺癌诊断中的意义 [J]. 临床检验杂志 , 2017, 35(5): 4.

［103］赵文凯，吴锦华，顾向东，等 . 城市更新导向下的中心城区大型医院改扩建项目 BIM 应用研究 [J]. 建筑经济 , 2018, 39(9)：4.

［104］赵星，洪峰，殷建忠，等 . 西南区域自然人群队列简介与研究进展 [J]. 中华流行病学杂志 , 2023, 44(1): 40-47.

［105］郑良胜 . 基于脑机接口的关节运动解码技术系统设计与应用 [D]. 北京：中国科学院大学 , 2022.

［106］郑培永，杨佳泓，范锦立 . 生物样本库 [J]. 科学 , 2014, 66(3): 26-29.

［107］郑宇，王金华 . 江苏省某肿瘤专科医院网络 MDT 实践探索 [J]. 江苏卫生事业管理 , 2020, 31(11): 4.

［108］知乎专栏 . 柔性机器人技术：工业机器人发展的下一方向 [EB/OL]. (2022-03-24). https://zhuanlan. zhihu. com/p/115575975.

［109］中国慢性病前瞻性研究 . CKB 学习计划 [EB/OL]. https://www. ckbiobank. org/study-resources/study-design.

［110］中华医学会糖尿病学分会 . 中国 2 型糖尿病防治指南 (2020 年版)[J]. 中华糖尿病杂志 , 2021, 13(4): 315-409.

［111］中华预防医学会 . 大型人群队列研究数据安全技术规范 (T/CPMA 002—2018)[J]. 中华流行病学杂志 , 2019, 40(1): 5.

［112］邹明明 . 关于 "精准医学先导队列项目" 的更名 [J]. . 医学与哲学 , 2018, 39(1): 12-14, 70.

［113］Abegunde DO, Mathers CD, Adam T, et al. The burden and costs of chronic diseases in low-income and middle-income countries[J]. Lancet, 2007, 370: 1929-1938.

［114］Addison J, Whitcombe J, Glover SW. How doctors make use of online, point-of-care clinical decision support systems: a case study of UpToDate[J]. Health Information & Libraries Joural, 2012, 30(1): 13-22.

［115］Ahmadi SF, Faghankhani M, Javanbakht A, et al. A comparison of answer retrieval through four evidence-based textbooks(ACP PIER, Essential Evidence Plus, First Consult, and UpToDate): a randomized controlled trial[J]. Med Teach, 2011, 33(9): 724-730.

［116］Andersson C, Johnson AD, Benjamin EJ, et al. 70-year legacy of the Framingham Heart Study[J]. Nat Rev Cardiol, 2019, 16(11): 687-698.

［117］Asslaber M, Zatloukal K. Biobanks: transnational, European and global net works[J]. Brief Funct Genomic Proteomic, 2007, 6(3): 193-201.

［118］Azam MA, Khan KB, Salahuddin S, et al. A review on multimodal medical image fusion：Compendious analysis of medical modalities, multimodal databases, fusion techniques and quality metrics[J]. Computers in Biology and Medicine, 2022, 144：105253.

［119］Berisha B, Mëziu E, Shabani I. Big data analytics in cloud computing: an overview[J]. Journal of Cloud Computing, 2022, 11: 24.

［120］Bernhard Graimann, Gert Pfurtscheller, Brendan Allison. Brain-Computer Interface: Revolutionizing Human-Computer Interaction[J]. Springer, Berlin, Heidelberg, 2010.

［121］Bilfinger TV, Albano D, Perwaiz M, et al. Survival outcomes among lung cancer patients treated using a multidisciplinary team approach[J]. Clinical Lung Cancer, 2018, 19(4): 346-351.

［122］Boyack K W, Chen M C, Chacko G. Characterization of the Peer Review Network at the Center for Scientific Review, National Institutes of Health. Bornmann L ［J］. PLoS one, 2014, 9(8): 104244.

［123］Butler D. Translation research: Crossing the valley of death[J]. Nature, 2008, 453(7197): 840-842.

［124］Cannon TD, Yu C, Addington J, et al. An Individualized Risk Calculator for Research in Prodromal Psychosis[J]. Am J Psychiatry, 2016, 173(10)：980-988.

［125］Cao W, Liu ZJ, Wang P, et al. PolarFS: An ultra-low latency and failure resilient distributed file system for shared storage cloud database[C]. Proc. VLDB Endow, 2018, 11(12): 1849-1862.

［126］CAO Wei, LIU Zhen Jun, WANG Peng, et al. PolarFS: an ultra-low latency and failure resilient distributed file system for shared storage cloud database[J]. Proceedings of theVLDB Endowment, 2018, 11(12): 1849-1862.

［127］Carbone P. , Katsifodimos A, Ewen S, et al. Apache Flink: Stream and batch processing in a single engine[J]. Bulletin of the IEEE Computer Society Technical Committee on Data Engineering, 2015, 36(4), 28-38.

［128］Cesareo M, Di Marco E, Giannini C, et al. The retinal posterior pole in early parkinson's disease: A fundus perimetry and sd-oct study[J]. Clin Ophthalmol, 2021, 15: 4005-4014.

［129］Chakravarti A. Little E Nature, nurture and human disease[J]. Nature, 2003, 421: 412-414.

［130］Chaudhary U, Vlachos I, Zimmermann J B, et al. Spelling interface using intracortical signals in a completely locked-in patient enabled via auditory neurofeedback training[J]. Nat Commun, 2022, 13: 1236.

［131］Chaudhuri AA, Chabon JJ, Lovejoy AF, et al. Early detection of molecular residual disease in localized lung cancer by circulating tumor dna profiling[J]. Cancer Discovery, 2017, 7(12): 1394-1403.

［132］Chen ZM, Lee L, Chen JS, et al. Cohoa profile: the Kadoorie Study of Chronic Disease in China(KSCDC)[J]. . Int J Epidemiol, 2005, 34(6): 1243-1249.

［133］Cheung N, Mitchell TY. Wong, Diabetic retinopathy[J]. Lancet, 2010, 376(9735)：124-136.

［134］Choi DW. Bench to bedside: the glutamate connection[J]. Science, 1992, 9;258(5080): 241-243.

［135］Churuangsuk C, Hall J, Reynolds A, et al. Diets for weight management in adults with type 2 diabetes：An umbrella review of published meta-analyses and systematic review of trials of diets for diabetes remission[J]. Diabetologia, 2022, 65(1)：14-36.

［136］CN Healthcare. 美国 Hansen Medical 公司的 Magellan 机器人导航系统 [EB/OL]. (2022-03-10). https: //www. cn-healthcare. com/articlewm/20220310/content-1323886. html

［137］Coelho G, Trigo L, Faig F, et al. The potential applications of augmented reality in fetoscopic surgery for antenatal treatment of myelomeningocele[J]. World Neurosurgery, 2022, 159: 27-32.

［138］Collins FS. The case for a US prospective cohort study of genes and environment[J]. Nature, 2004, 429: 475-477.

［139］Collins R. Whatmakes UKBiobank special? [J]. Lancet, 2012, 379: 1173-1174.

［140］Dai Y, Gao Y, Liu F. TransMed：Transformers advance multi-modal medical image classification[J]. Diagnostics, 2021, 11(8)：1384.

［141］De Causmaecker P, Vanden Berghe G. A categorisation of nurse rostering problems[J]. J Sched, 2011, 14(1)：3-16.

［142］De Felice F, Tombolini V, De Vincentiis M, et al. Multidisciplinary team in head and neck cancer: a management model[J]. Medical Oncology, 2019, 36(1): 1-6.

［143］De LM, Aiuti A, Cossu G, et al. Advances in stem cell research and therapeutic development[J]. Nat Cell Biol, 2019, 21, 801-811.

［144］Doudna JA. The promise and challenge of therapeutic genome editing[J]. Nature, 2020, 578(7794):

229-236.

［145］Dougherty D, Conway PH. The "3T's" road map to transform US health care: the "how" of high-quality care[J]. JAMA, 2008, 299: 2319-2321.

［146］Fan Xie, Ye Xi, Qingda Xu, et al. Utah Neural Electrode Technology for Brain-Computer Interface. Acta Phys. -Chim. Sin, 2020, 36(12): 2003014.

［147］Fu R, Huang J, Tian X, et al. Postoperative circulating tumor DNA can refine risk stratification in resectable lung cancer：results from a multicenter study[J]. Molecular Oncology, 2023, 17(5): 825-838.

［148］Gaziano JM. The evolution of population science: advent of the mega cohort[J]. JAMA, 2010, 300(20): 2288-2289.

［149］GRASS C, UMANSKY R. Problems in promoting the growth of multi-disciplinary diagnostic and counseling clinics for mentally retarded children in nonmetropolitan areas[J]. Am J Public Health, 1971, 61(4): 698-710.

［150］Gray R, Gordon B, Meredith M. Meeting patients'needs: improving the effectiveness of multidisciplinary team meetings in cancer Services[R]. London, UK: Cancer Research UK, 2017.

［151］Guyatt G, Cairns J, Churchill D, et al. Evidence. basedMedicine: A New Approach to Teaching the Practice of Medicine[J]. JAMA, 1992, 268: 2420-2425.

［152］Harris J, Taylor C, Sevdalis N, et al. Development and testing of the cancer multidisciplinary team meeting observational tool(MDT-MOT)[J]. International Journal for Quality in Health Care, 2016, 28(3): 332-338.

［153］Hegde P S, Chen D S . Top 10 Challenges in Cancer Immunotherapy[J]. Immunity, 2020, 52(1): 17-35.

［154］Hendriks MP, Verbeek XM, Van MJG, et al. Clinical decision trees support systematic evaluation of multidisciplinary team recommendations[J]. Brest Cancer Research and Treatment, 2020, 183(2): 355-363.

［155］Hense HW. When size matters[J]. Int J Epidemiol, 2011, 40(1): 5-7.

［156］Hodi, FS. et al. Nivolumab plus ipilimumab or nivolumab alone versus ipilimumab alone in advanced melanoma(Checkmate 067): 4-Year outcomes of a multicentre, randomised, phase 3 trial. Lancet Oncol, 2018, 19, 1480-1492.

［157］Intuitive Surgical. 达芬奇手术系统 [EB/OL]. (2022-03-24). https: //www. davincisurgery. com/.

［158］Isaac T, Zheng J, Jha A. Use of UpToDate and outcomes in US hospitals[J]. J Hosp Med, 2012, 7(2): 85-90.

［159］Jacob R, Blake H, Richard M S. Surgical robotics: systems applications and visions. Springer, 2011.

［160］Jalil R, Soukup T, Akhter W, et al. Quality of leadership in multidisciplinary cancer tumor boards: Development and evaluation of a leadership assessment instrument(ATLAS)[J]. World J Urol, 2018(36): 1031-1038.

［161］Jia Y, Wen J, Qureshi R, et al. Effect of redundant clinical trials from mainland China evaluating statins in patients with coronary artery disease: cross sectional study[J]. BMJ, 2021, 372: n48.

［162］Jiang L, You C, Xiao Y, et al. Radiogenomic analysis reveals tumor heterogeneity of triple-negative breast cancer[J]. Cell Reports Medicine, 2022, 3(7): 100694.

［163］Jiang T, Zhao J, Zhao C, et al. Dynamic monitoring and predictive value of circulating tumor cells in egfr-mutated advanced non-small-cell lung cancer patients treated with first-line egfr tyrosine kinase inhibitors[J]. Clin Lung Cancer, 2019, 20(2): 124-133. e2.

［164］Jing Z, Zhiyong L, Jie G, et al. Pulmonary adenocarcinoma with a micropapillary pattern: a clinicopathological, immunophenotypic and molecular analysis[J]. Histopathology, 2011, 59: 6.

［165］Kandel E R, Mack S, Jessell T M, et al. Principles of Neural Science, Fifth Edition[J]. New York: McGraw-Hill Education, 2013.

［166］L. H T, Alena H, L. M S. The next tier of EGFR resistance mutations in lung cancer[J]. Oncogene, 2020, 40: 1.

［167］Lamb BW, Green JSA, Benn J, et al. Improving decision making in multidisciplinary tumor boards: prospective longitudinal evaluation of a multicomponent intervention for 1, 421 patients[J]. Journal of the American College of Sugreons, 2013, 217(3): 412-420.

［168］Lamb BW, Miah S, Skolarus TA, et al. Development and validation of a short version of the metric for the observation of decision-making in multidisciplinary tumor boards: MODe-Lite[J]. Ann Surgoncol, 2021, 28(2): 7577-7588.

［169］Lamb BW, Sevdalis N, Vincent C, et al. Development and evaluation of a checklist to support decision making in cancer multidisciplinary team meetings: mDT-QulC[J]. Ann Surg Oncol, 2012, 19(6): 1759.

［170］Lamprell K, Arnolda G, Delaney GP, et al. The challenge of putting principles into practice: Resource tensions and real-world constraints in multidisciplinary oncology team meetings[J]. Asia-Pacific Journal of Clincal Oncology, 2019, 15(4): 199-207.

［171］Lean ME, Leslie WS, Barnes AC, et al. Primary care-led weight management for remission of type 2 diabetes(DiRECT)：An open-label, cluster-randomised trial[J]. Lancet, 2018, 391(10120)：541-551.

［172］Leis JA, Rutka JA, Gold WL. Aminoglycoside-induced ototoxicity[J]. CMAJ, 2015, 187(1)：E52.

［173］Li Yi, Zhao Junli, Lv Zhihan, et al . Multimodal medical supervised image fusion method by CNN[J]. Front Neurosci, 2021, 15: 638976.

［174］Liang J, Sun G, Pan X, et al. Genomic and transcriptomic features between primary and paired metastatic fumarate hydratase-deficient renal cell carcinoma[J]. Genome Med, 2023, 15: 31.

［175］Liao HW, Hao CY, Zhang L, et al. Consideration on the supervision and ethical review of investigator-initiated clinical trials[J]. Zhongguo Yi Xue Lun Li Xue, 2019, 32(12): 1518-1521.

［176］Lim EL, Hollingsworth KG, Aribisala BS, et al. Reversal of type 2 diabetes：Normalisation of beta cell function in association with decreased pancreas and liver triacylglycerol[J]. Diabetologia, 2011, 54(10)：2506-2514.

［177］Liu Jintao, Guo Wenbin, Tong Meng. Intraoperative indocyanine green fluorescence guidance for excision of nonpalpable breast cancer[J]. World J Surg Oncol, 2016, 14(1): 266.

［178］Liu NN, Jiao N, Tan JC, et al. Multi-kingdom microbiota analyses identify bacterial-fungal interactions and biomarkers of colorectal cancer across cohorts[J]. Nat Microbiol, 2022, 7: 238-250.

［179］Liu Y, Zhang L, Yang Y, et al. A Novel Cloud-Based Framework for the the Elderly Healthcare Services Using Digital Twin[J]. IEEE Access, 2019, 7, 49088-49101.

［180］Liu YR, Evans L, Kwan T, et al. Developing a maturity model for cancer multidisciplinary teams[J]. International Journal of Medical Informatics, 2021, 156: 1-7.

［181］Low SP, Lim TK. Utility of the electronic information resource UpToDate for clinical decision-making at bedside rounds[J]. Singapore Med J, 2012, 53(2): 116-120.

［182］Ma L, Gao H, Jiang L. Using UpToDate system in the patientoriented and evidence-based ward round[J]. China Higher Medical Education, 2015, 14(8): 71-72.

［183］Madl CM, Heilshorn SC, Blau HM. Bioengineering strategies to accelerate stem cell therapeutics[J]. Nature, 2018, 557(7705): 335-342.

［184］Malewicz G, Austern M H, Bik AJ, et al. Pregel: a system for large-scale graph processing[C]. In Proceedings of the 2010 ACM SIGMOD International Conference on Management of data, 2010: 135-146.

［185］Manolio TA, Bailey. Wilson JE, Collins FS. Genes, environment and the value of prospective cohort studies[J]. Nat Rev Genet, 2006, 7(10): 812-820.

［186］Manolio TA, Collins R. Enhancing the feasibility of large cohort studies[J]. JAMA, 2010, 304(20): 2290-2291.

［187］Manolio TA, Weis BK, Cowie CC, et al. New models for large prospective studies: is there a better way?[J]. Am J Epidemiol, 2012, 175(9): 859-866.

［188］Manolio TA, Wilson JE, Collins FS. Genes, environment and the value of prospective cohort studies[J]. Nat Rev Genet, 2006, 7(10): 812-820.

［189］Mcgrory S, cameron JR, Pellegrini E, et al. The application of retinal fundus camera imaging in dementia: A systematic review[J]. Alzheimers Dement(amst), 2017, 6: 91-107.

［190］Mehmood Z, Asghar S. Customizing SVM as a base learner with AdaBoost ensemble to learn from multi-class problems: A hybrid approach AdaBoost-MSVM[J]. Knowledge-Based Systems, 2021, 217: 106845.

［191］Moretti F, Andreu A L, Ussi A, et al. EATRIS, the European research infrastructure for translational medicine and A_IATRIS, its Italian node[J]. The International Journal of Biological Markers, 2020, 35(1): 3-4.

［192］Morton CC, Nance WE. Newborn hearing screening——a silent revolution[J]. N Engl J Med, 2006, 354(20)：2151-2164.

［193］Morton G, Masters J, Cowburn PJ. Multidisciplinary team approach to heart failure management[J]. Heart, 2018, 104(16): 1376-1382.

［194］Nelson AL, Purdon C, Quigley L, et al. Distinguishing the roles of trait and state anxiety on the nature of anxiety-related attentional biases to threat using a free viewing eye movement paradigm[J]. Cogn Emot, 2015, 29(3): 504-26.

［195］Network CGAR, Weinstein JN, Collisson EA, et al. The cancer genome Atlas pan-cancer analysis project[J]. Nat Genet, 2013, 45(10): 1113-1120.

［196］Odeh H, Miranda L, Rao A, et al. The biobank economic modeling tool(BEMT): Online Financial Planning to facilitate biobank sustainability[J]. Biopreserv Biobank, 2015, 13: 421-429.

［197］Pantel K , Catherine Alix-Panabières. Circulating tumour cells in cancer patients: challenges and perspectives[J]. Trends in Molecular Medicine, 2010, 16(9): 398-406.

［198］Pearson H. Wanted: 80 000 British babiesl J 1[J]. Nature, 2015, 518(7540): 463-464.

［199］Pfizer. 辉瑞在国家血友病基金会年度会议上针对血友病患者推出了两种首开先河的创新技术 [EB/OL]. (2022-03-24). https: //www. pfizer. com. cn/zh-hans/news/press-release/551.

［200］Pickar-Oliver A, Gersbach C A. The next generation of -Cas technologies and applications[J]. Nature reviews Molecular cell biology, 2019, 20(8): 490-507.

［201］Ratner BD, Hoffman AS, Schoen, et al. Biomaterials science: an introduction to materials in medicine[J]. Academic press, 2013.

［202］Ren S, Chen J, Xu X, Jiang T, et al. CameL-sq Study GrouCamrelizumab plus carboplatin and paclitaxel as first-line treatment for advanced squamous NSCLC(CameL-Sq): A phase 3 trial[J]. J Thorac Oncol, 2022, 17(4): 544-557.

［203］Rubin MA. Health: make precision medicine work for cancer care[J]. Nature, 2015, 520: 290-291.

［204］Rubio DM, Schoenbaum EE, Lee LS, et al. Defining translational research: implications for training[J]. Acad Med, 2010, 85(3): 470-475.

［205］Sempionatto J R, Lin M, Yin L, et al. An epidermal patch for the simultaneous monitoring of haemodynamic and metabolic biomarkers[J]. Nat Biomed Eng, 2021, 5: 737-748.

［206］Shui R, Liang X, Li X, et al. Hormone Receptor and Human Epidermal Growth Factor Receptor 2 Detection in Invasive Breast Carcinoma: A Retrospective Study of 12, 467 Patients From 19 Chinese Representative Clinical Centers[J]. Clinical Breast Cancer, 2020, 20: 1.

［207］Siennicka A, Darocha S, Banaszkiewicz M, et al. Treatment of chronic thromboembolic pulmonary hypertension in a multidisciplinary team[J]. Therapeutic Advances in Respiratory Disease, 2019, 13: 1-13.

［208］Siravegna, G. , Marsoni, S. , Siena, S. Bardelli, A. Integrating liquid biopsies into the management of cancer[J]. Nature Reviews Clinical Oncology, 2017, 14(9): 531-548.

［209］Slamon D, Eiermann W, Robert N, et al. Adjuvant trastuzumab in HER2-positive breast cancer[J]. N Engl J Med, 2011, 365(14): 1273-1283.

［210］Songul Ulag, Elif Ilhan, Ali Sahin, et al. 3D printed artificial cornea for corneal stromal transplantation[J]. European Polymer Journal, 2020, 133, 109744.

［211］Soukup T, Morbi A, Lamb BW, et al. A measure of case complexity for streamlining workflow in multidisciplinary tumor boards: Mixed methods development and early validation of the MeDiC tool[J]. Cancer Medicine, 2020, 9(14): 5143-5154.

［212］Stokes JM, Yang K, Swanson K, et al. A deep learning approach to antibiotic discovery[J]. Cell, 2020, 180(4): 688-702. e13.

［213］Sun G, Chen J, Liang J, et al. Integrated exome and RNA sequencing of TFE3-translocation renal cell carcinoma[J]. Nat Commun, 12, 5262(2021).

［214］Sun TZ, He XW, Li ZH. Digital twin in healthcare: Recent updates and challenges[J]. Digital Health, 2023, 9: 1-13.

［215］Sun Y, Hu YJ. Integrative analysis of multiomics data for discovery and functional studies of complex human diseases. Adv Genet, 2016, 93: 147-190.

［216］Suzuki H, Maeda A, Maezawa H, et al. The efficacy of a multidisciplinary team approach in critical limb ischemia[J]. Heart and Vessels, 2017, 32(1): 55-60.

［217］Taleb A, Guigou C Leclerc S, Lalande A, Bozorg Grayeli A. Image-to-patient registration in computer-assisted surgery of head and neck: state-of-the-art perspectives, and challenges. J. Clin. Med, 2023, 12, 5398.

［218］Tang Y, Wang J, Zhang T, et al. P300 as an index of transition to psychosis and of remission: Data from a clinical high risk for psychosis study and review of literature[J]. Schizophr Res, 2020, 226：74-83.

［219］Taylor C, Brown K, Lamb B, et al. Developing and testing TEAM(Team Evaluation and Assessment Measure), a self-assessment tool to improve cancer multidisciplinary teamwork[J]. Ann SurgOncol, 2012(19): 4019-4027.

［220］Thiele RH, Poiro NC, Scalzo DC, et al. Speed, accuracy, and confidence in Google, Ovid, PubMed, and UpToDate: results of a randomized trial[J]. Postgrad MedJ, 2010, 86(1018): 459-465.

［221］TOBI H, KAMPEN J K. Research design: the methodology for interdisciplinary research framework[J]. Qual Quant, 2018, 52(3): 1209-1225.

［222］Tran KA, Kondrashova O, Bradley A, et al. Deep learning in cancer diagnosis, prognosis and treatment selection[J]. Genome Medicine, 2021, 13: 152.

［223］UK Biobank Coordinating Center. UK Biobank: protocol for a large-scale prospective epidemiological resource.

［224］Vallabhajosyula S, Barsness GW, Vallabhajosyula S. Multidisciplinary teams for cardiogenic shock[J]. Aging-US, 2019, 11(14): 4774-4776.

[225] Verma S, Hussain ME. Obesity and diabetes：An update[J]. Diabetes Metab Syndr, 2017, 11(1): 73-79.

[226] Vrijens F, Kohn L, Dubois C, et al. Ten years of multidisciplinary teams meetings in oncology: current situation and perspectives. Health Services Research(HSR)[R]. Brussels: Belgian Health Care Knowledge Centre(KCE), 2015.

[227] Wang DR, Wu XL, Sun YL. Therapeutic targets and biomarkers of tumor immunotherapy: response versus non-response[J]. Signal Transduct Target Ther, 2022, 19, 7(1): 331.

[228] Wang J, Tang Y, Li C, et al. Decreased P300 current source density in drug-naive first episode schizophrenics revealed by high density recording[J]. Int J Psychophysiol, 2010, 75(3): 249-257.

[229] Wang X tong, Xia Q yuan, Ye S bing, et al. RNA sequencing of Xp11 translocation-associated cancers reveals novel gene fusions and distinctive clinicopathologic correlations[J]. Modern Pathology. 2018, 31(9): 1346-1360.

[230] Wen Li, Ji-Bin Liu, Li-Kun Hou, et al. Liquid biopsy in lung cancer: significance in diagnostics, prediction, and treatment monitoring[J]. Molecular Cancer, 2022, 21: 25.

[231] Winters DA, Soukup T, Sevdalis N, et al. The cancer multidisciplinary team meeting: in need of change?History, challenges and future perspectives[J]. BJU International, 2021, 128(3): 271-279.

[232] World Health Organization. Deafness and Hearing Loss[EB/OL]. https: //www. who. int/health-topics/hearing-loss.

[233] Wu Bingxuan, Liu Peng, Xiong Chi, et al. Stereotactic co-axial projection imaging for augmented reality neuronavigation: a proof-of-concept study[J]. Quantitative Imaging in Medicine and Surgery, 2022, 12(7): 3792-3802.

[234] Wu G, Tang X, Gan R, et al. Temporal and time-frequency features of auditory oddball response in distinct subtypes of patients at clinical high risk for psychosis[J]. Eur Arch Psychiatry Clin Neurosci, 2022, 272(3)：449-459.

[235] Wu Y, Jiao N, Zhu R, et al. Identification of microbial markers across populations in early detection of colorectal cancer[J]. Nat Commun, 2021, 12: 3063.

[236] Xu Xiaoxue, Jia Zhaojun, Zheng Yufeng, et al. Bioadaptability of biomaterials: Aiming at precision medicine[J]. Matter, 2021, 4(8): 2648-2650.

[237] YANG Yun, LI Xinfa, WANG Pei, et al. Multi-source transfer learning via ensemble approach for initial diagnosis of Alzheimer' sdisease[J]. IEEE J Transl Eng Health Med, 2020, 8: 1400310.

[238] Yao Shunyu, Zhang Luyuan, Ma Jinliang, et al. Precise right hemihepatectomy for the treatment of hepatocellular carcinoma guided by fusion ICG fluorescence imaging[J]. J Cancer, 2020, 11(9): 2465-2475.

[239] Yechezkel(Chezy)Barenholz. Doxil® ——The first FDA-approved nano-drug: Lessons learned. Journal of Controlled Release, 2012, 160(2): 117-134.

[240] You Yang, Chen Wangzhong, Zhang Tao. Motor imagery egg classification based on flexible analytic wavelet transform[J]. Biomedical Signal Processing and Control, 2020, 62: 102069.

[241] Zhang D, Liu X, Xu L, et al. Effective differentiation between depressed patients and controls using discriminative eye movement features[J]. J Affect Disord, 2022, 307: 237-243.

[242] Zhang D, Xu L, Xie Y, et al. Eye movement indices as predictors of conversion to psychosis in individuals at clinical high risk[J]. Eur Arch Psychiatry Clin Neurosci, 2023, 273(3): 553-563.

[243] Zhang T, Li H, Tang Y, et al. Validating the Predictive Accuracy of the NAPLS-2 Psychosis Risk Calculator in a Clinical High-Risk Sample From the SHARP(Shanghai At Risk for Psychosis) Program[J]. Am J Psychiatry, 2018, 175(9)：906-908.

［244］Zhang T, Xu L, Li H, et al. Calculating individualized risk components using a mobile app-based risk calculator for clinical high risk of psychosis：findings from ShangHai At Risk for Psychosis(SHARP)program[J]. Psychol Med, 2021, 51(4)：653-660.

［245］Zhang T, Xu L, Tang Y, et al. Prediction of psychosis in prodrome：development and validation of a simple, personalized risk calculator[J]. Psychol Med, 2019, 49(12)：1990-1998.

［246］Zhou C, Chen G, Huang Y, et al. CameL Study GrouCamrelizumab plus carboplatin and pemetrexed versus chemotherapy alone in chemotherapy-naive patients with advanced non-squamous non-small-cell lung cancer(CameL): a randomised, open-label, multicentre, phase 3 trial[J]. Lancet Respir Med, 2021, 9(3): 305-314.

［247］Zhou C, Wu YL, Chen G, et al. BEYOND：A randomized, double-blind, placebo-controlled, multicenter, phase Ⅲ study of first-line carboplatin/paclitaxel plus bevacizumab or placebo in chinese patients with advanced or recurrent nonsquamous non-small-cell lung cancer[J]. J Clin Oncol, 2015, 33(19)：2197-2204.

［248］Zhou C, Wu YL, Chen G, Feng J, et al. Erlotinib versus chemotherapy as first-line treatment for patients with advanced EGFR mutation-positive non-small-cell lung cancer(OPTIMAL, CTONG-0802)：a multicentre, open-label, randomised, phase 3 study[J]. Lancet Oncol, 2011, 12(8): 735-742.